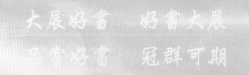

大展好書　好書大展

品嘗好書　冠群可期

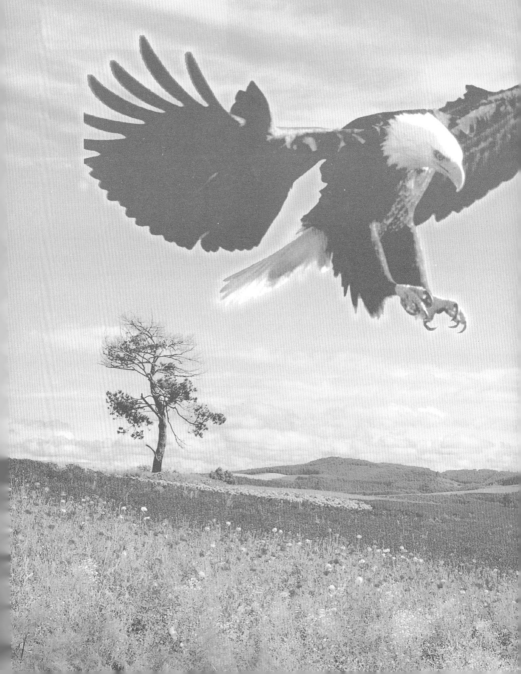

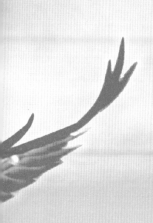

大展好書　好書大展

品嘗好書・冠群可期

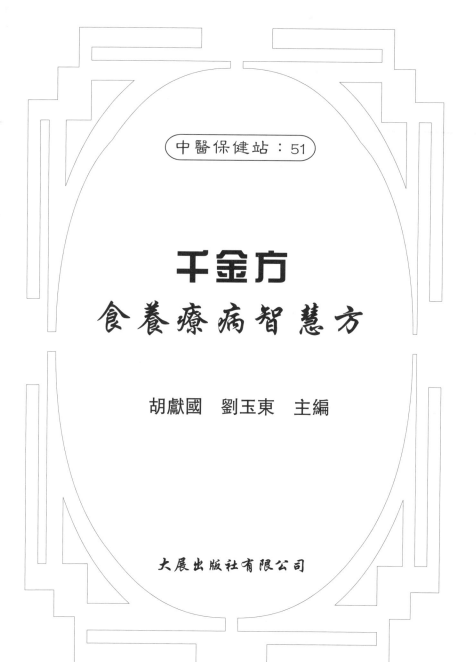

中醫保健站：51

千金方
食養療病智慧方

胡獻國　劉玉東　主編

大展出版社有限公司

前　言

　　《千金方》是孫思邈《備急千金要方》、《千金翼方》的統稱（以下簡稱《千金方》），其是一部宏大的醫藥學巨著，內容翔實，方劑眾多，蘊藏了豐富的養生調補方。隨著藥物副作用的出現，藥源性疾病的增多，中醫藥日益受到人們的注重，它以方法簡單、療效確實、副作用少而被人們普遍接受。因此，研究、挖掘《千金方》中的養生調補方，可更好地為人類健康服務。

　　有感於此，筆者細覽《千金方》，斟酌篩選，編著了這本《千金方食養療病智慧方》，奉獻給廣大讀者，使廣大讀者足不出戶便能選方療疾，保健養生，提高自身健康水準。

　　《千金方食養療病智慧方》來源有二：

　　一是來源於原著專章，如《備急千金要方·卷七》中石斛酒：治風虛氣滿，腳痛痹攣，弱不能行方……鐘乳酒：治風虛勞損，腳疼冷痹羸瘦攣弱不能行方。又如《千金翼方·卷第十六》中載有獨活酒：主八風十二痹方……牛膝酒：主八十三種風著人頭，面腫癢，眉髮隕落，手腳拘急不得行步。

　　二是來源於各專章正文，如《備急千金要方·卷二》中七子散：治丈夫風虛目暗，精氣衰少無子，補不足方

……樸硝蕩胞湯：治婦人立身以來全不產，及斷緒久不產三十年者方……灸法：婦人絕子，灸然谷五十壯。

　　具體撰寫時則以中醫病名為綱，間有西醫病名，以病統方，包括名釋、主要臨床表現、治療原則、養生調補方法等，以利於臨床選用。對於目前仍在臨床使用，且藥典收載的中成藥則在方名後標注（中成藥）。具體使用時可在當地有經驗的醫師或藥師指導下選用。

　　本書適用於各科病人、家屬選用，中醫、西醫、中西醫結合的臨床、科研及教學工作者、藥膳餐廳、病房營養護士、中醫愛好者也有參考價值。

　　本書在編寫過程中，得到眾多專家、教授、學者、領導的幫助，尤其是遼寧科學技術出版社的編輯等，對本書提出了寶貴的修改意見，在此謹表謝忱。由於作者水準所限，書中錯訛在所難免，敬請各位讀者批評指正，以求再版時修正。

編著者

引　言

　　孫思邈（581—682），唐京兆華原（今陝西耀縣）孫家塬人，唐代著名醫學大家，世稱孫眞人。

　　孫氏自幼聰穎活潑，博聞強記，7歲時便能日誦千言，人稱「聖童」。少年時體弱多病，常請醫生診治，以致耗盡家資，因而立志研習岐黃，以醫爲業，畢生精力從事醫學研究，醫術高超，活人無數，遠近求醫者紛至沓來。隋文帝楊堅、唐太宗李世民、唐高宗李治等都曾詔請業醫，他均託病辭而不受。孫思邈歷經隋唐兩代，知識淵博、醫術精湛，但他不慕名利，以醫生爲終身職業，長期生活在民間，行醫施藥，治病救人。他診病治療，不拘古法，兼採衆家之長，用藥不受本草經書限制，根據臨床需要驗方單方通用。所用方劑，靈活多變，療效顯著。他對民間醫療經驗極爲重視，不辭辛勞，跋山涉水，不遠千里，探訪詢問。爲得一方一法，不惜千金，以求眞傳。轉輾於五臺山、峨眉山等地，採集藥材、炮製藥物，提煉丹藥，深究藥性。他對民間常見病、多發病多有研究，行醫採藥途中救治過許多疑難危重病人，民間至今還流傳孫思邈的許多奇聞軼事。他不僅精於內科，而且兼擅外科、婦科、小兒科、五官科，並對攝生、食療、針灸、預防、煉丹、藥物等也有研究，終成唐代名極一時的醫學大師。

　　孫思邈博覽群書，認眞學習前人的經驗，他積80餘年

醫學經驗，在永徽三年（公元652年）著成《備急千金要方》30卷。又於永淳元年（公元682年）集晚年30年的醫學經驗，撰成《千金翼方》30卷，以補《備急千金要方》之不足。孫氏認爲「人命至重，有貴千金，一方濟之，德逾於此」，故將他自己的兩部著作均冠以「千金」二字，名《備急千金要方》和《千金翼方》。

《備急千金要方》收載醫方5300多首，書中內容既有診法、症候等醫學理論，又有內、外、婦、兒等臨床各科；既涉及解毒、急救、養生、食療，又涉及針灸、按摩、導引、吐納等，是對唐代以前中醫學發展的一次很好的總結。《千金翼方》載方近2900多首，書中內容涉及本草、婦人、傷寒、小兒、養性、補益、中風、雜病、瘡癰、色脈以及針灸等各個方面，並對《備急千金要方》作了必要而有益的補充。書中收載的800餘種藥物當中，有200餘種詳細介紹了有關藥物的採集和炮製等相關知識。尤其值得一提的是，書中將晉唐時期已經散失到民間的《傷寒論》條文收錄其中，單獨構成九、十兩卷，竟成爲唐代僅有的《傷寒論》研究性著作，對於《傷寒論》條文的保存和流傳起到了積極的推動作用。

孫思邈在中國醫學史上享有崇高地位，後世尊之爲「藥王」，受到歷代人民的擁護和愛戴。他去世後，人民爲他修廟立碑，直至今日他的家鄉陝西耀縣孫家塬還有孫氏祠堂，內有孫氏塑像。耀縣藥王山有藥王廟、拜眞台、洗藥池、太玄洞等孫氏活動遺跡。因此，研究、挖掘、發揚光大《千金方》中的養生調補方，可更好地爲人類健康服務。

目　錄

第三章 常見疾病食養、藥方調補 ………… 41

附錄

第1章

藥王孫思邈的傳說

一、藥王與虎撐

鈴醫的串鈴，又名「虎撐」，其來歷據說與藥王有關。

一天，孫思邈採藥歸來，正在屋內整理藥材，忽聽門外有驚天動地的吼叫聲，藥王抬頭一看，一隻斑斕猛虎正向這裏衝來，孫思邈嚇得幾乎昏了過去，連忙向旁邊一閃。只見那猛虎來到門口不進屋，只在門外，並伏下身來，張著血盆大口，向屋裏發出呻吟聲。孫思邈看了一會兒，明白了，這虎來此沒有傷人之意，看它那張著嘴、搖頭呻吟的樣子，肯定是口腔裏有病。

孫思邈便不害怕了，他來到門口，向虎嘴裏一看，果然有一根長長的骨頭卡了虎的喉嚨上。他順手摸起身邊一隻串鄉行醫時用的銅鈴套在胳膊上，把手伸進了虎口，一使勁兒，把那骨頭拔了下來，那虎疼得一合嘴，牙齒正好磕在銅製的串鈴上，才沒有傷著孫思邈的胳膊。後來鈴醫們都把串鈴叫做「虎撐」。

骨頭取出後，老虎就地向孫思邈磕了三下頭，走進了山林。以後孫思邈進山採藥，那虎常來陪伴孫思邈，有時還讓孫思邈騎在它身上四處採藥。

二、藥王與抓藥

醫生開處方後，病人就要到藥房或藥店去抓藥。在藥店裏，你可以看到司藥人員把處方放在櫃檯上，手裏拿著戥子，到身後的藥櫃上一個格子一個格子的小抽屜裏去抓藥。

提起抓藥，還有一段動聽的傳說。唐代藥王孫思邈經常外出行醫採藥，無論走到哪裏，只要有好的藥材，他都不畏艱難困苦地去採摘，或進入深山老林，或攀登懸崖絕壁，或穿越河川峽谷。因為採的藥材很多，它們的性味功用又不盡相同，所以不能混雜放在一起。為了便於分類放置和使用，他就特意做了一個圍身，在圍身上縫製了許多小口袋，凡採到一種藥材，就裝到一個小口袋裏，使用起來就方便多了。

一次，孫思邈行醫採藥來到一個村莊。忽然間一陣狗叫，只見有一婦女躺在地上，嘴裏不斷發出「哎呀」的痛苦喊聲。原來這位婦女的小腿被狗咬傷了，鮮血直流。他急忙從圍身口袋裏拿出一種藥來，搗爛後給這位婦女敷上，不大一會兒，這位婦女小腿上的出血止住了，疼痛也減輕了許多。她的丈夫趕來，見此情景，十分感激，忙拜謝藥王的救治之恩。

藥王就是這樣，採藥走到哪裏，行醫治病就到哪裏。由於配伍的需要，他總是把藥材從小口袋裏一小撮一小撮地抓出來，於是人們便把這種現象叫「抓藥」。

後來，人們開藥店，為了使眾多藥物不易混雜，也便於分類取藥，店主也仿照藥王的辦法，將藥櫃內做成一個

格子一個格子的小抽屜，小抽屜裏再隔成兩個或三個、四個方格，來貯藏放置各種藥材。小抽屜的外邊寫上中藥名稱，以便記取，免於混淆。直至今天，病人到藥店買藥時，有的地方仍叫「抓藥」。

三、藥王懸絲診脈

唐朝貞觀年間，唐太宗李世民的長孫皇后懷孕10個多月了，仍不能分娩，並且得了重病，雖經宮廷太醫的精心診治，病情仍然不見好轉。

一天，唐太宗對徐茂公說：「愛卿可知哪裏還有名醫能治好娘娘的病？」徐茂公說：「臣聞京兆華原（今陝西省耀縣）有一名醫叫孫思邈，有妙手回春之譽，起死回生之效。」太宗聽後說：「既有這樣的名醫，卿可派人速速請他進宮，為娘娘除患，為朕解憂。」徐茂公遵照太宗的吩咐，即派人火速去請孫思邈。

孫思邈被召進宮中，急忙給皇后治病。但在封建社會，由於有「男女授受不親」的禮教束縛，醫生給宮內婦女看病，大都不能接近身邊，只能根據旁人的口述，診治處方。孫思邈是一位民間醫生，穿著粗布衣衫，皇后的「鳳體」他更是不能接近的。於是他一面叫來了皇后身邊的宮女細問病情，一面要來了太醫的病歷處方認真審閱。他根據這些情況，作了詳細的分析研究，已基本掌握了皇后的病情。

然後，他取出一條紅線，叫宮女把線繫在皇后右手腕上，一端從竹簾拉出來，隔著羅帳，捏著這條線為娘娘「切脈」。根據絲線的抖動，片刻工夫，孫思邈即對娘娘

的疾病作出了診斷。然後,他向太宗稟告說:「娘娘遲遲不娩,只需在中指上微刺一針即可,再吃幾服湯藥,娘娘的玉體就能康復。」

唐太宗欣然同意為皇后施針,宮女們遵從孫思邈的吩咐,便將娘娘的左手扶出帳外。孫思邈手持銀針,在皇后的中指(中衝穴)上迅速刺拔。針後不久,皇后果真順利分娩了。隨後,孫思邈又為皇后開了藥方。皇后服藥後,精神日漸好轉。不多日,居然能下床走動了。

皇后病癒康復,太宗龍顏大悅,將孫思邈宣上金鑾殿,命他執掌太醫院。但是,孫思邈立志為民治病,不願在朝做官,對太宗的任命婉言謝絕。太宗不好強留,又賞他黃金千兩、綢緞百匹、金牌一面。臨別時,太宗親率文武百官,依依不捨地將孫思邈送出京城。

施今墨是舊時京城四大名醫之一,曾為清朝皇室內眷看過病。施老先生說,「懸絲診脈」亦「真」亦「假」。「真」是說真有這回事;「假」是說這純屬一種形式。

舊時,娘娘、公主們生病,總有貼身的太監介紹病情,御醫也總是詳細地向太監詢問各種情況,諸如舌苔、大小便、飲食、病症狀況等。為了獲得真實而詳盡的情況,御醫們常常給太監送禮,得到這些詳細資訊後,御醫也就胸有成竹了。「懸絲診脈」時,太醫必須屏息靜氣,沉著認真。這樣做,一是謹守宮廷禮儀,表示對皇室的尊敬;二是利用此時字斟句酌,暗思處方,準備應付,以免因說錯話或用藥不慎而惹禍。

在上海中醫藥大學醫史博物館內,至今仍保存著一張陳御醫為慈禧太后牽線診脈的照片。據說,那次慈禧患

病，陳御醫在既看不到她的神色，又不敢詢問的情況下，隔著帷帳在紅紗絲線上切了脈，並小心翼翼地開了三帖消食健脾藥方。慈禧服後果然奏效，並賜他「妙手回春」金匾一塊。過了許多年，陳御醫隱居後才透露了當時的真情。當他得到要為慈禧看病的消息後，便用重金賄賂了內侍和宮女，獲知慈禧的病是食螺肉引起的消化不良，由此擬出藥方。可見，牽線切脈完全是子虛烏有的，也是醫者受縛於封建禮教不得已而施展的一種騙技。

無獨有偶，在古代印度，男醫生給女病人看病也受到嚴格的限制。女子必須戴面罩，而醫生不准直接接觸婦女，尤其是進入皇宮為後妃看病，要把醫生的頭全部蒙起來。診病時，醫生必須站在帷幕之外，診斷病情要透過連在幕外的診斷器具瞭解後妃的胸腹內部情況，這與「懸線診脈」確有「異曲同工」之妙。

四、藥王與導尿術

孫思邈一次外出行醫時，遇到兄弟二人跪在他面前，求他救救他們的父親。言其父已有兩天不能排尿，痛苦不堪，急得全家團團轉。

孫思邈隨他們來到其家，看到病人憋得難受的樣子，心想：「吃藥可能來不及了。如果想辦法用根管子插進尿道，尿或許會流出來。」他看見鄰居的孩子拿一根蔥管在吹著玩兒，蔥管尖尖的，又細又軟，孫思邈決定用蔥管來試一試，於是他挑選出一根適宜的蔥管，在火上輕輕燒了燒，切去尖的一頭，然後小心翼翼地插進病人的尿道裏，再用力一吹，不一會兒病人的尿順著蔥管流了出來。病人

的小肚子慢慢癟了下去，經過一段時間的草藥治療後，老人恢復了健康，兩兄弟感謝不已。

孫思邈就地取材，為病人實施導尿術，被杏林傳為佳話。這一技術比法國醫生1860年發明的橡皮管導尿法早了1200多年，堪為世界之最。

五、藥王醫龍

四川閬中古稱「保寧府」。遠古時候，這裏是一片窮山惡水、不毛之地。後來，玉皇大帝派小白龍到此為官，治理山水。他不辭勞苦，呼風喚雨，將閬中打造得處處山泉清冽，年年風調雨順，歲歲五穀豐登。誰知，有一年忽遭大旱，一連七八個月沒下過一滴雨，土地龜裂，田地荒蕪，煙波浩渺的嘉陵江也乾涸得見了底。

小白龍眼見閬中就要顆粒不收，生靈塗炭，一時間肝膽俱裂，血淚橫流，嗷嗷放聲大哭。震天動地的哭聲感動了玉皇大帝，玉帝便恩准他耕雲播雨，以解芸芸眾生的燃眉之急。閬中的老百姓過上了好日子，但小白龍卻從此一病不起，兩眼紅腫疼痛，淚如熱湯，長流不止，倘不及時治療，他就很快要雙目失明，變成一條瞎龍。

恰在這時，孫思邈來到閬中採藥。藥王一見小白龍的眼睛又紅又腫，心裏已經明白了八九分，他仔細地把了脈，看過舌頭，長歎一口氣說：「此病根在久鬱傷肝，雖然病得不輕，但照我的方法治療，不出7天就會全好。」孫思邈說著，便從身旁的藥箱裏掏出一大把密蒙花，洗淨，加水熬湯。隨後用藥湯洗過小白龍的眼睛，又讓他喝了剩下的一半密蒙花水。

在孫思邈的悉心治療下，果然不到7天，小白龍的眼睛紅腫全消，又變得明亮清澈了。後人為了緬懷孫思邈和小白龍，便將這個故事塑在了大佛寺的藥王殿裏。

六、藥王青城得川芎

唐朝初年，藥王孫思邈帶著徒弟雲遊到四川的青城山採集藥材。一天，師徒二人累了，便在混元頂青松林內歇腳。忽見林中山洞邊一隻大雌鶴，正帶著幾隻小鶴嬉戲。藥王正看得出神，猛然聽見幾隻小鶴驚叫，只見那隻大雌鶴頭頸低垂，雙腳顫抖，不斷地哀鳴。藥王當即明白，這隻雌鶴患了急病。

第二天清晨，天剛亮，藥王師徒又到青松林。在離鶴巢不遠的地方，巢內病鶴的呻吟聲清晰可辨。又隔了一天，藥王師徒再次到青松林，但白鶴巢裏已聽不到病鶴的呻吟了。抬頭仰望，幾隻白鶴在空中翱翔，嘴裏掉下一朵小白花，還有幾片葉子，很像紅蘿蔔的葉子，藥王讓徒弟撿起來保存好。

幾天過去了，雌鶴的身體已完全康復如初，率領小鶴們嬉戲如常了。藥王觀察到，白鶴愛去混元頂峭壁的古洞，那兒一片綠茵，花、葉都與往日白鶴嘴裏掉下來的一樣。藥王本能地聯想到，雌鶴的病癒與這種藥有關。經過臨床觀察，他發現這種植物有活血通經，祛風止痛的作用，便讓徒弟攜此藥下山，用它去為病人對症治病，果然靈驗。藥王興奮地隨口吟道：「青城天下幽，川西第一洞。仙鶴過往處，良藥降蒼穹。這藥就叫川芎吧！」川芎由此而得名。

七、藥王與老鸛草

隋唐時期，藥王孫思邈雲遊到四川峨眉山上的真人洞，在洞中煉丹和炮製藥物，用於治療疑難病，解除病人的疾苦。

由於四川屬盆地氣候，濕度很大，上山求醫的患者大多都患有風濕病，而孫思邈用遍所有方法仍束手無策，孫思邈陷於一片苦思之中。一天，孫思邈帶著徒兒上山採藥，忽然發現有一隻灰色的老鸛鳥在陡峭的山崖上，不停地啄食一種無名小草，隨後拖著沉重的軀體緩慢地飛回密林的鸛鳥窩中。過了幾天，孫思邈又見到這隻老鸛去啄食此草，奇怪的是這次老鸛比上次飛得雄健而有力了。

於是，孫思邈對徒兒說：老鸛鳥長年在水中尋食魚蝦，極易染上風濕邪氣，老鸛鳥食這草，說明此草無毒，食用該草後此鳥疾飛有力，表示該草對動物有一定益處。隨即命徒兒採回這種無名小草，煎熬成濃汁，讓前來應診的風濕病患者服用，並帶些藥草回去自己熬湯服用。幾天之後，奇跡發生了，原來雙腿及關節紅腫的症狀均已腫消痛止，並且可下地而行走了。

喜訊驚動了當地村民，人們奔走相告，慕名前往治病的絡繹不絕。經過治療後痊癒的風濕病人，請孫思邈給此藥草起一個名字，孫思邈略思片刻稱道：此藥草是老鸛鳥認識發現的，應歸功於老鸛鳥，取名「老鸛草」吧！

由於中藥老鸛草對風濕病確有療效，民間習用流傳至今，經久不衰。

八、藥王與琥珀

有一天，孫思邈外出行醫，途經河南西峽，看見一行出殯的隊伍走來。他停在路邊觀看，趕忙上前一步按住棺材大喊：「且慢！且慢。」送殯的人以為他是瘋子，要趕走他。他說：「人還沒有死，你們怎麼忍心埋了呢。」眾人說：「人早死了，你不要再胡說。」孫思邈說：「人要死了，血會凝固的。你們看棺材底下正在滴鮮血，怎麼說人死了呢。」眾人一看，果然有細細一道血絲向外滲流，就打開棺材請他看。只見一個婦人面黃如紙，小腹很高，褲襠正向外滲著鮮血。

這女子的丈夫哭著說：「我妻子婚後 10 年沒有生育。這次懷孕一年多了，昨天才覺胎動，又難產死了。」

孫思邈試了病人的鼻息和脈象，便叫死者家人急取琥珀粉灌服，又以紅花煙薰死者鼻孔，取出 3 根銀針，一根刺人中，一根刺中脘，一根刺中極。3 針紮下去，孕婦很快蘇醒過來，順利地生下了一個大胖娃娃。眾人把孫思邈當成了神仙，一齊跪下磕頭。孫思邈道：「此乃神藥琥珀之功也。」

琥珀，又名虎魄、血珀，為古代楓樹、松樹等的樹脂埋藏於地層中，經多年而形成的化石。一般產於煤層、黏土層中，有黃、橙、紅褐、橙紅等顏色，主產於雲南、廣西等地。琥珀，在遠古時代就被人們視為珍寶。公元前 4 世紀，希臘人譽之為「北部的黃金」。古羅馬尼祿時代，琥珀是昂貴的裝飾品。在我國，琥珀被古人稱為「神藥」。

九、藥王與阿是穴

針灸學中的「阿是穴」，是藥王在臨床中首先發現的。

孫思邈約70歲那年，一天，他正在家裏編寫《千金要方》。突然，有一個鄉鄰急匆匆地走了進來說道：「孫先生，昨天我路過青石村，見陳阿大的病越來越重，疼得昏死過好幾次，看樣子活不長了。」

孫思邈聽後，毫不遲疑地說：「我現在就去給他看看。」鄉鄰說：「青石村離這兒足有三十里路，盡是羊腸小道，還要翻兩座山、三條溝，您是上了年紀的人，能走得動嗎？」

孫思邈毫不猶豫地說：「我年紀雖然大了，但身板還硬朗著呢！」孫思邈備好銀針，背起藥囊，拄上拐杖，就上路了。黃昏時分，終於趕到了青石村，在一座破爛不堪的茅舍裏找到了陳阿大。

陳阿大躺在一張破席子上，昏迷不醒。經過孫思邈的盡心搶救，陳阿大終於在半夜裏清醒了過來。他看見一位白髮蒼蒼的老翁在為自己治療，又驚又喜又感動，想坐起來道謝，誰知身體稍微一動就又刀割一樣地疼了起來，孫思邈連忙扶病人躺下，並說：「只要止住了疼，再吃幾劑湯藥，病就會好起來的。」說著，他又給病人扎了止痛針。

銀針拔出來了，病人還是疼得大聲呻吟，孫思邈另選穴位又扎了針，仍然沒有見效。他一下又一下地扎著古醫書中記載的能止疼的穴位，能用的穴位都用過了，疼痛還是沒能止住。孫思邈心想：「人體上的穴位難道只有古書

中寫的這些，就沒有別的嗎？」

孫思邈想了一陣，問病人哪兒最疼？病人疼得有氣無力地說：「左、左、左……腿。」孫思邈於是選中病人左腿的一個部位，用拇指輕輕地按了下去，問：「是不是這兒？」病人搖了搖頭。孫思邈耐心地又按了好幾處，病人一直在搖頭。當他按到膝關節左上方一個部位時，病人突然叫了起來：「阿……是……是這兒！」

孫思邈於是就將銀針從這兒扎了下去。病人痛苦的面容終於舒展了，他抹了抹滿頭的大汗說：「先生，您這一針可真靈呀！針一進，我渾身一麻，就不疼啦！」他抬頭瞧了瞧扎針的部位，好奇地問：「先生，這叫啥穴呀？怎麼針一進疼就止住了呢？」孫思邈額頭上深深的皺紋展開了，眼睛眯成了兩條縫，笑哈哈地說：「你剛才不是說阿……是……嗎？這就叫『阿是穴』呀！」

此後，「阿是穴」的叫法便流傳下來了。

十、藥王醫心蟲病

唐太宗帶領將士東征高麗時，正是炎熱的夏季。

有一次，一連行軍好幾天，沿途儘是光禿禿的山丘，多見石頭，少見人，沒有村莊樹木，也沒遇上河流，大熱天的，饑渴難忍，將士們只啃點乾糧，戰馬渴得嘶嘶長鳴，將士們的嗓子眼裏直冒火。

一天天不亮，軍馬開進一個山谷，忽然發現一個大水坑。人們遇到救命水，那個高興勁兒就甭提了，轟隆隆地圍著水坑，用大碗舀來，咕咚咕咚地喝了起來，一個兵士舀來一碗，恭恭敬敬地遞給皇上。

　　唐太宗早就口渴如焚，難以忍受，也不管三七二十一，順手接過來一飲而盡。頓時覺得腑內暢快，口舌生津。軍士們也都一股腦兒地喝了個飽。

　　誰知天亮一看，哎呀，不好，原來這是一坑污水，細瞅污水內還有很多游動的小細蟲子。太宗暗吃一驚，心想：這水不能喝呀，喝了，人會生病的。他雖然有這個想法，但見將士們已將水喝了個痛快，喝罷精神抖擻，也就沒有吭聲，騎上馬帶領將士走了。

　　不久，太宗征服了高麗，班師回朝。回朝以後，他食不厭精，燴不厭細，吃得好，喝得美，也悠閒得多了。俗話說：無事生非。每當端起山珍海味，他就觸景生情，想起高麗那一坑污水，眼前浮現出那些又細又長的小蟲子，心裏像吃個蒼蠅一樣噁心。心想，那個污泥坑裏的水，我也喝了，肚裏會不會有蟲呢？

　　就這樣，一天比一天疑心，一天比一天憂慮。有時，他餓了，吃得多一些，就想：「這一定是蟲子在作怪。」有時，吃得少一些，他就情不自禁地說：「唷喲！是蟲子在作怪！怎麼連飯也吃不進去了。」滿腹狐疑，左右不是，久而久之，便真的病了。

　　皇上有病，忙壞了滿朝文武大臣。請太醫來診治，太醫認真看後道：「萬歲，您很健康，沒有病。」太宗斥責道：「真乃庸醫也。」又請另一個太醫來看，看後說：「萬歲，您身體很好，沒有疾患。」太宗又當場把他訓斥一頓，叫太監給攆出宮去。

　　從此，他再也不叫太醫來給自己診治了，而「病」卻日復一日，越來越嚴重了。

這時，大臣們把藥王請進宮來給太宗治病。孫思邈仔細給太宗摸了脈，又詳細詢問了病因，略微沉思一會兒，說：「嗯，不錯。是有小蟲在萬歲肚裏作怪，不除掉它們，再讓它們作孽，可不得了。」

太宗一聽大喜：「愛卿，你看得準，看得好。」暗想，我這奇症總算遇上神醫了。

孫思邈想了想，又對太宗說：「等我做些藥丸，請萬歲吃下，害蟲就會被殺死的。」隨後，他暗地裏用蠟做成10個蠟丸，每個蠟丸裏面，包著一條細長的蟲子，做好拿來對太宗說：「這蠟丸您每天吃1個，10天吃完，為了查看害蟲是否被藥毒死，萬歲的糞便要留下來，讓臣檢驗。」

太宗按照吩咐，每天服用1個蠟丸，10天服完，第11天頭上，孫思邈找來太宗的糞便。因為蠟在人體內不會被消化，便用水將糞便沖去，10個蠟丸，依然完好。他又將每個蠟丸切開，露出小蟲，這才拿到太宗面前，說：「萬歲，您瞧，蟲已被藥死，排出來了。」

太宗一見蟲子，驚喜道：「啊呀，就是這些小蟲子，害得我好苦呀！愛卿真是神醫，能妙手回春。」從此，太宗的精神好多了。

為了犒賞孫思邈，太宗大擺宴席，還一再要他留在朝中做官。孫思邈婉言謝絕後，翌日就離朝還鄉了。

十一、藥王巧治脫肛

唐朝貞觀年間，河南府某少尹平素身體健壯，但一年來患了脫肛病，咳嗽時也會脫出，不時伴有夢遺滑精、頭

昏眼花等症。遍請名醫診治，屢服良藥都不見好轉。此時，孫思邈探親路過此地。少尹知道後，急忙請來看視。

孫思邈坐定，按其脈沉細無力，察舌胖嫩，舌苔少而潤滑，再看少尹周圍，美貌妾侍圍繞左右，知是房勞過度，耗傷腎陽所致，便起身告辭。

這下慌得少尹連忙拽住衣袖，苦苦哀求。孫思邈見時機已到，便說：「大人若想治癒此病，不知可遵守醫命否？」少尹連連應允。於是孫思邈囑其千日內獨居，不近女色。少尹羞澀答應後，孫思邈從懷中掏出一小瓶，囑早晚各取瓶內粉末少許揉於鼻內，以噴嚏數十為度。少尹一試，頓時噴嚏大作，涕淚俱下。

孫思邈微笑道：「欲速則不達。每次只需少許藥粉揉入即可，否則噴嚏過多恐貴體不支！」隨後又讓僕人取來少尹用過的藥方，見多是補氣升提之品，便順手抽出一方，在上面加了些補腎益氣藥，囑其肛收即停服。

少尹病癒，專程赴藥王寓所謝恩並請教。孫思邈笑道：大人縱慾太過，致使腎陽虛衰。腎陽虛不能助運脾陽，中氣虛弱，氣不舉而下陷，故而脫肛。所送之藥名「通關散」，能令人嚏，嚏則引氣上行。加之大人千日不近女色，清心寡慾，更佐以補腎益氣之品，如此三管齊下，再頑之症亦豈有不癒之理？大人切記，病雖癒亦須節慾養身。少尹頻頻點頭。據說，少尹此後注意了養生之道，竟活了100多歲。

噴藥取嚏是中醫外治法的一種。現代醫學認為，打噴嚏能使橫膈上升，帶動內臟上提，對因中氣下陷而致內臟下垂的脫肛、子宮脫垂等病有一定的療效。

十二、藥王與盧照鄰

唐高宗成亨四年（公元670年），90歲高齡的孫思邈接待了一位30多歲的中年人，此人即是聲名顯赫的初唐文壇「四傑」之一的盧照鄰。盧照鄰為四川新都縣尉。這一年因事進京，住在光德坊，二人因此相會。

盧照鄰對孫思邈的醫術和博學十分欽佩，稱其「道合今古，學有數術……推步甲子，度量乾坤，飛煉石之奇，洗腸胃之妙」，因此「執師之禮以事焉」。

此前，盧照鄰自覺全身發癢，便請醫生診治，百無一效。此次進京，故求治於孫思邈。孫思邈為他切脈，看過膚色和臉色，檢查了痛癢的部位，然後告訴他：「你果然患有惡疾啊！」盧照鄰忙問：「是啥病？」「就是癘風。」聽了這句話，盧照鄰頓時目瞪口呆，面無人色。所謂「癘風」，就是人們常說的麻風病，是一種不治之症。接著又問：「這病你能治嗎？」孫思邈安慰他說：「你放心吧，我一定想方設法為你治療。」就這樣，盧照鄰在孫思邈的住宅裏留了下來接受治療。

一日，二人在一起閒話聊天，盧說：「我曾被人陷害，坐過牢，現在又患了惡疾。我的命運真有點像院子裏的那棵生了病的梨樹。前日，我把我的感想寫成了一篇文章，取名叫《病梨樹賦》，請老師過目指教。」

孫思邈讀後，搖頭道：「你對疾病太悲觀了。『形體有可癒之疾，天地有可消之災。』我前後醫治過600多個癘風病人，其中1/10恢復了健康。貞觀年間，我把一位重病人帶進太白山，按時給他餵藥，親自給他料理生活，

100天後，他重新長出了眉毛、鬍子。你的病雖然重，但只要耐心地讓我長期治療，不是沒有痊癒的希望的。」讓盧照鄰樹立戰勝疾病的信心。

但時事難料，正當盧照鄰安下心來接受治療時，唐高宗要到甘泉避暑，命孫思邈同行，不得不中斷治療，盧照鄰也回到四川新都。不久，孫思邈又告老還鄉，從此兩人天各一方，未再謀面，僅有書信來往。

5年以後，盧照鄰以病辭官，去孫思邈曾指示的太白山養病。此時，他的病癒來愈嚴重，麻風病的各種症狀更多地顯現出來，開始是一隻手麻木，後來一隻腿也難於行走了。可他卻聽信了當地一個道士的蠱惑，服用了含有汞（水銀）、砒霜、鉛等毒物的「仙丹」，不但舊病沒去，又添新疾。他痛苦不堪，寫下了《五悲》、《釋疾文》等作品來敘述自己的不幸。

永淳元年，孫思邈仙逝，猶如雪上加霜，精神上新的打擊無以言表，使他的病情進一步惡化。他想，與其全身潰爛，苟延性命，不如及早了卻一生，於是在一個秋風呼呼，枯葉紛飛的黃昏自殺了。

孫思邈雖未能醫好盧照鄰的癩風病，但他「手療六百」癩風病人，盡心竭力地為盧照鄰診治惡疾的故事，千百年來被傳為佳話。

第2章
《千金方》養生觀

一、藥王《養生銘》

陝西省耀縣孫家原是藥王孫思邈的故鄉。當地「藥王廟」前立有一方石碑，上面刻有孫思邈所著的《養生銘》。全文如下：

> 怒甚偏傷氣，思多太損神。
> 神疲心易疫，氣弱病來侵。
> 勿使悲歡極，當令飲食均。
> 再三防夜醉，第一戒晨瞋。
> 亥寢鳴天鼓，寅興漱玉津。
> 妖邪難侵犯，精氣自全身。
> 若要無諸病，常當節五辛。
> 安神宜悅樂，惜氣保和純。
> 壽夭休論命，修行在本人。
> 倘能遵此理，平地可朝真。

藥王極看重人的「精、氣、神」，視其為人身三寶。所以開篇從人的精神及情志來闡述安定人體的內在環境的重要性。其次，他提出要注意飲食，特別要防止夜間大吃大喝。所謂「節五辛」，則是「不使五味偏傷」。他特別

提到「漱玉津」，即為早晨醒來，以舌舐上下顎，待生津滿口時即咽下。

藥王養生有道，年逾百歲，仍身強體健，耳聰目明。中老年人若常溫這篇《養生銘》，養生延年，大有裨益。

二、人身三寶精、氣、神

藥王《養生銘》中將精、氣、神稱為人身三寶，可謂至理名言。

精，是構成生命之體的始基，是生命活動的物質基礎，《靈樞・經脈》有「人始生，先成精」之說，《素問・金匱真言論》也有「精者，身之本也」之說。從廣義講，精、血、津液皆為之精，分佈於人體各個部分，但狹義之精，則專指藏於腎中之精。精原於先天而充養於後天，先天之精又稱「元精」，藏之於腎，後天之精則主要指由脾胃所化生之水穀之精，敷布貯藏於五臟六腑。

氣，是不斷運動著的充養人體的一種無形物質，是維持生命活動的動力和功能，故《難經・八難》有「氣者，人之根本也」之說，《莊子・知北遊》也有「人之生，氣之聚也」之說。

人的生命活動是由氣的運動變化而產生的，氣的升降出入就是生命運動的基本形式。氣源於先天而養於後天。先天之氣稱為「元氣」，存於丹田；後天之氣則指呼吸之氣與水穀之氣，兩者相傳於胸中而稱為「宗氣」。元氣啟動了生命活動，為後天之氣的攝入奠定了基礎，而後天之氣又不斷培補先天元氣，故兩者相輔相成，密不可分。除元氣、宗氣外，根據氣在人體內分佈的部位、作用、性質

不同，還有營氣、衛氣、臟腑之氣、經絡之氣等名。

神，是生命活動現象的總括，《素問·移精變氣論》言「得神者昌，失神者亡」。故神在體外則成為生命的象徵，在體內則成為生命的主宰，所以《淮南子·原道訓》說：「神者，生之制也。」人的生命活動是十分複雜的，其生理活動和心理活動都是在神的主宰下進行的。而狹義之神又專指精神意識思維活動而言。神藏心中，故《靈樞·邪客》有「心者，五臟六腑之大主也，精神之所舍也」之說，後世又發展有「腦為元神之府」說。

從氣功學角度，神也有先天、後天之別，先天之神稱為「元神」，與生俱來，為人之先天元神。後天之神則於出生後感受外界事物而逐漸發展形成，又稱為識神。兩者作用不同，元神不受精神意識支配而主宰人的生命活動，識神則主要主宰人的精神意識思維活動。兩者對立統一、相互為用，共同維持人的正常生命活動。

藥王認為，精、氣、神三者合和，百病就會不治而癒。精、氣、神在傳統養生理論中是作為人體生命活動的三個基本要素出現的。三者之間具有互相滋生的內在聯繫：精充氣足則神全，神躁不安則傷精耗氣；精氣不足，神也易浮躁不寧；只有精、氣、神充盈，機體的生命活動才可能在健康狀態中運行。

從養生保健的角度來看，正常的生命活動除了有賴於作為生命物質基礎的精氣充盈之外，同時還要力求精氣處於有規則的流通狀態之中。《呂氏春秋·達鬱》篇指出：「血脈欲其通也……精氣欲其行也。若此，則病無所居，而惡無由生矣。」傳統的養生方法，如氣功、太極拳、五

禽戲、八段錦以及按摩、針灸等，其主要機理也都在於促進精氣流通，以使病體康復。

精氣流通作為傳統養生理論指導原則之一，其本質要義不外乎協調陰陽氣血，使機體各種功能處在最佳狀態，從而有益於養生長壽。

1. 飲食宜清淡

《千金方》認為，膏粱厚味，對人有害，肉食入口，「喜生百病」。久飲酒者，「腐爛腸胃，漬髓蒸筋，傷神損壽」。五味過多，則傷五臟。《千金方》指出，老人腸胃皮薄，若貪食過多，「多則不消，彭亨短氣，必致霍亂」。書中引用晉代嵇康養生論斷，將南北飲食習俗不同對壽命長短的影響作了比較。

「關中土地，俗好儉，廚膳餚饌，不過菹醬而已，其人少病而壽」；「江南嶺表，其處饒足，海陸鮭肴，無所不備，土俗多疾而早夭」。因此，《千金方》要求人們清淡之味，此大益老年。而豬、雞、魚、蒜、生肉、生菜、白酒、大酢、大鹹之品，老人都應當禁忌。

2. 適當運動

《千金方》在吸收前人養生經驗的基礎上，強調「流水不腐，戶樞不蠹，以其運動故也」。因此，《千金方》認為，「養性之道，常欲小勞，但莫大疲及強所不能堪耳」。主張「臥起有四時之早晚，興居有至和之常劑」。每餐食畢，應當以熱手摩腹，出庭散步五六十至一二百步。四時氣候和暢之日，度量其時節寒溫及體力狀況，出門行三二百步或三二里地為佳。閒暇之時，蒔花弄草，做些輕微體力勞動，有益於身體健康。同時，老人「極須知

調身按摩，動搖肢節，導引行氣」，做適當運動。

《千金方》列舉了許多傳統運動方法，如叩齒吞津法、黃帝內視法、吐納法、呵氣法、摩耳面法、老子按摩法等。若能夠長期堅持，大有裨益，達到眼明輕健、食慾增進、行及奔馬、寒熱平和、邪不易侵、預防諸病、壽度百歲的目的。

3. 養成良好的生活習慣

衣服、身體要清潔。《千金方》認為，「衣服但粗縵，可禦寒暑而已」。但要注意整潔，「第一勤洗浣，以香沾之」。並且要求「身數沐浴，務令潔淨」，才能使「神安而道勝也」。

睡眠勿覆其頭。睡眠覆蓋頭部是一種不良習慣，冬季寒冷時尤多。覆蓋頭部，有礙於呼吸新鮮空氣。《千金方》在距今1200年前提出這一觀點，確實難能可貴。

不吃生腐食物。《千金方》指出，「一切肉惟須煮爛」，若得肉必須新鮮，似有氣息則不宜食，爛臟損氣，切須慎之戒之。

注意口齒衛生。《千金方》言：「食畢，當漱口數過，令人牙齒不敗，口香。」「又忌強力咬齧堅硬脯肉，反致折齒破齒之弊。」這些至今對口腔保健仍有指導意義。

4. 適當服用保健藥物

《千金方》認為，老人適當服食湯、丸、散、酒等補益和祛病藥物，是保障晚年健康的重要手段。

三、藥王養生妙法

藥王出生於戰亂年代而壽享高齡，與其注意養生有

關。藥王幼時體弱多病，因病學醫，著成《千金方》。這些養生方法在《千金方》中多有體現。

1. 髮常梳

將手掌互搓 36 下令掌心發熱，然後由前額開始掃上去，經後腦掃回頸部。早晚各做 10 次。頭部有很多重要的穴位，經常「梳髮」，可以防止頭痛、耳鳴、白髮和脫髮。

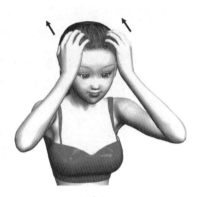

髮常梳

中醫認為，頭髮與腎、肝、心、脾、肺、腦等臟腑組織器官有著十分密切的關係。頭髮的烏黑、潤澤、柔韌，均標誌著氣血充足，腎氣充盛，大腦健旺，神氣充足。所以，我國歷代養生家都把梳頭護髮健腦的養生方法，看做是健康長壽的重要措施之一。《清異錄》載：「服餌導引之餘，有二事乃養生大要：梳頭、洗腳是也。」

現代醫學實踐證明，梳頭有疏通氣血、清醒頭腦、消除疲勞、促進局部新陳代謝之效。可見，梳頭不僅可修飾頭髮、美化容顏，也可老當益壯。

2. 目常運

合眼，然後用力睜開眼，眼珠打圈，望向左、上、右、下四方；

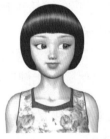
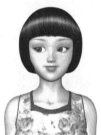

目常運

再合眼，用力睜開眼，眼珠打圈，望向右、上、左、下四方。重複3次。有助於眼睛保健，糾正近視。

每日堅持運目，可使你雙眼顧盼生輝，明亮如鏡。下面介紹幾種護眼法，有興趣者不妨一試。

閉目放鬆法：靜心閉目片刻，以兩掌輕捂雙眼，兩肘支撐在桌子邊沿，全身肌肉儘量放鬆，30秒鐘後，睜眼閃眨多次。每日做3~5次。此法能明顯改善視力，特別適用於經常閱讀和寫作的中老年人。

入靜養目法：端坐，全身放鬆，眼微閉，雙手放在膝頭，手心向上（有心腦血管病者手心向下），自然放鬆，靜養15分鐘，然後慢慢睜開眼睛，深吸三口氣，氣沉下丹田。每天早晚各做1次。

遠眺按摩法：每日晨起，在空氣清新鮮處，閉目，眼球從右到左，再從左到右各轉5次，然後突然睜眼，極目遠眺；平靜站立或坐定，用眼依次注視左、右、右上角、左上角、右下角、左下角，反覆5次；用潔淨的兩手中指由鼻梁兩側內角鼻凹處開始，從上到下環形按摩眼眶，然後眨動20次。

轉動眼球法：坐在床邊或椅子上，雙目向左轉5圈，平視前方片刻。再向右轉5圈，每日早晚各做1次，不要間斷，日久必見成效。

3. 齒常叩

口微微合上，上下排牙齒互叩，無須太用力，但牙齒互叩時須發出聲響，做36下。

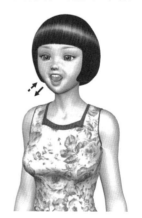

齒常叩

　　叩齒可以通上下腭經絡，保持頭腦清醒，促進胃腸消化吸收，排毒養顏。還可防止蛀牙和牙骨退化，活動面部肌肉，有助美容。

　　叩齒可以使頭部、頸部的血管和肌肉、頭皮及面部有序地處於一收一舒的動態之中，能加速腦血管血液循環，使已趨於硬化的腦血管逐漸恢復彈性，大腦組織氧供應充足，既能消除因血液障礙造成的眩暈，還有助於防止腦中風的發生。

4. 漱玉津

　　口微微合上，將舌頭伸出牙齒外，由上面開始，向左慢慢轉動，一共轉動12圈，然後將口水吞下去。之後再由上面開始，反方向做12圈。口微微合上，這次舌頭不在牙齒外邊，而在口腔裏，圍繞上下腭轉動。左轉12圈後吞口水，然後再反方向做一次。吞口水時儘量想像將口水帶到下丹田。

　　藥王《每日自詠歌》載：「美食須熟嚼，生食不粗吞。」明鄭瑄的《昨非庵日纂》載：「吃飯須細嚼慢嚥，以津液送之，然後精味散於脾，華色充於肌。粗快則只為糟粕填塞腸胃耳。」《老老恒言》載：「入胃有三化，一火化，爛煮也；二口化，細嚼也；三腹化，入胃自化也。」醫學研究表明，漱玉津至少有下列好處：（1）預防口腔疾病。（2）促進營養消化吸收。（3）有利於面部美容。（4）保護視力。（5）促進血液循環。（6）有利於防癌。（7）有抗衰老作用。（8）延緩腦力衰退。

5. 耳常鼓

　　手掌掩雙耳，用力向內壓，放手，應該有「噗」的一

聲。重複做 10 下；雙手掩耳，將耳朵反折，雙手食指扣住中指，以食指用力彈後腦風池穴 10 下。每天臨睡前做，可以增強記憶力和聽覺，促進耳部氣血流通，潤澤外耳膚色，抗耳膜老化，預防凍瘡，神經衰弱，耳鳴，頭暈，頭痛。

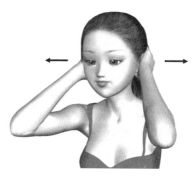

耳常鼓

6. 面常洗

搓手 36 下，待其手發燙時，用雙手進行乾浴面。先左右，後上下，做 36 次。然後再反過來，用雙手同時從前額開始先上下，後左右做 72 次。經常搓面，可以令臉色紅潤有光澤，同時不會產生皺紋。

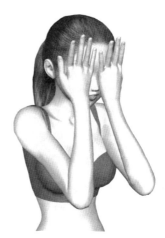

面常洗

擦熱雙掌，然後將兩手掌貼於面頰，兩手中指起於迎香穴（鼻翼外緣中點旁，當鼻唇溝中間），向上推至髮際，經睛明（鼻梁兩側距內眼角半分處）、攢竹（眉毛內側邊緣凹陷處，當眉頭陷中，眶上切跡處即是）、瞳子髎（眼睛外側 1 公分，即目外眥旁，當眶外側緣處）等穴，然後兩手分開自兩側至額角而下，食指經耳門返回起點，如此反覆按摩 30～40 次，有利於催眠，治療神經衰弱，失

眠等。

7. 頭常搖

雙手叉腰，閉目，垂下頭，緩緩向右扭動，直至復原位為1次，共做6次。反方向重複。搖頭時要慢慢做，否則會頭暈。頭常搖能刺激大腦，促進大腦功能的進化，對增強大腦各項功能，特別是對思維能力有好處。同時，也可有效地預防頸椎病。

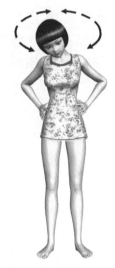

頭常搖

8. 腰常擺

身體和雙手有規律地擺動。當身體扭向左時，右手在前，左手在後，在前的右手輕輕拍打小腹，在後的左手輕輕拍打「命門」穴位，反方向重複。每日1~2次，每次50～100次。

腰常擺可以通腑氣，固腎氣，防止消化不良、胃痛、腰痛、便秘。雙手拍打腰背部，透過對背部穴位的刺激，有疏經脈，調和臟腑經血作用，可預防腰背酸痛、腰膝無力、陽痿等症。

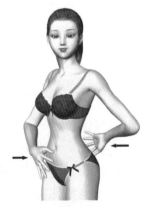

腰常擺

9. 腹常揉

取仰臥位，兩手掌相疊，以神闕穴（肚臍）為圓心，在中腹、下腹部，沿順時針方向摩動，以腹內有熱感為

宜，約 2 分鐘，每日 2
次。神闕穴是強壯穴，能
調節人體氣血，調整陰陽
平衡，經常對神闕穴進行
刺激，可使人體真氣充
盈、精神飽滿、體力充
沛，有助消化、吸收，消

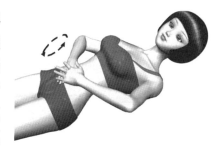

腹常揉

除腹部鼓脹、胃脘疼痛、便秘、神經衰弱等。

10. 攝穀道（即提肛）

　　提肛療法可概括為四個字，即吸（吸氣）、舐（舌舐上腭）、提（提肛門）、閉（閉氣）。具體操作時要求全身放鬆，將臀部及大腿用力夾緊，接著吸氣，舌舐上腭部，同時肛門要向上提收（如忍大便狀），提肛後稍閉一下氣，然後配合呼吸，全身放鬆。可隨時隨地進行，每回練 30~50 次，每日數回。在伴有劇痛、肛周膿腫等急性炎症階段，須待治癒後方可進行。

　　提肛運動可以促進局部血液循環，預防痔瘡等肛周疾病。孕婦、肥胖症、長期便秘者常做提肛運動，可改善尿頻、尿失禁、下腹脹痛等。男性提肛，可對前列腺等部分有效按摩，促進會陰部的靜脈血液回流，使前列腺充血減輕、炎症消退。

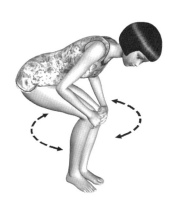

11. 膝常扭

　　用手掌按住膝，先齊向外旋

膝常扭

轉10次，後向內旋轉10次，再以兩手同時揉左右膝幾十次。此法可提高膝部熱度，舒筋活絡，驅風逐寒，增強膝部關節功能，對預防關節炎症有好處。

屈膝下蹲，按摩雙膝，能擠壓腹部血液，緩解腹部瘀血，緩解視力疲勞，防止近視及視力衰退。可增強膝部關節和腿部肌肉的力量，對防治膝關節疼痛、風濕性關節炎、下肢靜脈曲張及小腿抽筋等症，有明顯效果。

12. 常散步

常言道：「飯後百步走，活到九十九」，「飯後三百步，不用上藥鋪」。藥王孫思邈指出：「食畢當行步，令人能飲食，減百病。」可見散步確是養生保健的重要手段。研究發現，散步可以使大腦皮層的興奮、抑制和調節過程得到改善，從而收到消除疲勞、放鬆、鎮靜、清醒頭腦的效果。

散步時由於腹部肌肉收縮，呼吸略有加深，膈肌上下運動加強，加上腹壁肌肉運動對胃腸的「按摩作用」，消化系統的血液循環會加強，胃腸蠕動增加，消化能力提高。散步時肺的通氣量比平時增加了一倍以上，從而有利於呼吸系統功能的改善。

雨中散步，能使人神安志逸，心情舒暢，並有助於降低血壓，同時還可以調節神經系統，加速血液循環，促進新陳代謝，對維護人體健康十分有利。所以，在雨天出來散步或慢跑，對呼吸系統、神經系統以及心腦血管等多種疾病更有一定的治療效果。

散步作為一種全身性的運動，可將全身大部分肌肉骨骼動員起來，從而使人體的代謝活動增強、肌肉發達、血

流通暢，進而減少患者動脈硬化的可能性。

身體瘦弱者散步以每小時走5公里以上為宜，走得太慢則達不到強身健體之目的。只有步子大，胳膊甩開，全身活動，才能調節全身各器官的功能，促進新陳代謝。而且時間最好在清晨或飯後進行，每日2~3次，每次半小時以上。神經衰弱者也可在晚上睡前15分鐘散步。每分鐘走80公尺為宜，每次半小時，也有鎮靜安神之效。

散步時衣服要寬鬆舒適，鞋要輕便，以軟底鞋為宜，不要穿皮鞋、高跟鞋。

13. 腳常搓

右手擦左腳，左手擦右腳。由腳跟向上至腳趾，再向下擦回腳跟為1下，共做36下；兩手大拇指輪流擦腳心湧泉穴，共做100下。腳底集中了全身器官的反射區，經常搓腳可以強化各器官，治失眠，降血壓，消除頭痛。

湧泉穴養生法由來已久，宋代在民間就已盛行，《蘇東坡文集》中有這樣的記載：閩廣地區很多人染有瘴氣（瘧疾），有個武將卻多年安然無恙，面色紅潤，腰腿輕快，後來人們發現，他每日五更起坐，兩足相對，熱摩湧泉穴無數次，以汗出為度。之後，很多人仿效此法，不僅很少得病，而且有多年痼疾的人也不治而癒。

俗話說：「若要老

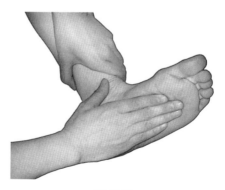

腳常搓

人安，湧泉常溫暖。」

　　據臨床觀察，如果每日堅持推搓湧泉穴，可使老人精力旺盛，體質增強，防病能力增強。據統計，推搓湧泉穴療法可以防治老年性哮喘、腰腿酸軟無力、失眠多夢、神經衰弱、頭暈、頭痛、高血壓、耳聾、耳鳴、大便秘結等50餘種疾病。如北京四大名醫之一的施今墨老先生，每晚用花椒水洗腳後，常用左手心按摩右足心，用右手心按摩左足心各100次，施老稱此為「足心上的健身術」，認為其可「引熱下行，壯體強身」。

第3章
常見疾病食養、藥方調補

感 冒

　　感冒又稱上呼吸道感染，是感受風寒之邪所致的常見外感疾病，臨床表現以鼻塞、流涕、噴嚏、咳嗽、頭痛、惡寒、發熱、全身不適為其特徵。多為氣候突變，寒暖失調，身體虛弱或過度疲勞，腠理疏鬆，衛氣不固，致使時邪病毒侵襲所為。

　　感冒是臨床常見多發病，據有關資料統計，全世界每天約有5000萬人患感冒，平均每人每年大約要患兩次感冒。感冒可帶來多種併發症，極大地危害人們的身體健康。

　　中醫認為，本病多為肺氣不足，外感風邪所為，但在不同季節，風往往隨時氣而侵入，如冬季多為風寒，春季多為風熱，夏季多挾暑濕，秋季多兼燥氣，梅雨季節多挾濕邪，加之人體體質有寒熱之別，所以，中醫治療感冒又分為辛涼解表、辛溫解表、表裏雙解和扶正解表四類，可選用下列《千金方》養生調補療法。

一、飲食治療法

1. 竹葉湯

【組方】竹葉30克，半夏9克，麥門冬50克，人參、甘草各6克，生薑12克，石膏50克。

【製法】將諸藥擇淨，研為粗末，水煎取汁，加大米適量煮粥飲服，每日1劑。

【功用】清熱除煩，養陰生津。適用於感冒發汗後表裏虛煩等。

2. 白虎湯

【組方】石膏30克，知母12克，甘草6克，粳米30克。

【製法】將諸藥擇淨，研為粗末，放入鍋中，加清水適量，浸泡片刻，水煎取汁飲服，每日1劑。

【功用】清熱生津。適用於外感發熱，口渴，舌上乾燥而煩等。

二、中藥內服法

1. 桂枝麻黃湯

【組方】桂枝4克，麻黃2克，白芍藥、生薑、甘草各3克，杏仁16個，大棗5枚。

【製法】將諸藥擇淨，研為粗末，先取麻黃煎沸，再納諸藥煎沸飲服，每日1劑。

【功用】發汗解肌。適用於風寒感冒，頭身疼痛等。

2. 發汗青散

【組方】麻黃10克，桔梗、細辛、吳茱萸、防風、白朮各3克，製烏頭、乾薑、蜀椒、肉桂各4克。

【製法】將諸藥擇淨，研細備用。每次6克，每日3

次，溫黃酒適量送服。

【功用】發汗解表。適用於風寒感冒，惡寒發熱，頭痛項強，全身疼痛等。

3. 六物青散

【組方】製附片、白朮各3克，防風、細辛各4克，桔梗、製烏頭各10克。

【製法】將諸藥擇淨，研細備用。每次9克，每日3次，溫黃酒適量送服。服後食溫粥適量以助發汗。

【功用】發汗解表。適用於風寒感冒，惡寒，身痛等。

4. 青　散

【組方】苦參、厚朴、石膏各3克，大黃、細辛各6克，麻黃15克，製烏頭6克。

【製法】將諸藥擇淨，研細備用。每次9克，每日3次，開水泡飲。

【功用】發汗解表。適用於風寒感冒，頭痛，發熱。

5. 發汗白薇散

【組方】白薇2克，杏仁、貝母各3克，麻黃9克。

【製法】將諸藥擇淨，研細備用。每次9克，每日3次，溫黃酒適量送服。

【功用】發汗解表。適用於風寒感冒，惡寒，身痛等。

6. 華佗赤散

【組方】丹砂1克，蜀椒、蜀漆、乾薑、細辛、黃芩、防己、肉桂、茯苓、人參、沙參、桔梗、玉竹、製烏頭各2克，雄黃、吳茱萸各3克，麻黃、代赭石各8克。

【製法】將諸藥擇淨，研細備用。每次9克，每日3次，溫黃酒適量送服。

【功用】發汗解表。適用於風寒感冒，頭痛，發熱，腰背項強，婦人產後感冒等。

7. 赤　散

【組方】乾薑、防風、沙參、細辛、白朮、人參、蜀椒、茯苓、麻黃、黃芩、代赭石、桔梗、吳茱萸各3克，製附片6克。

【製法】將諸藥擇淨，研細備用。每次2克，每日3次，溫黃酒適量送服。

【功用】發汗解表。適用於風寒感冒，頭痛項強，身熱腰脊疼痛等。

8. 桂枝湯

【組方】桂枝、白芍藥、生薑各9克，甘草6克，大棗12枚。

【製法】將諸藥擇淨，放入鍋中，加清水適量，浸泡片刻，水煎取汁飲服，每日1劑。服後食溫粥適量以助發汗。

【功用】解肌發表，調和營衛。適用於風寒感冒，澀澀惡風，淅淅惡寒，翕翕發熱，鼻鳴乾嘔等。

9. 麻黃湯

【組方】麻黃9克，桂枝、甘草各6克，杏仁10枚。

【製法】將諸藥擇淨，放入鍋中，加清水適量，浸泡片刻，水煎取汁飲服，每日1劑。

【功用】解肌發表，調和營衛。適用於風寒感冒，頭及腰痛，身體骨節疼痛，發熱惡寒，不汗而喘等。

10. 大青龍湯

【組方】麻黃12克，肉桂、甘草各6克，石膏20克，生薑3片，杏仁10枚，大棗12枚。

【製法】將諸藥擇淨，放入鍋中，加清水適量，浸泡片刻，水煎取汁飲服，每日1劑。

【功用】發汗解表，清熱除煩。適用於風寒感冒，發熱惡寒，身體疼痛，汗不出而煩躁，脈浮緊等。

11. 陽毒升麻湯

【組方】升麻、甘草各2克，當歸、蜀椒、雄黃、肉桂各1克。

【製法】將諸藥擇淨，放入鍋中，加清水適量，浸泡片刻，水煎取汁飲服，每日1劑。

【功用】發汗解表，清熱除煩。適用於風熱感冒，身重腰背疼痛，煩悶不安，狂言，或吐血下痢，脈浮大數，面赤斑斑如錦文，咽喉痛，唾膿血等。

12. 陰毒甘草湯

【組方】甘草、升麻各2克，當歸、蜀椒各1克，鱉甲3克。

【製法】將諸藥擇淨，研為粗末，放入鍋中，加清水適量，浸泡片刻，水煎取汁飲服，每日1劑。

【功用】溫陽活血。適用於風寒感冒，身重背強，腹中絞痛，咽喉不利，心下堅強，短氣，嘔逆，唇青面黑，四肢厥冷，脈沉細緊數等。

13. 陰旦湯

【組方】白芍藥、甘草各6克，乾薑、黃芩各9克，肉桂12克，大棗15枚。

【製法】將諸藥擇淨，放入鍋中，加清水適量，浸泡片刻，水煎取汁飲服，每日1劑。

【功用】溫陽解肌，發表除煩。適用於風寒感冒，肢體疼痛，煩躁等。

14. 陽旦湯

【組方】大棗12枚，桂枝、白芍藥、生薑、炙甘草各9克，黃芩6克。

【製法】將諸藥擇淨，放入鍋中，加清水適量，浸泡片刻，水煎取汁飲服，每日1劑。

【功用】解肌發表，清熱疏風。適用於風寒感冒，發熱往來，汗出惡風，項頸強，鼻鳴乾嘔，脈浮等。

15. 六物解肌湯

【組方】葛根12克，茯苓9克，麻黃、牡蠣、生薑各6克，甘草3克。

【製法】將諸藥擇淨，研為粗末，水煎服，每日1劑。

【功用】解肌發表，清熱疏風。適用於風寒感冒，發熱，身痛等。

16. 解肌湯

【組方】葛根12克，麻黃3克，黃芩、白芍藥、甘草各6克，大棗12枚。

【製法】將上藥擇淨，研為粗末，水煎服，每日1劑。

【功用】解肌發表，清熱疏風。適用於風熱感冒，發熱，頭身疼痛等。

17. 葛根龍膽湯

【組方】葛根24克，龍膽草、大青葉各2克，升麻、石膏、玉竹各3克，甘草、肉桂、白芍藥、黃芩、麻黃、

生薑各6克。

【製法】將諸藥擇淨，研為粗末，水煎服，每日1劑。

【功用】清熱解毒，發汗解肌。適用於風熱感冒，發熱，頭身疼痛等。

18. 七物黃連湯

【組方】黃連、茯苓、黃芩各2克，白芍藥、葛根各3克，甘草4克，小麥15克。

【製法】將諸藥擇淨，放入鍋中，加清水適量，浸泡片刻，水煎取汁飲服，每日1劑。

【功用】清熱解毒，發汗解肌。適用於夏月傷寒，四肢煩疼發熱，煩嘔吐逆胸滿等。

19. 五香麻黃湯

【組方】麝香0.1克，薰陸香、雞舌香各3克，沉香、青木香、麻黃、防風、獨活、秦艽、玉竹、甘草、白薇、枳實各6克。

【製法】將諸藥擇淨，研為粗末，水煎服，每日1劑。

【功用】清熱利濕，發汗消腫。適用於感冒，或四肢或胸背虛腫，頭面唇口頸項疼痛等。

20. 桂芩甘草湯

【組方】桂枝、黃芩、甘草各6克，升麻、葛根、生薑各9克，白芍藥18克，石膏24克，梔子14枚。

【製法】將諸藥擇淨，研為粗末，水煎服，每日1劑。

【功用】清熱除煩，發汗解表。適用於感冒，頭痛身熱，脈數等。

21. 玄武湯

【組方】茯苓、白芍藥、生薑各9克，白朮6克，製

附片3克。

【製法】將諸藥擇淨，研為粗末，水煎取汁飲服，每日1劑。

【功用】溫陽利水。適用於感冒汗出不解，發熱，心下悸，頭眩，身痛等。

22. 梔子湯

【組方】梔子14枚，豆豉30克。

【製法】將二藥擇淨，研為粗末，先取梔子煮沸，再放入豆豉煎沸飲服，每日1劑。

【功用】清熱除煩。適用於感冒後發汗、下後煩熱，胸悶等。

23. 厚朴湯

【組方】厚朴24克，人參3克，甘草6克，生薑24克，半夏12克。

【製法】將諸藥擇淨，研為粗末，水煎取汁飲服，每日1劑。

【功用】行氣消脹。適用於感冒，脘腹脹滿等。

24. 柴胡梔子湯

【組方】柴胡、梔子仁、白芍藥、知母各12克，升麻、黃芩、大青葉、杏仁各9克，石膏24克，豆豉15克。

【製法】將諸藥擇淨，研細，放入鍋中，加清水適量，浸泡片刻，水煎取汁飲服，每日1劑。

【功用】和解少陽，清熱解表。適用於外感風寒，頭痛壯熱，肢體百節疼痛等。

25. 大防風湯

【組方】防風、當歸、麻黃、白朮、甘草各2克，黃

芩4克，乾地黃、山茱萸、茯苓、製附片各3克。

【製法】將諸藥擇淨，研細，同放鍋中，加清水適量，浸泡片刻，水煎取汁飲服，每日1劑。

【功用】疏風解表，溫陽散寒。適用於外感發熱，無汗，肢節煩痛，腹痛時作，大小便不利等。

26. 梔豉三黃湯

【組方】梔子仁、黃連、黃柏、大黃各2克，豆豉18克，蔥白21莖。

【製法】將諸藥擇淨，研細，放入鍋中，加清水適量煎沸後，納入蔥、豉煎服，每日1劑。

【功用】清熱解毒，發汗解肌。適用於風熱感冒，頭痛壯熱，四肢煩疼，不欲飲食等。

三、中藥外用方

1. 大戟洗湯

【組方】大戟、苦參各等量。

【製法】將諸藥擇淨，研細，同放鍋中，加清水適量，浸泡片刻，水煎取汁，放入浴盆中洗浴，每日2次，每日1劑。

【功用】疏風解表，溫陽散寒。適用於外感發熱。

勞食復

大病初癒，因過度勞累、飲食不節而復發，或變生他證，中醫稱這種現象為「勞食復」。《三因極一病證方論·勞復證治》言：「傷寒新瘥後，不能將攝，因憂愁思慮，勞神而復，或梳沐洗浴，作勞而復，並謂之勞復。」勞食復則諸症復起。輕者靜養可以自癒，重者配合中醫藥

治療，也可痊癒。可選用下列《千金方》養生調補方。

一、飲食治療法

1. 麥麵湯

【組方】麥麵適量。

【製法】將麥麵放入鍋中，加清水適量，水煎取汁飲服，每日3次。

【功用】健脾益氣。適用於食復。

2. 杏仁湯

【組方】杏仁10克。

【製法】將杏仁擇淨，研細，放入鍋中，加食醋適量，煎汁飲服，每日1劑。

【功用】理肺健脾。適用於食復。

二、中藥內服法

1. 黃龍湯

【組方】柴胡12克，半夏6克，黃芩9克，人參、甘草各6克，生薑4片，大棗12枚。

【製法】將諸藥擇淨，研為粗末，水煎取汁飲服，每日1劑。

【功用】和解少陽。適用於感冒瘥後，頭痛，壯熱，煩悶等。

2. 枳實梔子湯

【組方】枳實9克，梔子12克，豆豉15克。

【製法】將上藥擇淨，研為粗末，水煎取汁飲服，每日1劑。

【功用】行氣健脾。適用於大病瘥後勞復等。

3. 麥門冬湯

【組方】麥門冬3克，甘草6克，大棗20枚，竹葉9克。

【製法】將諸藥擇淨，研為粗末。先取大米適量，水煎取汁，納入諸藥，煎汁飲服，每日1劑。

【功用】養陰益氣。適用於感冒勞復，心悸氣短等。

咳 嗽

咳嗽是肺系疾患的主要症候之一，其包括現代醫學的上呼吸道感染、急慢性支氣管炎、各種肺炎等。

中醫認為，本病多為外邪侵襲，肺氣失宣所為，也可由於臟腑功能失調，累及肺臟，肺氣失其肅降而發生。凡由感受外邪引起的咳嗽，稱外感咳嗽，一般起病多較急，病程較短，常伴有畏寒、發熱、頭痛等證，當以疏散外邪，宣肺理氣為治。

凡由臟腑功能失調引起的咳嗽，稱為內傷咳嗽，一般起病較慢，往往有較長的咳嗽病史和其他臟腑失調的症候，當以調理臟腑為主。外感咳嗽，失治或治之不當，日久不癒，耗傷肺氣，易發展為內傷咳嗽。內傷咳嗽，臟腑受損，氣血虧虛，常因氣候變化或寒冷季節而易感外邪，使咳嗽復發或加劇，日久經年，反覆發作，可變生他證。可選用下列《千金方》養生調補方。

一、飲食治療法

1. 薑汁糖

【組方】老薑50克，白糖300克。

【製法】將老薑洗淨，切碎，絞汁。將白糖放入鍋

內，加清水適量，用文火煎熬至濃稠時，加薑汁攪勻，繼續煎熬至用筷子挑起糖液呈絲狀，停火，將薑糖汁倒入塗有植物油的大瓷盤內，候涼，用刀劃塊即成，每日早晚空腹食用2次，每次3塊。

【功用】健脾和胃，化痰止咳。適用於咳嗽、食慾不振，納差食少等。

2. 皂莢糖

【組方】皂莢9克，白糖適量。

【製法】將皂莢擇淨，研細，與白糖同放入鍋內，炒至白糖熔化，製丸即成。每次2克，每日2次，溫開水適量送服。

【功用】化痰止咳。適用於咳嗽、脅痛等。

3. 皂莢酒

【組方】皂莢9克，黃酒適量。

【製法】將皂莢擇淨，與黃酒同放入鍋內，煎沸飲服，每日1劑。

【功用】祛痰止咳。適用於痰咳喘滿，中風口噤，痰涎壅盛等。

4. 芥子酒

【組方】芥子、黃酒適量。

【製法】將芥子擇淨，研細，每次2克，每日3次，黃酒適量送服。

【功用】祛痰止咳。適用於痰咳喘滿，中風口噤，痰涎壅盛等。

5. 射干煎

【組方】射干、款冬花各6克，紫菀、細辛、桑白

皮、製附片、甘草各1克，飴糖、薑汁、白蜜、竹瀝各150毫升。

【製法】將諸藥擇淨，先以射干納入白蜜、竹瀝中，煮沸，再納入諸藥細末，煎沸，去渣，納入飴糖、薑汁煎沸即成。每次10毫升，每日3次，飲服，或沖飲，或調入稀粥中服食。

【功用】清熱解毒，清肺祛痰。適用於咳嗽上氣。

6. 杏仁煎

【組方】杏仁15克，五味子、款冬花各9克，紫菀、乾薑各6克，肉桂9克，甘草12克，麻黃30克，膠飴250克，白蜜500克。

【製法】將諸藥擇淨，先煮麻黃，去渣取汁，納入諸藥末、膠飴、白蜜等，煮沸即成。每次10毫升，每日3次，飲服，或沖飲，或調入稀粥中服食。

【功用】溫中健脾，宣肺理氣。適用於咳嗽上氣，鼻中不利。

7. 杏仁膏

【組方】杏仁30克，薑汁、砂糖、白蜜各250毫升，紫菀、五味子各9克，通草、貝母各12克，桑皮15克。

【製法】將諸藥擇淨，研細，放入鍋中，水煎去渣取汁，納入杏仁、薑汁、白蜜、砂糖和勻，煎沸即成。每次10毫升，每日3次，飲服，或沖飲，或調入稀粥中服食。

【功用】宣肺理氣，利咽止咳。適用於暴嗽，失聲等。

8. 通聲膏

【組方】五味子、款冬花、通草各9克，人參、竹

茹、細辛、肉桂、石菖蒲各6克，杏仁、薑汁各30克，白蜜60克，棗膏90克，酥150克。

【製法】將諸藥擇淨，研細，放入鍋中，水煎去渣取汁，納入薑汁、棗膏、酥、白蜜等，文火煎如膏狀即成。每次10毫升，每日3次，溫黃酒適量沖飲。

【功用】宣肺理氣，利咽止咳。適用於暴嗽，失聲等。

9. 蘇子煎

【組方】蘇子、杏仁、生薑汁、地黃汁、白蜜各60克。

【製法】將蘇子擇淨，研為粗末，加薑汁、地黃汁煎煮片刻，去渣取汁，再納入杏仁煎煮片刻，去渣取汁，加入蜂蜜，文火熬成膏狀即成。每次10毫升，每日4次，日3夜1，飲服，或沖飲。

【功用】降氣化痰，宣肺止咳。適用於上氣咳嗽。

10. 乾薑膏

【組方】乾薑、膠飴各適量。

【製法】將乾薑擇淨，研為細末，放入鍋中，加膠飴煎煮成膏狀即成。每次10毫升，每日5次，日3夜2，飲服，或沖飲。

【功用】溫肺化飲，化痰止咳。適用於脾肺虛寒，咳嗽痰稀，形寒背冷等。

11. 芫花煎

【組方】芫花、乾薑各6克，白蜜30克。

【製法】將芫花、乾薑擇淨，研為細末，放入鍋中，加白蜜適量煎煮沸，分4次飲服，日3夜1，每日1劑。

【功用】溫肺化飲，化痰止咳。適用於新久咳嗽。

12. 款冬煎

【組方】款冬花、乾薑、紫菀各9克，五味子6克，芫花3克。

【製法】先取款冬花、紫菀、五味子水煎取汁，納入芫花末、乾薑末，加蜂蜜適量，文火煎成膏狀即成。每次5毫升，每日3次，含服，或沖飲。

【功用】溫肺化飲，化痰止咳。適用於新久咳嗽。

13. 生薑膏

【組方】生薑汁2份，蜂蜜1份。

【製法】將生薑擇淨，去皮，切細，榨汁，與蜂蜜同入鍋中，文火熬如膏狀備用。每次10毫升，每日3次，含服，或沖飲。

【功用】溫肺化痰，健脾益氣。適用於咳嗽，心悸，氣短等。

14. 百部膏

【組方】百部根、膠飴各適量。

【製法】將百部根洗淨，搗汁，放入鍋中，文火煎如膏狀，或加等量膠飴，熬如膏狀即成。每次10毫升，每日3次，含服，或沖飲。

【功用】潤肺止咳。適用於新久咳嗽，百日咳等。

二、中藥內服法

1. 小青龍湯

【組方】桂枝、麻黃、甘草、乾薑、白芍藥、細辛各9克，五味子、半夏各3克。

【製法】將諸藥擇淨，研為粗末，放入鍋中，加清水

適量，浸泡片刻，水煎取汁飲服，每日1劑。

【功用】發汗解表。適用於感冒，頭身疼痛，心下有水氣，乾嘔發熱而咳，或渴或痢或噎或小便不利、小腹滿或喘等。

2. 桂苓五味甘草湯

【組方】茯苓12克，肉桂、甘草各9克，五味子6克。

【製法】將諸藥擇淨，研為粗末，放入鍋中，加清水適量，浸泡片刻，水煎取汁飲服，每日1劑。

【功用】下氣利咽。適用於感冒，氣從小腹上沖胸咽，手足厥逆，時或發熱，多唾口燥，寸脈沉，尺脈微等。

3. 苓甘五味薑辛湯

【組方】茯苓12克，甘草、乾薑、細辛各9克，五味子6克。

【製法】將諸藥擇淨，研為粗末，放入鍋中，加清水適量，浸泡片刻，水煎取汁飲服，每日1劑。

【功用】溫肺化飲。適用於寒飲咳嗽。咳痰量多，清稀色白，胸膈不快，舌苔白滑，脈弦滑等。

4. 桂苓五味甘草去桂加薑辛半夏湯

【組方】半夏、五味子各6克，茯苓12克，細辛、乾薑、甘草各6克。

【製法】將諸藥擇淨，研為粗末，放入鍋中，加清水適量，浸泡片刻，水煎取汁飲服，每日1劑。

【功用】逐飲止嘔。適用於肺寒留飲，咳嗽痰多，清稀色白，頭昏目眩，胸滿嘔逆，舌苔白膩，脈沉弦滑等。

5. 小青龍加石膏湯

【組方】石膏、乾薑、肉桂、細辛各6克，麻黃12克，白芍藥、甘草各9克，半夏、五味子各6克。

【製法】將諸藥擇淨，研為粗末，放入鍋中，加清水適量，浸泡片刻，水煎取汁飲服，每日1劑。

【功用】解表化飲，清熱除煩。適用於肺脹咳而上氣，煩躁而喘，脈浮等。

6. 射干麻黃湯

【組方】射干、細辛、款冬花、紫菀各9克，麻黃、生薑各12克，半夏、五味子各6克，大棗5枚。

【製法】將諸藥擇淨，研為粗末，放入鍋中，加清水適量，浸泡片刻，水煎取汁飲服，每日1劑。

【功用】宣肺祛痰，下氣止咳。適用於痰飲鬱結，氣逆喘咳，症見咳而上氣，喉中有水鳴聲，或胸膈滿悶，或吐痰涎，苔白或膩，脈弦緊或沉緊等。

7. 厚朴麻黃湯

【組方】厚朴15克，麻黃12克，石膏9克，細辛、乾薑各6克，小麥30克，杏仁、半夏、五味子各15克。

【製法】將諸藥擇淨，研為粗末備用。先將小麥放入鍋中，加清水適量，煮至小麥熟後，去渣取汁，納入諸藥煮沸，取汁分服，每日1劑。

【功用】宣肺理氣，化痰止咳。適用於咳逆上氣胸滿，喉中不利如水雞聲，脈浮等。

8. 麥門冬湯

【組方】麥門冬60克，半夏6克，粳米15克，人參、甘草各9克，大棗20枚。

【製法】將諸藥擇淨，放入鍋中，加清水適量，浸泡片刻，水煎取汁飲服，每日1劑。

【功用】滋養肺胃，降逆和中。適用於咳嗽，呃逆，咽喉不利。

9. 麻黃石膏湯

【組方】麻黃12克，石膏30克，厚朴15克，小麥30克，杏仁10克。

【製法】將諸藥擇淨，研為粗末備用。先將小麥放入鍋中，加清水適量，煮至小麥熟後，去渣取汁，納入諸藥再煮，取汁分服，每日1劑。

【功用】宣肺理氣，化痰止咳。適用於咳嗽，胸中滿悶。

10. 十棗湯

【組方】大棗10枚，大戟、甘遂、芫花各3克。

【製法】將諸藥擇淨，放入鍋中，加清水適量，浸泡片刻，水煎取汁飲服，每日1劑。

【功用】攻逐水飲。適用於咳唾胸脅引痛，或水腫腹脹，二便不利，脈沉弦等。現代多用於滲出性胸膜炎、肝硬化腹水、腎炎水腫以及晚期血吸蟲病所致的腹水等。

11. 溫脾湯

【組方】甘草12克，大棗10枚。

【製法】將諸藥擇淨，放入鍋中，加清水適量，浸泡片刻，水煎取汁飲服，每日1劑。

【功用】溫中健脾。適用於咳嗽，脘腹脹滿等。

12. 百部根湯

【組方】百部根、生薑各24克，細辛、甘草各9克，

貝母、白朮、五味子各3克,肉桂12克,麻黃18克。

【製法】將諸藥擇淨,放入鍋中,加清水適量,浸泡片刻,水煎取汁飲服,每日1劑。

【功用】宣肺理氣,化痰止咳。適用於咳嗽不得臥,兩眼突出等。

13. 海藻湯

【組方】海藻12克,半夏、五味子各9克,生薑3克,細辛6克,茯苓18克,杏仁15克。

【製法】將諸藥擇淨,研為粗末,放入鍋中,加清水適量,浸泡片刻,水煎取汁飲服,每日1劑。

【功用】宣肺理氣,化痰止咳。適用於咳而下利,胸中痞而短氣,心中時悸,四肢不欲動,手足煩不欲食,肩背痛,時惡寒等。

14. 白前湯

【組方】白前、紫菀、半夏、大戟各6克。

【製法】將諸藥擇淨,研為粗末,放入鍋中,加清水適量,浸泡片刻,水煎取汁飲服,每日1劑。

【功用】宣肺理氣,化痰止咳。適用於咳逆上氣,身體水腫,短氣脹滿,晝夜倚壁不得臥,咽中痰鳴等。

15. 薑夏細辛湯

【組方】乾薑、半夏、細辛、紫菀、芫花、吳茱萸、茯苓、甘草、甘遂、防葵、人參、製烏頭、大黃、杏仁各2克,葶藶子4克,巴豆、厚朴、白薇各6克,遠志、石菖蒲、五味子、前胡、枳實、蜀椒、皂莢、當歸、大戟、肉桂各1克。

【製法】將諸藥擇淨,研為細末,蜜丸即成。每次6

克，每日2次，溫開水適量送服。

【功用】化痰止咳，宣肺理氣。適用於九種氣嗽。

16. 麻黃散

【組方】麻黃25克，杏仁10枚，甘草9克，肉桂3克。

【製法】將諸藥擇淨，研為細末備用。每次6克，每日3次，溫開水適量送服。

【功用】化痰止咳，疏風宣肺。適用於上氣咳嗽。

17. 蜀椒丸

【組方】蜀椒5克，製烏頭、杏仁、石菖蒲、礬石、皂莢各1克，款冬花、細辛、紫菀、乾薑各3克，麻黃、吳茱萸各4克。

【製法】將諸藥擇淨，研為細末，蜜丸即成。每次9克，每日1次，睡前溫開水適量送服。

【功用】化痰止咳，宣肺理氣。適用於上氣咳嗽。

18. 蜀椒肉桂丸

【組方】蜀椒、肉桂、海蛤各4克，昆布、海藻、乾薑、細辛各6克，麥門冬10克。

【製法】將諸藥擇淨，研為細末，蜜丸即成。每次9克，每日3次，溫開水適量送服。

【功用】化痰止咳，溫肺散寒。適用於肺寒胸滿，上氣咳嗽。

19. 紫菀冬花散

【組方】紫菀、款冬花各等量。

【製法】將二藥擇淨，研為細末備用。每次9克，每日3次，飯後溫開水適量送服，連服1週。

【功用】潤肺止咳。適用於多種咳嗽，氣喘等。

20. 杏仁飲子

【組方】杏仁40枚，紫蘇子30克，橘皮3克，柴胡12克。

【製法】將諸藥擇淨，研為粗末，放入鍋中，加清水適量，浸泡片刻，水煎取汁飲服，每日1劑。

【功用】清熱宣肺，化痰止咳。適用於暴熱咳嗽。

21. 藥 棗

【組方】細辛、款冬花、防風、紫菀各9克，藜蘆6克，蜀椒15克，大棗100枚。

【製法】將諸藥擇淨，研為粗末，同大棗放入鍋中，加清水適量，文火煮至水乾後，取出大棗曬乾即成。每次食棗1～2個，每日2～3次。

【功用】溫肺化飲，化痰止咳。適用於新久咳嗽。

22. 紫菀丸

【組方】紫菀、貝母、半夏、桑白皮、百部、射干、五味子各5克，皂莢、乾薑、款冬花、細辛、橘皮、鬼督郵各4克，白石英、杏仁各8克，蜈蚣2條。

【製法】將諸藥擇淨，研為細末，蜜丸即成。每次10克，每日2次，溫開水適量送服。

【功用】溫肺化痰，宣肺理氣。適用於積年咳嗽，喉中痰鳴，不得坐臥等。

23. 五補湯

【組方】五味子、肉桂、人參、甘草各3克，麥門冬、小麥各18克，生薑3片，粳米30克，薤白、地骨皮各18克。

【製法】將諸藥擇淨，研為粗末，放入鍋中，加清水適量，浸泡片刻，水煎取汁飲服，每日1劑。

【功用】補肺益氣，化痰止咳。適用於咳嗽，短氣等。

24. 凝唾湯

【組方】麥門冬15克，人參、茯苓各2克，前胡9克，白芍藥、甘草、生地黃、肉桂各3克，大棗30枚。

【製法】將諸藥擇淨，研為粗末，放入鍋中，加清水適量，浸泡片刻，水煎取汁飲服，每日1劑。

【功用】補肺益氣，養陰化痰。適用於咳嗽，虛損短氣，咽喉凝唾不出如膠塞喉等。

喘 證

喘證以呼吸急促，甚至張口抬肩，鼻翼扇動為特徵，常為某些急慢性疾病的主要症狀，甚者喘促嚴重、持續不解，可發生虛脫。一般來說，邪氣壅肺者為實喘，治以袪邪利氣為主，精氣內奪者為虛喘，治以培補攝納為主。

現代醫學的支氣管哮喘、慢性喘息性支氣管炎、肺炎、肺氣腫、心性哮喘、肺結核、矽肺以及癔病等，出現呼吸困難時，都屬於本病範疇。可選用下列《千金方》養生調補方。

一、飲食治療方

1. 石膏前杏方

【組方】石膏24克，白前、杏仁各9克，白朮、橘皮各15克，地骨皮60克，蜂蜜適量。

【製法】將諸藥擇淨，水煎取汁，再納入蜂蜜，文火

煎沸，分次飲服，每日1劑。

【功用】清熱宣肺。適用於肺熱咳嗽，氣喘等。

2. 酥蜜膏酒

【組方】酥、蜂蜜、飴糖、生薑汁、生百部汁、棗肉、杏仁各30克，陳皮45克。

【製法】將諸藥擇淨，陳皮研細，同入鍋中，文火煎至一半時，取下候溫裝瓶。每次10毫升，溫黃酒適量送服，每日3次，日2夜1。

【功用】溫肺益氣。適用於肺氣虛寒，語聲嘶塞，氣息喘憊，咳唾。

3. 豬胰大棗酒

【組方】豬胰3條，大棗100枚，白糖、白酒適量。

【製法】將豬胰洗淨，切片，大棗去核，同置酒瓶中，加白酒適量浸泡5日，不時攪拌，再加入米甜酒或封缸酒2～3公斤，再密封1週，不拘時溫服，或佐餐隨量飲用。

【功用】健脾理氣，宣肺潤燥。適用於咳嗽，氣促等。

4. 羊胰大棗酒

【組方】羊胰3條，大棗100枚，白糖、白酒適量。

【製法】將羊胰洗淨，切片，大棗去核，同置酒瓶中，加白酒適量浸泡5日，不時攪拌，再加入米甜酒或封缸酒2～3公斤，再密封1週，不拘時溫服，或佐餐隨量飲用。

【功用】健脾理氣，宣肺潤燥。適用於久咳上氣，胸脅支滿，多喘上氣。

5. 補肺湯

【組方】五味子9克，乾薑、肉桂、款冬花各6克，麥門冬30克，桑白皮250克，大棗100枚，粳米50克。

【製法】將諸藥擇淨，研細，先煮桑白皮五沸，再納入諸藥，煎沸，分3次飲服，每日1劑。

【功用】補肺益氣。適用於肺氣不足，逆滿上氣，咽中悶塞短氣，寒從背起，口中如含霜雪，言語失聲，甚者吐血等。

6. 二子湯

【組方】五味子、蘇子各18克，白石英、鐘乳各9克，款冬花、竹葉、橘皮、肉桂、桑白皮、茯苓、紫菀各6克，麥門冬12克，生薑15克，杏仁12枚，粳米60克，大棗10枚。

【製法】將諸藥擇淨，研細，先煮桑白皮、粳米、大棗，去渣取汁，再納入諸藥，水煎取汁，分6次服，每日3次，2日1劑。

【功用】補肺益氣。適用於肺氣不足，咳逆短氣，寒從背起，口中如含霜雪，語無聲音而渴，舌乾等。

7. 餳　煎

【組方】大棗、膠飴各適量。

【製法】將大棗去核搗爛，加清水適量調勻，去渣取汁，加入膠飴，文火煎如膏狀即成。每次10毫升，每日5次，日3夜2，含服，或沖飲，或調入米粥中服食。

【功用】補肺益氣。適用於肺氣不足，咽喉苦乾。

8. 小建中湯

【組方】大棗12枚，生薑、肉桂各9克，甘草6克，

白芍藥18克，飴糖適量。

【製法】將諸藥擇淨，研細，水煎取汁，納入飴糖，煮沸即可，分3次飲服，每日1劑。

【功用】健脾補肺。適用於肺與大腸俱不足，虛寒乏氣，小腹拘急，腰痛羸瘠百病等。

9. 黃蓍建中湯

【組方】大棗12枚，生薑、肉桂各9克，黃蓍、人參、甘草各6克，白芍藥18克，飴糖適量。

【製法】將諸藥擇淨，研細，水煎取汁，納入飴糖，再煮三沸即可，分3次飲服，每日1劑。

【功用】健脾補肺。適用於肺與大腸俱不足，虛寒乏氣，小腹拘急，腰痛羸瘠百病等。

二、中藥內服方

1. 麻黃續命湯

【組方】麻黃18克，大棗50枚，杏仁、白朮、石膏各12克，肉桂、人參、乾薑、茯苓各9克，當歸、川芎、甘草各3克。

【製法】將諸藥擇淨，研為粗末備用。先取麻黃水煎取汁，再下諸藥，文火煎沸飲服，每日1劑。

【功用】發汗解表，宣肺平喘，健脾補氣。適用於風寒感冒，咳嗽痰稀，聲嘶，氣短，四肢痹弱，面色青黃，遺矢便利，冷汗時出等。

2. 八風防風散

【組方】防風、獨活、川芎、秦椒、乾薑、黃蓍、製附片各6克，麻黃、五味子、山茱萸、石膏各2克，秦艽、肉桂、山藥、細辛、當歸、防己、人參、杜仲、甘

草、貫眾、甘菊、紫菀各3克。

【製法】將諸藥擇淨，研為細末備用。每次9克，每日2次，溫黃酒適量送服。

【功用】疏風解表，宣肺平喘。適用於肺寒虛傷，語音嘶啞，乏力等。

3. 四物甘草湯

【組方】甘草6克，麻黃6克，石膏24克，杏仁9枚。

【製法】將諸藥擇淨，先水煎麻黃，去渣取汁，再納入諸藥，水煎取汁，分3次飲服，每日1劑。

【功用】辛涼宣洩，清肺平喘。適用於外感風熱，或風寒鬱而化熱，熱壅於肺，而見咳嗽、氣急、口渴、高熱不退，舌紅苔白或黃，脈滑數等。

4. 橘皮湯

【組方】橘皮、麻黃、柴胡、乾紫蘇各9克，杏仁、乾薑各12克，石膏24克。

【製法】將諸藥擇淨，先水煎麻黃，煮兩沸後再納入諸藥，水煎取汁，分3次飲服，每日1劑。

【功用】清熱宣肺，止咳平喘。適用於肺熱咳喘。

5. 羚角生地湯

【組方】羚羊角、玄參、射干、雞蘇、白芍藥、升麻、柏皮各9克，生地30克，梔子仁12克，淡竹茹15克。

【製法】將諸藥擇淨，研為細末，水煎取汁，分3次飲服，每日1劑。

【功用】清熱宣肺，涼血止血。適用於肺熱喘息，鼻

衄等。

6. 煮　散

【組方】麻黃、茯苓各6克，大黃、大青葉、肉桂各3克，細辛、杏仁各5克，石膏15克，丹參6克，五味子、甘草、橘皮、貝母、川芎各12克，枳實6克。

【製法】將諸藥擇淨，研為粗散備用。水煎服，每次12克，每日2次。

【功用】清熱宣肺，行氣通腑。適用於肺熱咳喘，胸悶，頭痛，目眩驚狂，喉痹，大便秘結等。

7. 黃蓍甘草湯

【組方】黃蓍15克，甘草、鐘乳、人參各6克，乾地黃、肉桂、茯苓、白石英、桑白皮、厚朴、乾薑、紫菀、橘皮、當歸、五味子、遠志、麥門冬各9克，大棗20枚。

【製法】將諸藥擇淨，研為粗散，放入鍋中，加清水適量，水煎取汁，分5次飲服，日3夜2，每日1劑。

【功用】補肺益氣。適用於肺氣不足，逆滿上氣，咽中悶塞短氣，寒從背起，口中如含霜雪，言語失聲，甚者吐血等。

三、中醫外治方

1. 桃皮芫花湯

【組方】桃皮、芫花各等量。

【製法】將上藥擇淨，研為粗散，放入鍋中，加清水適量，水煎取汁，以手巾納入藥液中，濕敷胸、四肢等，每日3次。

【功用】瀉水逐飲。適用於肺熱悶不止，胸中喘急驚悸等。

2. 灸陰都穴

【組方】陰都穴（胃脘兩邊相去1寸，胃脘在心下3寸）。

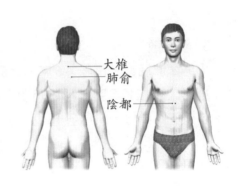

大椎
肺俞
陰都

【灸法】取陰都穴，將艾炷點燃，灸7壯。可配合灸大椎並兩乳上第3肋間各7壯，每日1次。

【功用】宣肺平喘，止咳降逆。適用於肺脹脅滿，嘔吐上氣等。

3. 灸肺俞穴

【組方】肺俞穴（在背部第3胸椎棘突下，左右旁開2指寬處）。

【灸法】取肺俞穴，將艾炷點燃，灸2壯，每日1次。

【功用】宣肺理氣。適用於肺風氣痿絕，四肢滿脹，喘逆胸滿等。

肺癰（肺膿腫、支氣管擴張）

　　肺癰是指由於熱毒瘀結於肺，以致肺葉生瘡，肉敗血腐，形成膿瘍，以發熱，咳嗽，胸痛，咯吐腥臭濁痰，甚則咯吐膿血痰為主要臨床表現的一種病證。

　　肺癰主要見於西醫學的肺膿腫，其他如化膿性肺炎、肺壞疽以及支氣管擴張、肺結核空洞等伴化膿性感染時，也可出現肺癰的臨床表現。

中醫認為，本病多為燥熱內盛，化火動血所為，當以清熱涼血，寧絡止血為治。可選用下列《千金方》養生調補方。

一、飲食治療方

1. 冬紫薑桂酒

【組方】款冬花、紫菀、乾薑、肉桂各9克，細辛2克，杏仁、皂莢、石菖蒲、製烏頭各1克，川椒9克，吳茱萸12克，白酒適量。

【製法】將諸藥擇淨，研末，加入白酒中，密封浸泡1週即成。每次30毫升，每日3次飲服。

【功用】化痰止咳。適用於肺癰，咳嗽喉鳴上氣。

2. 明膠生薑膏

【組方】黃明膠、生薑各15克，肉桂、人參、紫菀各6克，地黃15克，桑白皮30克，川芎、火麻仁、飴糖各30克，大麥60克，大棗20枚。

【製法】將諸藥擇淨，研末備用。先取大麥水煎取汁，再納入諸藥，煎沸，文火熬製成膏，分次飲服。

【功用】補肺益氣，化痰止咳。適用於肺癰，咳唾膿血，大便秘結，胸背疼痛不能食，惡風目暗，足脛寒冷等。

3. 竹茹湯

【組方】生竹茹9克，紫菀6克，飴糖250毫升，生地黃25克。

【製法】將諸藥擇淨，研末備用，與飴糖同放入鍋中，加清水適量，煎半飲服，每日1劑。

【功用】清熱宣肺，化痰止咳。適用於肺癰，咳逆吐血不止等。

4. 薑杏膏

【組方】生薑汁、杏仁各150毫升，豬油30毫升，蜂蜜、飴糖各70毫升。

【製法】先以豬油煎杏仁，煎黃，取出搗細，與薑汁、蜂蜜、飴糖等調勻，煮沸即成。每次適量，不拘時含服。

【功用】補肺益氣。適用於肺癰，上氣咳嗽喘息，唾血等。

5. 牛乳膏

【組方】牛乳適量。

【製法】取牛乳適量，放入鍋中，文火煮3小時即成。每次30毫升，每日3次，含服，或沖飲，或調入稀粥中服食。

【功用】補肺益氣。適用於一切肺病咳嗽膿血，及唾血不止等。

6. 冬花肉桂湯

【組方】款冬花、肉桂各6克，桑白皮30克，生薑、五味子、鐘乳各9克，麥門冬12克，粳米50克。

【製法】將諸藥擇淨，研末，先將粳米放入鍋中，加清水適量煮至粳米熟後，去渣取汁，納入諸藥，煎沸，分3次飲服，每日1劑。

【功用】補肺益氣，化痰止咳。適用於肺氣不足，心腹支滿，咳嗽喘逆上氣唾膿血，胸背痛，手足煩熱，乾嘔心煩，耳鳴，面色㿠白等。

6. 紫菀湯

【組方】款冬花、肉桂各6克，桑白皮30克，生薑、

五味子、鐘乳各9克，麥門冬、紫菀、人參各12克，粳米50克。

【**製法**】將諸藥擇淨，研末，先將粳米放入鍋中，加清水適量煮至粳米熟後，去渣取汁，納入諸藥，煎沸，分3次飲服，每日1劑。

【**功用**】補肺益氣，化痰止咳。適用於肺氣不足，心腹支滿，咳嗽喘逆上氣唾膿血，胸背痛，手足煩熱，乾嘔心煩，耳鳴，面色㿠白等。

7. 麻子湯

【**組方**】火麻仁30克，桑皮、膠飴各30克，肉桂、人參各6克，阿膠、紫菀各3克，生薑9克，乾地黃12克。

【**製法**】將諸藥擇淨，研末，放入鍋中，加黃酒、清水各半，煎取1半飲服，每日1劑。

【**功用**】補肺益氣，化痰止咳。適用於肺氣不足，咳唾膿血，氣短不得臥等。

8. 羊腎湯

【**組方**】羊腎1具，人參、玄參、黃耆、肉桂、川芎、甘草各9克，茯苓12克，地骨皮、生薑各15克，白朮18克。

【**製法**】將諸藥擇淨，研細。羊腎去臊腺，洗淨，放入鍋中，加清水適量，文火煮至羊腎熟後，取出羊腎，納入諸藥，煎沸飲服，每日1劑。羊腎可佐餐調味服食。

【**功用**】補腎益氣，化痰止咳。適用於膀胱虛冷，咳唾有血，喉鳴喘息等。

二、中藥內服方

1. 桔梗湯

【組方】桔梗9克，甘草6克。

【製法】將二藥擇淨，研為粗散，放入鍋中，加清水適量，水煎取汁飲服，每日1劑。

【功用】宣肺化痰。適用於咳嗽，胸中滿悶，畏寒，脈數，咽乾而不渴，時時出濁唾腥臭，久久吐膿如米粥。

2. 桔梗冬花湯

【組方】桔梗9克，甘草6克，款冬花5克。

【製法】將諸藥擇淨，研為粗散，放入鍋中，加清水適量，水煎取汁飲服，每日1劑。

【功用】宣肺化痰。適用於咳嗽，胸中滿悶，畏寒，脈數，咽乾而不渴，時時出濁唾腥臭，久久吐膿如米粥。

3. 瀉肺湯

【組方】葶藶子9克，大棗20枚。

【製法】將二藥擇淨，研為粗散，先煮大棗，去渣取汁，納入葶藶再煎，去渣取汁頓服，每日1劑。

【功用】宣肺化痰。適用於肺癰喘不得臥。

4. 皂莢丸

【組方】皂莢適量。

【製法】將皂莢擇淨，研末，蜜丸即成。每次6克，每日3次，大棗膏適量送服，每日4次，日3夜1。

【功用】化痰止咳。適用於肺癰初起，咳逆上氣，時時濁唾，但坐不得臥等。

5. 合歡湯

【組方】合歡皮適量。

【製法】將合歡皮擇淨，研末，放鍋中，加清水適量，浸泡片刻，水煎取汁飲服，每日1劑。

【功用】化痰止咳。適用於肺癰初起，咳有微熱煩滿等。

6. 葦莖湯

【組方】薏苡仁、瓜蔞各15克，桃仁10枚，葦莖150克。

【製法】將諸藥擇淨，研為粗散，先將葦莖水煎取汁，納入諸藥再煎沸即成，分次飲服，每日1劑。

【功用】清肺化痰，逐瘀排膿。適用於肺癰，身有微熱，咳嗽痰多，甚則咳吐腥臭膿血，胸中隱隱作痛，舌紅苔黃膩，脈滑數等。

7. 桂枝去白芍藥加皂莢湯

【組方】桂枝、生薑各9克，甘草6克，皂莢3克，大棗15枚。

【製法】將諸藥擇淨，研末，放鍋中，加清水適量，浸泡片刻，水煎取汁，分3次飲服，每日1劑。

【功用】化痰止咳。適用於肺癰，吐涎沫不止等。

8. 款冬丸

【組方】款冬花、乾薑、蜀椒、吳茱萸、肉桂、石菖蒲、人參、細辛、菀花各5克，紫菀、甘草、桔梗、防風、芫花、茯苓、皂莢各3克。

【製法】將諸藥擇淨，研末，蜜丸即成。每次9克，每日3次，溫黃酒適量送服。

【功用】化痰止咳。適用於上氣咳嗽唾膿血，喘息不得臥等。

9. 冬花紫菀丸

【組方】款冬花、紫菀、細辛、蜀椒、肉桂、石菖蒲、人參、甘草、防風、石斛、川芎、當歸、藁本、白朮、半夏、製附片、鐘乳、麻黃各9克，獨活6克，製烏頭、製附片、芫花各3克，桃仁10枚，大棗25枚。

【製法】將諸藥擇淨，研末，蜜丸即成。每次9克，每日2次，溫黃酒適量送服。酒浸服也可。

【功用】化痰止咳。適用於上氣咳嗽唾膿血，喘息不得臥等。

10. 冬紫薑桂丸

【組方】款冬花、紫菀、乾薑、肉桂各9克，細辛2克，杏仁、皂莢、石菖蒲、製烏頭各1克，川椒9克，吳茱萸12克。

【製法】將諸藥擇淨，研末，蜜丸即成。每次9克，每日4次，日3夜1，溫黃酒適量送服。酒浸服也可。

【功用】化痰止咳。適用於肺癰，咳嗽喉鳴上氣。

11. 五味子湯

【組方】五味子、桔梗、紫菀、甘草、川斷各9克，桑皮、地黃各15克，竹茹9克，紅豆12克。

【製法】將諸藥擇淨，研末，放鍋中，加清水適量，浸泡片刻，水煎取汁，分3次飲服，每日1劑。

【功用】清熱宣肺，化痰止咳。適用於咳唾膿血，牽胸脅痛。

12. 鐘乳散

【組方】鐘乳、礬石、款冬花、肉桂各等量。

【製法】將諸藥擇淨，研末備用。每次3克，每日3

次，溫黃酒適量送服。

【功用】溫肺化痰。適用於寒冷咳嗽上氣，胸滿唾膿血等。

13. 鐘乳細辛散

【組方】鐘乳、細辛、款冬花、製附片、紫菀、石膏各等量。

【製法】將諸藥擇淨，研末備用。每次3克，每日3次，溫黃酒適量送服。

【功用】溫肺化痰。適用於寒冷咳嗽上氣，胸滿唾膿血等。

14. 百部丸

【組方】百部根9克，升麻2克，肉桂、五味子、甘草、乾薑、紫菀各3克。

【製法】將諸藥擇淨，研末，蜜丸即成。每次9克，每日3次，溫開水適量送服。

【功用】補肺益氣，化痰止咳。適用於諸嗽不得氣息，唾吐膿血等。

15. 蘇子桑皮湯

【組方】蘇子18克，桑白皮15克，半夏18克，紫菀、人參、甘草、五味子、杏仁各6克，款冬花、射干各3克，麻黃、乾薑、肉桂各9克，細辛5克。

【製法】將諸藥擇淨，研末，放入鍋中，加清水適量，浸泡片刻，水煎取汁，分5次飲服，日3夜2，每日1劑。

【功用】補益肺氣，化痰止咳。適用於肺氣不足，咳逆上氣，牽繩而坐，吐沫唾血，不能飲食等。

肺痿（ 肺纖維化、肺硬化 ）

肺痿是肺葉枯萎所致的病證。《金匱要略》云：「熱在上焦者，因咳為肺痿。」其主要表現為咳嗽，吐出稠痰白沫，或伴有寒熱，形體消瘦，精神委靡，心悸氣喘，口唇乾燥，脈象虛數等。現代醫學肺不張，肺纖維化，肺硬化等屬本病範疇。

中醫認為，本病多為肺有燥熱，邪熱耗津，誤治傷陰，導致肺燥津枯。或肺氣虛冷，肺痿日舊，或者大病之後，耗氣傷陽，氣不化津，肺失滋養所為。當以滋陰清熱，溫肺益氣為治。可選用下列《千金方》養生調補方。

一、中藥內服方

1. 溫中生薑湯

【組方】生薑50克，肉桂、橘皮各12克，甘草、麻黃各9克。

【製法】將諸藥擇淨，研末，先煎麻黃兩沸去沫，然後納入諸藥同煎取汁飲服，每日1劑。

【功用】溫肺益氣，化痰止咳。適用於肺痿虛寒，羸瘦緩弱，心悸，胸滿。

2. 甘草乾薑湯

【組方】甘草12克，乾薑6克。

【製法】將諸藥擇淨，研末，放入鍋中，加清水適量，浸泡片刻，水煎取汁飲服，每日1劑。

【功用】溫肺益氣，化痰止咳。適用於肺痿，多涎唾，小便數，肺冷，眩暈等。

3. 甘草薑棗湯

【組方】甘草12克，乾薑6克，大棗12枚。

【製法】將諸藥擇淨，研末，放入鍋中，加清水適量，浸泡片刻，水煎取汁飲服，每日1劑。

【功用】溫肺益氣，化痰止咳。適用於肺痿，多涎唾，小便數，肺冷，眩暈等。

4. 甘草湯

【組方】甘草12克。

【製法】將甘草擇淨，研末，放入鍋中，加清水適量，浸泡片刻，水煎取汁飲服，每日1劑。

【功用】溫肺益氣，化痰止咳。適用於肺痿涎唾多，出血，心中冷悸等。

5. 生薑甘草湯

【組方】生薑15克，甘草12克，人參9克，大棗12枚。

【製法】將諸藥擇淨，研末，放入鍋中，加清水適量，浸泡片刻，水煎取汁飲服，每日1劑。

【功用】溫肺益氣，化痰止咳。適用於肺痿咳唾涎沫不止，咽燥而渴等。

6. 麻黃湯

【組方】麻黃、白芍藥、生薑、細辛、肉桂各9克，半夏、五味子各24克，石膏12克。

【製法】將諸藥擇淨，研末，放入鍋中，加清水適量，浸泡片刻，水煎取汁飲服，每日1劑。

【功用】宣肺理氣，化痰止咳。適用於肺脹咳而上氣，咽燥而喘，心下有水，脈浮等。

二、中醫外治方
1. 灸肺俞穴

【組方】肺俞穴（在背部第3胸椎棘突下，左右旁開2指寬處）。

【灸法】取肺俞穴，將艾炷點燃，灸100壯，每日1次。

【功用】溫肺散寒。適用於肺寒。

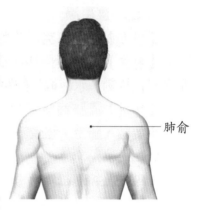

肺俞

胃　痛

胃痛，又稱胃脘痛，以胃脘部經常發生疼痛為主症，其主要部位在胃脘近心窩處，痛時可牽連脅背或兼見噁心、嘔吐、吐酸、嘈雜，大便溏薄或秘結，甚至嘔血、便血等症。多見於急慢性胃炎、消化性潰瘍、胃癌、胃腸神經官能症等。

中醫認為，本病多為外受寒邪，病邪犯胃，或肝氣鬱結，橫逆犯胃，或脾胃虛弱，中焦虛寒所為，理氣止痛為常用方法，可選用下列《千金方》養生調補方。

一、飲食治療方
1. 蓼　酒

【組方】蓼適量。

【製法】將蓼擇淨，水煎取汁，如常法釀酒即成，隨量飲用。

【功用】溫中散寒。適用於胃脘冷不能飲食，耳目不

聰明，四肢不溫。

2. 藥 豆

【組方】大豆115克，鮮生地黃450克，製烏頭45克。

【製法】將生地黃搗汁，烏頭擇淨，研末，以黃酒適量、生地黃汁浸烏頭1日，翌日去渣取汁，納入大豆浸泡，至汁盡藥成。初服從2顆起，可至20顆豆，溫黃酒適量送服。

【功用】溫中散寒，行氣止痛。適用於眩暈，手足冷，胃口寒，臍下冷，五勞七傷等。

二、中藥內服方

1. 和胃丸

【組方】大黃、細辛、黃連、蜀椒、炙皂莢、當歸、肉桂各1克，杏仁、黃芩各5克，葶藶子、阿膠、芒硝各2克，厚朴2克，甘遂3克，半夏5克。

【製法】將諸藥擇淨，研末，煉蜜和丸即成。每次9克，每日3次，空腹溫黃酒適量送服。

【功用】和胃理氣。適用於胃痛，煩噎，呃逆，胸中氣滿，腹脅疼痛，積聚，大小便難。

2. 大陷胸丸

【組方】大黃4克，芒硝、杏仁、葶藶子各15克。

【製法】將諸藥擇淨，研末備用。每次6克，加甘遂末3克，白蜜20毫升，水煎頓服，每日1劑。

【功用】泄熱逐水。適用於水熱互結之結胸證，心下疼痛，拒按，按之硬，或從心下至少腹硬滿疼痛，手不可近，伴短氣煩躁，大便秘結，舌上燥而渴，日晡小有潮

熱，舌紅，苔黃膩或兼水滑，脈沉緊或沉遲有力等。現代常用於急性胰腺炎、急性腸梗阻、肝膿瘍、滲出性胸膜炎、膽囊炎、膽石症等屬於水熱互結者。

3. 大陷胸湯

【組方】甘遂末3克，大黃18克，芒硝18克。

【製法】將諸藥擇淨，先將大黃水煎取汁，再納芒硝煎沸，次納甘遂，煎沸即成，分2次飲服，每日1劑。

【功用】泄熱逐水。適用於水熱互結之結胸證，心下疼痛，拒按，按之硬，或從心下至少腹硬滿疼痛，手不可近，伴短氣煩躁，大便秘結，舌上燥而渴，日晡小有潮熱，舌紅，苔黃膩或兼水滑，脈沉緊或沉遲有力等。現代常用於急性胰腺炎、急性腸梗阻、肝膿瘍、滲出性胸膜炎、膽囊炎、膽石症等屬於水熱互結者。

4. 生薑瀉心湯

【組方】生薑12克，甘草、人參、黃芩各9克，乾薑、黃連各3克，半夏9克，大棗12枚。

【製法】將諸藥擇淨，放入鍋中，加清水適量，浸泡片刻，水煎取汁飲服，每日1劑。

【功用】和胃消痞，宣散水氣。適用於傷寒發汗後，胃中不和，心下痞堅，乾噫食臭，脅下有水氣，腹脹腸鳴等。

5. 甘草瀉心湯

【組方】炙甘草12克，黃芩9克，乾薑9克，半夏9克，大棗12枚，黃連3克。

【製法】將諸藥擇淨，放入鍋中，加清水適量，浸泡片刻，水煎取汁飲服，每日1劑。

【功用】益氣和胃，消痞止嘔。適用於胃氣虛弱，腹中雷鳴，下痢，水穀不化，心下痞硬而滿，乾嘔心煩等。

6. 瀉胃熱湯

【組方】栀子仁、射干、升麻、茯苓各6克，白芍藥12克，白朮15克，蜂蜜、生地黃汁各30毫升。

【製法】將諸藥擇淨，放入鍋中，加清水適量，浸泡片刻，水煎取汁，先納蜂蜜，次納地黃汁，煎沸飲服，每日1劑。

【功用】泄熱和胃。適用於胃脘疼痛，灼熱，口乾口苦，大便秘結，小便短黃等。

7. 補胃湯

【組方】柏子仁、防風、細辛、肉桂、橘皮各6克，川芎、吳茱萸、人參各9克，甘草3克。

【製法】將諸藥擇淨，放入鍋中，加清水適量，浸泡片刻，水煎取汁飲服，每日1劑。

【功用】益氣和胃。適用於胃脘虛冷，脘腹疼痛，時寒時熱，唇口乾，面目水腫。

8. 人參散

【組方】人參、甘草、細辛各6克，麥門冬、肉桂、當歸各7克，乾薑6克，遠志3克，吳茱萸2克，川椒3克。

【製法】將諸藥擇淨，研末備用。每次6克，每日3次，飯後溫酒適量送服。

【功用】益氣健脾，溫中和胃。適用於中焦虛寒，納差食少，骨節酸痛等。

三、中醫外治方

1. 灸足三里穴

【組方】足三里穴（在小腿前外側，當犢鼻下3寸，距脛骨前緣1橫指處）。

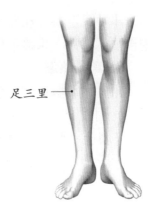

足三里——

【灸法】取足三里穴，將艾炷點燃，灸30壯，每日1次。

【功用】清胃泄熱。適用於胃中熱病。

呃　逆

呃逆是指喉間氣逆上沖，呃呃連聲，聲短而頻，令人不能自制者，常見於胃腸神經官能症，或某些胃、腸、腹膜、縱隔、食道的疾病引起的膈肌痙攣等。

現代醫學認為是膈肌痙攣所致。由於呃逆不止，不僅給繼續治療帶來困難，而且嚴重影響病人的身心健康，因此快速止呃為當務之急。

中醫認為，本病多為飲食不節、寒氣蘊胃，或憂思惱怒，肝逆乘胃所為，總之為胃氣上逆動膈而成。當以平呃降逆、疏通膈間之氣為治。若大病、久病之後出現呃逆，為病勢轉危的症候，應予以注意，可選用下列《千金方》養生調補方。

一、飲食治療方

1. 蘆根竹茹粥

【組方】生蘆根、青竹茹各30克，粳米50克，生薑3片。

【製法】將諸藥擇淨，放入鍋中，加清水適量，浸泡片刻，水煎取汁，加粳米煮粥，分次飲服，每日1劑。

【功用】清熱生津，和胃降逆。適用於噦逆，乾嘔，不下食等。

2. 蘆根陳草粥

【組方】生蘆根30克，陳皮、通草各9克，粳米50克。

【製法】將諸藥擇淨，放入鍋中，加清水適量，浸泡片刻，水煎取汁，加粳米煮粥，分次飲服，每日1劑。

【功用】清熱生津，和胃降逆。適用於噦逆，乾嘔，不下食等。

3. 羊乳飲

【組方】羊乳汁適量。

【製法】將羊乳汁煮沸，分次飲服，每次100毫升，每日3次。

【功用】生津和胃。適用於乾嘔，食慾不振等。

4. 豆豉飲

【組方】豆豉適量。

【製法】將豆豉擇淨，水煎沸，取汁分次飲服，每日3次。

【功用】健脾和胃。適用於乾嘔，食慾不振等。

5. 薑汁飲

【組方】鮮生薑適量。

【製法】將鮮生薑擇淨，去皮、榨汁，取汁分次飲服，每日3次。

【功用】溫中健脾，和胃降逆。適用於嘔逆，食慾不

振等。

6. 鮮瓠酒飲

【組方】鮮苦瓠穰併子適量。

【製法】將鮮苦瓠穰併子擇淨，切細，放入鍋中，加黃酒、清水各半，浸泡片刻，煎沸，分次飲服，每日1劑。

【功用】清熱和胃。適用於胃熱嘔逆，食慾不振等。

7. 胡麻酒飲

【組方】胡麻子適量。

【製法】將胡麻擇淨，炒香，放入鍋中，加黃酒適量煎沸，分2次飲服，每日1劑。

【功用】下氣和胃。適用於嘔逆，大便秘結等。

8. 乾薑茱萸散

【組方】乾薑、吳茱萸各等量。

【製法】將二藥擇淨，研細備用。每次6克，每日3次，溫黃酒適量送服。

【功用】溫中健脾。適用於胃寒嘔逆，食後吐酸水等。

二、中藥內服方

1. 半夏湯

【組方】半夏10克，生薑3片，茯苓、肉桂各15克。

【製法】將諸藥擇淨，放入鍋中，加清水適量，浸泡片刻，水煎取汁飲服，每日1劑。

【功用】和胃降逆。適用於逆氣心中煩悶，氣滿嘔吐等。

2. 小半夏加茯苓湯

【組方】茯苓30克，半夏15克，生薑5片。

【製法】將諸藥擇淨，放入鍋中，加清水適量，浸泡片刻，水煎取汁飲服，每日1劑。

【功用】行水散痞，引水下行。適用於諸嘔噦，心下堅痞，膈間有水痰，眩悸等。

3. 前胡芎草湯

【組方】前胡、川芎、甘草、當歸、石膏、人參、肉桂、橘皮各6克，白芍藥9克，半夏12克，生薑5片，大棗30枚。

【製法】將諸藥擇淨，研細，放入鍋中，加清水適量，浸泡片刻，水煎取汁飲服，每日1劑。

【功用】溫中健脾，和胃降逆。適用於嘔吐，四肢痹冷，上氣腹熱，三焦不調等。

4. 小麥湯

【組方】小麥30克，人參、厚朴各12克，茯苓9克，甘草3克，竹茹6克，薑汁30毫升。

【製法】將諸藥擇淨，研細，放入鍋中，加清水適量，浸泡片刻，水煎取汁，納入薑汁調勻飲服，每日1劑。

【功用】行氣健脾，和胃降逆。適用於嘔吐不止。

5. 豬苓散

【組方】豬苓、茯苓、白朮各9克。

【製法】將諸藥擇淨，研細備用。每次9克，每日3次，溫開水適量送服。

【功用】健脾利濕。適用於嘔逆等。

6. 犀角人參飲子

【組方】犀角（代）、人參各9克，薤白15克，粟米30克。

【製法】將諸藥擇淨，研細，先取犀角（代）、人參、薤白水煎沸後，下粟米，煮令米熟後，分4次服，每日1劑。

【功用】健脾益氣。適用於嘔逆，納食不香等。

7. 人參健脾湯

【組方】人參3克，胡麻仁、橘皮各9克，枇杷葉24克。

【製法】將諸藥擇淨，研細，先取枇杷煮沸後，再下諸藥煮沸飲服，每日1劑。

【功用】健脾行氣。適用於嘔噦。

8. 豆豉半夏湯

【組方】豆豉30克，半夏24克，生薑3片，人參、前胡、肉桂、甘草各3克。

【製法】將諸藥擇淨，研細，放入鍋中，加清水適量，浸泡片刻，水煎取汁飲服，每日1劑。

【功用】行氣健脾，和胃降逆。適用於嘔噦，四肢不溫等。

9. 橘皮湯

【組方】橘皮12克，生薑5片。

【製法】將諸藥擇淨，研細，放入鍋中，加清水適量，浸泡片刻，水煎取汁飲服，每日1劑。

【功用】溫中健脾，和胃降逆。適用於乾嘔噦，手足厥冷等。

10. 半夏乾薑散

【組方】半夏、乾薑各10克。

【製法】將諸藥擇淨，研細，放入鍋中，加清水適

量,浸泡片刻,水煎取汁頓服,每日3次。

【功用】溫中健脾,行氣降逆。適用於乾嘔吐逆,吐涎沫等。

11. 大黃甘草湯

【組方】大黃12克,甘草6克。

【製法】將諸藥擇淨,研細,放入鍋中,加清水適量,浸泡片刻,水煎取汁,分2次飲服,每日1劑。

【功用】行氣通腑。適用於食已即吐等。

12. 蘆根湯

【組方】蘆根適量。

【製法】將蘆根擇淨,研細,放入鍋中,加清水適量,浸泡片刻,水煎取汁飲服,每日1劑。

【功用】清熱除煩,生津止嘔。適用於胃熱嘔吐,食慾不振等。

13. 豆豉陳皮湯

【組方】豆豉30克,橘皮6克,生薑、甘草各3克,製附片6克,大棗15枚。

【製法】將諸藥擇淨,研細,放入鍋中,加清水適量,浸泡片刻,水煎取汁飲服,每日1劑。

【功用】行氣健脾,和胃降逆。適用於嘔噦,四肢不溫,脘腹冷痛等。

消化不良

消化不良是所有胃部不適的總稱,往往表現為噯氣、脹滿、上腹部或胸部齧咬樣或燒灼樣痛。偶爾的消化不良可以由進食過飽、飲酒過量、經常服用止痛藥(如阿司匹

林等）引起，在精神緊張時進食，或進食不習慣的食物也可引起。

慢性持續性的消化不良，可以是神經性的即精神因素引起，也可以是某些器質性疾病如慢性胃炎、胃及十二指腸潰瘍、慢性肝炎等消耗性疾病引起。

中醫認為，本病多為飲食積滯，肝胃不和所為，當以疏肝健脾，和胃消食為治，可選用下列《千金方》養生調補方。

一、飲食治療方

1. 製附片粳米湯

【組方】製附片9克，半夏、粳米各15克，甘草3克，大棗10枚。

【製法】將諸藥擇淨，研細，放入鍋中，加清水適量，水煎取汁，分次飲服，每日1劑。

【功用】溫中健脾。適用於腹中寒氣脹滿，腸鳴切痛，胸脅逆滿，嘔吐等。

2. 附薑粳米湯

【組方】製附片9克，乾薑6克，半夏、粳米各15克，甘草3克，大棗10枚。

【製法】將諸藥擇淨，研細，放入鍋中，加清水適量，水煎取汁，分次飲服，每日1劑。

【功用】溫中健脾。適用於腹中寒氣脹滿，腸鳴切痛，胸脅逆滿，嘔吐等。

3. 消食膏酒

【組方】豬油90毫升，薑汁150毫升，吳茱萸30克，白朮60克。

【製法】將吳茱萸、白朮擇淨，研細，與豬油、薑汁同放入鍋中，文火煮沸後，納入黃酒適量煮沸即成。每次10毫升，每日2次，含服，或沖飲，或調入稀粥中服食。

【功用】消食健脾。適用於脾胃虛寒，腹脹，納差食少等。

4. 吳茱萸湯

【組方】吳茱萸、半夏、小麥各30克，甘草、人參、肉桂各6克，生薑24克，大棗20枚。

【製法】將諸藥擇淨，研細，放入鍋中，加黃酒適量，煎汁，分3次飲服，每日1劑。

【功用】溫中健脾。適用於久寒胸脅逆滿，納差食少等。

二、中藥內服方

1. 檳榔散

【組方】檳榔8枚，人參、茯苓、陳麴、麥芽、厚朴、白朮、吳茱萸各6克。

【製法】將諸藥擇淨，研細備用。每次12克，每日2次，飯後溫黃酒適量送服。

【功用】溫中健脾，行氣消脹。適用於脾寒飲食不消，勞倦氣脹，噎滿憂恚不樂等。

2. 檳榔陳皮散

【組方】檳榔8枚，陳皮、人參、茯苓、陳麴、麥芽、厚朴、白朮、吳茱萸各6克。

【製法】將諸藥擇淨，研細備用。每次12克，每日2次，飯後溫黃酒適量送服。

【功用】溫中健脾，行氣消脹。適用於脾寒飲食不

消，勞倦氣脹，噫滿憂恚不樂等。

3. 溫脾丸

【組方】黃柏、大麥芽、吳茱萸、肉桂、乾薑、細辛、製附片、當歸、六麴、大黃、黃連各3克。

【製法】將諸藥擇淨，研細，蜜丸即成。每次9克，每日3次，空腹溫黃酒適量送服。

【功用】溫脾健胃。適用於久病虛贏脾氣弱，食不消喜噫等。

4. 麻豆散

【組方】大豆黃捲60克，火麻仁90克。

【製法】將二藥擇淨，研細即成。每次6克，每日3次，溫開水適量送服。

【功用】健脾開胃，潤腸通便。適用於脾胃虧虛，納差食少，腹脹便秘等。

5. 乾薑散

【組方】乾薑、六麴、蜀椒、豆豉、大麥芽各9克。

【製法】將諸藥擇淨，研細即成。每次6克，每日3次，溫開水適量送服。

【功用】溫中健脾。適用於脾胃虛寒，納差食少等。

6. 消食丸

【組方】小麥、六麴各30克，乾薑、烏梅各12克。

【製法】將諸藥擇淨，研細，蜜丸即成。每次9克，每日3次，溫開水適量送服。

【功用】消食健胃。適用於脾胃虛寒，納差食少，四肢不溫，反酸等。

7. 麴麥丸

【組方】六麴、麥芽、杏仁各15克。

【製法】將諸藥擇淨，研細即成。每次6克，每日3次，空腹溫黃酒適量送服。

【功用】行氣健脾。適用於消穀能食，腹脹等。

8. 半夏湯

【組方】半夏、乾薑各24克，茯苓、白朮、杏仁各9克，橘皮、白芍藥各12克，竹葉30克。

【製法】將諸藥擇淨，研細，放入鍋中，加清水適量，浸泡片刻，水煎取汁飲服，每日1劑。

【功用】健脾益氣。適用於脾胃虧虛，四肢不用，腹脹，心悸，氣促等。

9. 溫胃湯

【組方】製附片、當歸、厚朴、人參、橘皮、白芍藥、甘草各3克，乾薑2克，川椒3克。

【製法】將諸藥擇淨，研細，放入鍋中，加清水適量，浸泡片刻，水煎取汁飲服，每日1劑。

【功用】溫胃健脾。適用於胃脘脹滿，時咳，納差食少等。

10. 厚朴三物湯

【組方】厚朴24克，大黃12克，枳實30克。

【製法】將諸藥擇淨，研細，放入鍋中，加清水適量，浸泡片刻，水煎沸後，加大黃再煎片刻即成，分次飲服，每日1劑。

【功用】清熱通腑。適用於腹滿發熱，脈浮而數，飲食正常等。

11. 厚朴七物湯

【組方】厚朴24克，甘草、大黃各9克，大棗10枚，枳實15克，肉桂6克，生薑15克。

【製法】將諸藥擇淨，研細，放入鍋中，加清水適量，浸泡片刻，水煎沸後，加大黃再煎片刻即成，分次飲服，每日1劑。

【功用】行氣消脹。適用於腹滿氣脹。

12. 大桂湯

【組方】肉桂、生薑各60克，半夏15克，大黃12克。

【製法】將諸藥擇淨，研細，放入鍋中，加清水適量，浸泡片刻，水煎取汁，分5次飲服，日3夜2，每日1劑。

【功用】溫中行氣，消脹除滿。適用於虛羸，胸膈滿悶等。

嘔　吐

嘔吐是由於胃失和降，氣逆於上所引起的病症。前人以有物有聲謂之嘔，有物無聲謂之吐，無物有聲謂之乾嘔。其實，嘔與吐常同時發生，很難截然分開，所以一般並稱嘔吐。

現代醫學的多種疾病，如神經性嘔吐、胃炎、幽門痙攣或梗阻、膽囊炎等，均可引起嘔吐。

中醫認為，胃主受納和腐熟水穀，其氣主降，以下行為順，若邪氣擾胃或胃虛失和，氣逆於上，皆可發生嘔吐，因此，理氣降逆為治療大法，可選用下列《千金方》

養生調補方。

一、飲食治療方

1. 通草節根湯

【組方】通草9克，生蘆根30克，橘皮3克，粳米30克。

【製法】將諸藥擇淨，研細，放入鍋中，加清水適量，浸泡片刻，水煎取汁，納入黃粳米，煮至米熟飲服，每日1劑。

【功用】清熱止嘔。適用於胃脘灼熱，嘔噦時作等。

2. 石膏麥門冬半夏湯

【組方】石膏、麥門冬、半夏各9克，竹葉12克，人參6克，粳米30克。

【製法】將諸藥擇淨，研細，放入鍋中，加清水適量，浸泡片刻，水煎取汁，加粳米30克，煮為稀粥飲服，每日1劑。

【功用】清熱養陰，生津止嘔。適用於熱病後虛羸少氣嘔吐等。

3. 石膏生薑湯

【組方】石膏、麥門冬、半夏各9克，竹葉12克，人參6克，生薑15克，粳米30克。

【製法】將諸藥擇淨，研細，放入鍋中，加清水適量，浸泡片刻，水煎取汁，加粳米30克，煮為稀粥飲服，每日1劑。

【功用】清熱養陰，生津止嘔。適用於熱病後虛羸少氣嘔吐等。

4. 石膏湯

【組方】石膏50克，淡竹葉、豆豉各30克，小麥90克，地骨皮15克，茯苓9克，梔子仁30枚。

【製法】將諸藥擇淨，研細，先加清水適量煮小麥、竹葉，去渣取汁，納入諸藥再煮至沸即成，去渣取汁，分次飲服。

【功用】清熱瀉火。適用於心熱實或欲吐，吐而不出，煩悶，喘急，頭痛等。

5. 陳皮羊肚湯

【組方】陳皮9克，人參、白朮各6克，肉桂3克，川椒15克，薤白30克，羊肚1具。

【製法】將諸藥擇淨，研細，羊肚洗淨，納諸藥於羊肚中，放入鍋中，加清水適量，煮至羊肚熟後，取汁飲服，每日1劑，羊肚可取出佐餐服食。

【功用】健脾行氣，溫中止嘔。適用於朝食暮吐，食後腹中刺痛等。

6. 前胡生薑酒

【組方】前胡、生薑各12克，橘皮9克，阿膠3克，大麻仁15克，肉桂3克，甘草3克，吳茱萸12克，大棗10枚。

【製法】將諸藥擇淨，研細，放入鍋中，加清水3份，黃酒2份，煎沸分次飲服，每日1劑。

【功用】溫中止嘔。適用於反胃嘔吐。

7. 粟米醋麵

【組方】粟米、食醋各適量。

【製法】將粟米洗淨，研細，作為麵食煮熟，放醋

中，細細服食，每日1次。

【功用】溫中止嘔。適用於反胃嘔吐，食入即吐等。

8. 大半夏湯

【組方】半夏27克，白朮、白蜜各30克，人參6克，生薑9克。

【製法】將諸藥擇淨，研細，與白蜜同放入鍋中，加清水適量，煮沸分次飲服，每日1劑。

【功用】溫中止嘔。適用於反胃嘔吐，食入即吐等。

9. 六麴地黃散

【組方】六麴1份，地黃3份。

【製法】將諸藥擇淨，研細即成。每次9克，每日3次，溫黃酒適量送服。

【功用】消食除脹。適用於嘔吐，納差食少，噯腐酸臭等。

10. 白芥子散

【組方】白芥子適量。

【製法】將白芥子擇淨，研細即成。每次3克，每日3次，溫黃酒適量送服。

【功用】行氣消食。適用於嘔吐，納差食少等。

11. 治中散

【組方】乾薑、吳茱萸各等量。

【製法】將諸藥擇淨，研細即成。每次9克，每日2次，溫黃酒適量送服。

【功用】溫中止嘔。適用於嘔吐，食後吐酸水等。

二、中藥內服方

1. 瓜蔞湯

【組方】瓜蔞實15克，黃芩、甘草各9克，生薑12克，大棗12枚，柴胡24克。

【製法】將諸藥擇淨，研細，放入鍋中，加清水適量，浸泡片刻，水煎取汁飲服，每日1劑。

【功用】行氣消脹，清熱除煩。適用於外感風寒，胸中煩悶，乾嘔時作等。

2. 人參澤瀉湯

【組方】人參3克，澤瀉、甘草、肉桂各6克，橘皮、乾薑各9克，茯苓12克，竹茹15克。

【製法】將諸藥擇淨，研細，放入鍋中，加清水適量，浸泡片刻，水煎取汁飲服，每日1劑。

【功用】健脾益氣。適用於脾胃虧虛，食下即吐等。

3. 人參肉桂湯

【組方】人參、肉桂、澤瀉各6克，茯苓12克，橘皮、甘草、黃耆各9克，大黃5克，生薑24克，半夏9克，麥門冬20克。

【製法】將諸藥擇淨，研細，放入鍋中，加清水適量，浸泡片刻，水煎取汁，分次飲服，日3夜1，每日1劑。

【功用】下氣降逆。適用於吐逆不消，食吐不止等。

4. 茯苓澤瀉半夏湯

【組方】茯苓、澤瀉、半夏各12克，肉桂、甘草各6克。

【製法】將諸藥擇淨，研細，放入鍋中，加清水適

量，浸泡片刻，水煎取汁飲服，每日1劑。

【功用】下氣止渴。適用於反胃而渴等。

5. 茯苓肉桂生薑湯

【組方】茯苓、澤瀉、半夏各12克，肉桂、甘草各6克，生薑12克。

【製法】將諸藥擇淨，研細，放入鍋中，加清水適量，浸泡片刻，水煎取汁飲服，每日1劑。

【功用】下氣止渴。適用於反胃而渴等。

6. 陳皮甘草湯

【組方】陳皮9克，甘草、厚朴、茯苓、肉桂、細辛、杏仁、竹茹各6克，檳榔15克，前胡24克，人參3克，生薑15克。

【製法】將諸藥擇淨，研細，放入鍋中，加清水適量，浸泡片刻，水煎取汁飲服，每日1劑。

【功用】健脾行氣，溫中止嘔。適用於嘔吐，朝食暮吐，食後腹中刺痛等。

7. 珠砂雄黃丸

【組方】珍珠、丹砂、雄黃各9克，朴硝15克，乾薑30克。

【製法】將諸藥擇淨，研細，蜜丸即成。每次6克，每日3次，溫開水適量送服。

【功用】健脾行氣，溫中止嘔。適用於嘔吐，朝食暮吐，心下痞滿，往來寒熱，吐逆不下食等。

8. 珍珠薑桂丸

【組方】珍珠、丹砂、雄黃各9克，朴硝15克，乾薑30克，肉桂3克。

【製法】將諸藥擇淨，研細，蜜丸即成。每次6克，每日3次，溫開水適量送服。

【功用】健脾行氣，溫中止嘔。適用於嘔吐，朝食暮吐，心下痞滿，往來寒熱，吐逆不下食等。

9. 二根湯

【組方】蘆根、茅根各10克。

【製法】將二藥擇淨，研細，放入鍋中，加清水適量，浸泡片刻，水煎取汁頓服，每日3次。

【功用】清熱止嘔。適用於嘔吐，食入即吐，氣促等。

10. 吳茱萸生薑湯

【組方】吳茱萸15克，生薑9克，人參6克，大棗12枚。

【製法】將諸藥擇淨，研細，放入鍋中，加清水適量，浸泡片刻，水煎取汁飲服，每日1劑。

【功用】溫中止嘔。適用於胃寒嘔吐。

腹　痛

腹痛是指胃脘以下，恥骨毛際以上部位發生的疼痛。腹內有許多臟器，外邪侵襲、寒邪直中，或蟲積、食滯，或氣滯血瘀等，均可引起腹痛。中醫認為，腑氣以通為順，因此，理氣通腑，使腑氣通暢為重要治療方法，可選用下列《千金方》養生調補方。

1. 麻黃甘草湯

【組方】麻黃12克，甘草9克，石膏、鬼箭羽各30克。

【製法】將諸藥擇淨，研細，放入鍋中，加清水適量，浸泡片刻，水煎取汁頓服，每日1劑。

【功用】散寒止痛。適用於感受風寒，腹中攣急疼痛。

2. 蜈蚣湯

【組方】蜈蚣1條，丹砂、人參各2克，大黃6克，鬼臼（八角蓮）、細辛、當歸、肉桂、乾薑各3克，黃芩2克，牛黃、麝香（代）0.1克，製附片10克。

【製法】將諸藥擇淨，研細，放入鍋中，加清水適量，浸泡片刻，水煎取汁，納入牛黃、麝香（代）調勻，分3次飲服，每日1劑。

【功用】活血散結，通絡止痛。適用於往來心痛徹背，或走入皮膚移動不定，苦熱，四肢煩痛，羸乏短氣等。

3. 吳茱萸桂芍湯

【組方】吳茱萸、肉桂、白芍藥各6克，乾地黃、乾薑、茯苓、甘草、細辛、當歸、羊脂各3克。

【製法】將諸藥擇淨，研細，放入鍋中，加清水適量，浸泡片刻，水煎取汁，納入羊脂烊化，分3次飲服，每日1劑。

【功用】溫中散寒，通絡止痛。適用於風寒侵襲，腹中絞痛，心胸滿脅痛如刀刺，口噤等。

4. 桃皮湯

【組方】桃白皮9克，珍珠、附片各3克，梔子仁14枚，當歸9克，吳茱萸、豆豉各9克，肉桂6克。

【製法】將諸藥擇淨，研細，放入鍋中，加清水適

量，浸泡片刻，水煎取汁，納入珍珠末調勻，分2次飲服，每日1劑。

【功用】活血散寒，通絡止痛。適用於心腹氣痛，胸脅脹滿，短氣等。

5. 桃奴湯

【組方】桃奴（瘺桃乾）、人參、當歸、乾薑各6克，川芎、甘草各9克，肉桂、茯苓、鬼箭羽、犀角（代）、丹砂各3克，麝香（代）0.1克。

【製法】將諸藥擇淨，研細，放入鍋中，加清水適量，浸泡片刻，水煎取汁，納入丹砂、麝香調勻，分3次飲服，每日1劑。

【功用】活血散寒，通絡止痛。適用於心腹卒痛等。

6. 吳茱萸當歸湯

【組方】吳茱萸、當歸、麻黃、獨活、甘草、桔梗、茯苓各6克，肉桂、青木香、大黃、石膏、犀角（代）各6克。

【製法】將諸藥擇淨，研細，放入鍋中，加清水適量，浸泡片刻，水煎取汁，分3次飲服，每日1劑。

【功用】活血散寒，通絡止痛。適用於心腹卒痛，大便不通，腹滿，脈弦緊等。

7. 瞿麥當歸湯

【組方】瞿麥、當歸、鬼箭羽、豬苓、桔梗、吳茱萸、海藻、川芎、防己各6克，肉桂、大黃各9克。

【製法】將諸藥擇淨，研細，放入鍋中，加清水適量，浸泡片刻，水煎取汁，分3次飲服，每日1劑。

【功用】活血散寒，通絡止痛。適用於風寒侵襲，腹

部絞痛，大小便閉，小腹脹滿，脈弦緊或沉遲等。

8. 溫脾湯

【組方】甘草、製附片、人參、芒硝各3克，當歸、乾薑各9克，大黃15克。

【製法】將諸藥擇淨，研細，放入鍋中，加清水適量，浸泡片刻，水煎取汁，分3次飲服，每日1劑。

【功用】溫中健脾，散寒止痛。適用於腹痛臍下絞結，繞臍不止等。

脅　痛

脅痛是以脅肋部疼痛為主要表現的一種肝膽病證。脅，指側胸部，為腋以下至第十二肋骨部位的統稱。現代醫學的多種疾病如急性肝炎、慢性肝炎、肝硬化、肝寄生蟲病、肝癌、急性膽囊炎、慢性膽囊炎、膽石症、慢性胰腺炎、脅肋外傷以及肋間神經痛等，都可出現脅痛症狀。

中醫認為，本病多為肝氣鬱結，氣滯血瘀所為，當以疏肝理氣，行氣止痛為治，可選用下列《千金方》養生調補方。

1. 石膏竹葉湯

【組方】石膏60克，生地黃汁、蜂蜜各100毫升，竹葉30克。

【製法】將諸藥擇淨，研細備用。先取竹葉水煎取汁，再納入石膏同煎，去渣取汁，納入生地黃汁、蜂蜜煎沸即成，分次飲服，每日1劑。

【功用】清熱生津，養陰止痛。適用於脅痛，灼熱脹滿，目赤，口唇乾裂等。

2. 茯苓橘皮湯

【組方】茯苓、橘皮、澤瀉各9克,白芍藥、白朮各12克,肉桂、人參各9克,石膏24克,半夏18克,生薑、桑白皮各30克。

【製法】將諸藥擇淨,研細,放入鍋中,加清水適量,浸泡片刻,水煎取汁飲服,每日1劑。

【功用】清熱瀉肝,行氣止痛。適用於脅肋疼痛,胸腹脹滿等。

泄　瀉

泄瀉是指排便次數增多,糞便清稀,甚至如水樣而言。本病一年四季均可發生,但以夏秋兩季多見。

中醫認為,本病多為感受外邪,濕阻脾陽,或飲食不節,損傷脾胃,或肝鬱犯脾,運化失常,或臟腑虧虛,攝納失調所為,其主要病變在脾胃及大小腸,關鍵在於脾胃功能障礙,因而調理脾胃,使之功能正常為治療要點,同時應注意飲食,避免生冷、油膩之物。

需要注意的是,在治療過程中出現腹瀉不止,腹痛加重,或發熱不退時,應及時去醫院檢查治療。可選用下列《千金方》養生調補方。

1. 葛根黃連湯

【組方】葛根30克,黃連、黃芩各9克,甘草6克。

【製法】將諸藥擇淨,研細,放入鍋中,加清水適量,浸泡片刻,水煎取汁飲服,每日1劑。

【功用】表裏兩解,清熱止痢。適用於外感表證未解,熱邪入裏,身熱,下痢臭穢,肛門有灼熱感,心下

痞，胸脘煩熱，喘而汗出，口乾而渴，苔黃，脈數。

2. 麻黃升麻湯

【組方】麻黃、知母、玉竹、黃芩各9克，升麻、白芍藥、當歸、乾薑、石膏、茯苓、白朮、肉桂、甘草、麥門冬各6克。

【製法】將諸藥擇淨，研細，放入鍋中，加清水適量，浸泡片刻，水煎取汁飲服，每日1劑。

【功用】表裏同治。適用於外感風寒，下後不解，手足厥逆，咽喉不利，唾膿血，瀉痢不止，脈沉遲等。

3. 梔豉薤白湯

【組方】梔子20枚，豆豉30克，薤白15克。

【製法】將諸藥擇淨，研細，先取梔子、薤白煮沸後，下豆豉同煎取汁，分3次飲服，每日1劑。

【功用】清熱解毒。適用於濕熱泄瀉，腹痛等。

4. 瀉心湯

【組方】人參、黃芩、甘草各3克，乾薑5克，黃連6克，半夏9克，大棗12枚。

【製法】將諸藥擇淨，研細，放入鍋中，加清水適量，浸泡片刻，水煎取汁飲服，每日1劑。

【功用】清熱和胃，溫中止瀉。適用於老小下痢水穀不消，腸中雷鳴，心下痞滿，乾嘔不安等。

5. 理中湯

【組方】人參、乾薑、白朮、炙甘草各9克。

【製法】將諸藥擇淨，研細，放入鍋中，加清水適量，浸泡片刻，水煎取汁飲服，每日1劑。

【功用】溫中健脾，利濕止瀉。適用於嘔吐，腹部脹

滿，食不消化，心腹疼痛等。

6. 桂枝湯

【組方】桂枝9克，白芍藥9克，生薑9克，大棗3枚，甘草6克。

【製法】將諸藥擇淨，同放鍋中，加清水適量，水煎取汁飲服，每日1劑。

【功用】解肌發表，調和營衛。適用於吐瀉止而身痛不休等。

7. 當歸四逆加吳茱萸生薑湯

【組方】生薑15克，當歸、白芍藥、細辛、桂枝各9克，甘草、通草各6克，吳茱萸12克，大棗5枚。

【製法】將諸藥擇淨，研細，放入鍋中，加黃酒、清水各半，浸泡片刻，煎沸取汁飲服，每日1劑。

【功用】溫經散寒，養血通脈。適用於多寒，手足厥冷，脈細欲絕等。

8. 四逆湯

【組方】甘草3克，乾薑5克，製附片9克。

【製法】將諸藥擇淨，研細，放入鍋中，加清水適量，浸泡片刻，水煎取汁飲服，每日1劑。

【功用】溫經散寒，養血通脈。適用於吐下而汗出，或下痢清穀，裏寒外熱，脈微欲絕，或發熱惡寒，四肢拘急，手足厥冷等。

9. 四逆人參湯

【組方】甘草3克，乾薑5克，製附片9克，人參9克。

【製法】將諸藥擇淨，研細，放入鍋中，加清水適

量，浸泡片刻，水煎取汁飲服，每日1劑。

【功用】溫經散寒，養血通脈。適用於吐下而汗出，或下痢清穀，裏寒外熱，脈微欲絕，或發熱惡寒，四肢拘急，手足厥冷，心悸等。

10. 通脈四逆湯

【組方】製附片9克，甘草5克，乾薑9克。

【製法】將諸藥擇淨，研細，放入鍋中，加清水適量，浸泡片刻，水煎取汁飲服，每日1劑。

【功用】回陽通脈，散陰勝寒。適用於吐瀉已止，汗出而厥，四肢拘急不解，脈微欲絕等。

11. 四順湯

【組方】製附片9克，人參、乾薑、甘草各9克。

【製法】將諸藥擇淨，研細，放入鍋中，加清水適量，浸泡片刻，水煎取汁飲服，每日1劑。

【功用】回陽通脈，散陰勝寒。適用於嘔吐，腹瀉，冷汗出等。

12. 竹葉湯

【組方】竹葉9克，小麥30克，生薑3片，甘草、人參、製附片、白芍藥各3克，橘皮、肉桂、當歸各6克，白朮9克。

【製法】將諸藥擇淨，研細，先煮竹葉、小麥，取汁，再納諸藥，水煎取汁，分3次飲服。

【功用】清熱利濕。適用於嘔吐，腹瀉，已服理中、四順等湯，而熱不解者。

13. 甘草瀉心湯

【組方】甘草12克，乾薑、黃芩各9克，黃連3克，

半夏12克，大棗12枚。

【製法】將諸藥擇淨，研細，放入鍋中，加清水適量，浸泡片刻，水煎取汁飲服，每日1劑。

【功用】溫中健脾，散寒清熱。適用於嘔逆吐涎沫，心下痞滿等。

14. 小青龍湯

【組方】麻黃9克，白芍藥9克，細辛3克，乾薑9克，炙甘草9克，桂枝9克，五味子9克，半夏9克。

【製法】將諸藥擇淨，研細，放入鍋中，加清水適量，浸泡片刻，水煎取汁飲服，每日1劑。

【功用】解表散寒，溫肺化飲。適用於咳喘，惡寒發熱，頭身疼痛，無汗，喘咳，痰涎清稀而量多，胸痞，嘔吐，泄瀉，或痰飲喘咳，不得平臥，或身體疼重，頭面四肢水腫，舌苔白滑，脈浮等。

15. 製附片粳米湯

【組方】製附片9克，半夏、粳米各15克，乾薑6克，甘草3克，大棗10枚。

【製法】將諸藥擇淨，研細，放入鍋中，加清水適量，加粳米煮至米熟，取汁，分次飲服，每日1劑。

【功用】溫中健脾。適用於腸鳴泄瀉，四肢不溫，嘔吐，吐少嘔多等。

16. 理中散

【組方】麥門冬、乾薑各18克，人參、白朮、甘草各15克，製附片、茯苓各9克。

【製法】將諸藥擇淨，研細，放入鍋中，加清水適量，浸泡片刻，水煎取汁飲服，每日1劑。常服者可將上

藥擇淨，研細，蜜丸，每次9克，每日3次，溫黃酒適量送服。

【功用】理中健脾。適用於老年羸瘦，腹中冷痛，噁心，食飲不化，心腹虛滿，拘急短氣，嘔逆，四肢厥冷，心煩氣悶，汗出等。

17. 人參湯

【組方】人參、製附片、厚朴、茯苓、甘草、橘皮、當歸、葛根、乾薑、桂枝各6克。

【製法】將諸藥擇淨，研細，放入鍋中，加清水適量，浸泡片刻，水煎取汁飲服，每日1劑。

【功用】健脾益氣。適用於吐利後煩嘔，汗出，喘息，語音低怯等。

便　秘

便秘為臨床常見多發病，多見於中老年人，飲食過於精細，嗜食辛辣，飲食失調，缺少運動，過度疲勞等，均可影響胃腸功能而發生便秘。

醫學研究發現，人體腸道中寄存的細菌，每時每刻都在產生大量毒素，如吲哚、吲哚乙酸等，這些毒素被人體吸收後，會導致機體慢性中毒，從而促進衰老，因此，保持大便通暢，使腸胃清潔，減少糞便毒素的吸收，可延緩衰老，健康長壽。

由於便秘的原因多種多樣，如胃腸燥熱，腸道液虧，氣血不足，年老體弱等，均可致大腸傳導失職而引起便秘，故除了增加運動、增加富含粗纖維的食物、多飲水外，治療時應分別予以清熱潤燥，滋養陰液，補益氣血等

不同的治療。可選用下列《千金方》養生調補方。

一、飲食療法

1. 濡臟湯

【組方】生葛根、豬油各60克,大黃3克。

【製法】將諸藥擇淨,研細,先取葛根、大黃水煎取汁,加豬油再煎,取汁,頓服,或分次飲服。

【功用】清熱生津,濡臟通腸。適用於大便不通六七日,腹中有燥屎,寒熱煩迫,短氣汗出,腹脹滿等。

2. 藥 豆

【組方】大戟50克,大豆150克,商陸、牛膝各150克。

【製法】將諸藥擇淨,研細,與大豆同入鍋中,加清水適量,煮至大豆熟,藥汁盡後取出大豆,曬乾即成。每次取大豆3～5枚,嚼食,以通為度。

【功用】清熱通腑。適用於大便不通。

3. 冬葵子牛酥飲

【組方】冬葵子、牛酥各等量。

【製法】將冬葵子擇淨,研細,水煎取汁,納入牛酥再煮片刻即成,分2次飲服,每日1劑。

【功用】清熱生津,潤腸通便。適用於大便秘結。

4. 冬葵子豬油飲

【組方】冬葵子、豬油各等量。

【製法】將冬葵子擇淨,研細,水煎取汁,納入豬油再煮片刻即成,分2次飲服,每日1劑。

【功用】清熱生津,潤腸通便。適用於大便秘結。

5. 冬葵子乳汁飲

【組方】冬葵子、乳汁各等量。

【製法】將冬葵子擇淨，研細，水煎取汁，納入乳汁煮沸即成，分2次飲服，每日1劑。

【功用】清熱生津，潤腸通便。適用於大便秘結。

二、中藥內服方

1. 大承氣湯

【組方】大黃12克，厚朴24克，枳實9克，芒硝10克。

【製法】將大黃、厚朴、枳實擇淨，研細，放入鍋中，加清水適量，浸泡片刻，水煎取汁，納入芒硝調勻飲服，每日1劑。

【功用】清熱通腑。適用於裏熱熾盛，大便秘結，譫語等。

2. 承氣湯方

【組方】枳實9克，芒硝12克，大黃12克，甘草6克。

【製法】將枳實、大黃、甘草擇淨，研細，放入鍋中，加清水適量，浸泡片刻，水煎取汁，納入芒硝調勻飲服，每日1劑。

【功用】清熱通腑。適用於裏熱熾盛，大便秘結，譫語等。

3. 大柴胡加玉竹知母湯

【組方】柴胡12克，玉竹、知母各6克，大黃、甘草各3克，人參、黃芩、白芍藥各9克，生薑15克，半夏9克。

【製法】將諸藥擇淨，研細，放入鍋中，加清水適量，浸泡片刻，水煎取汁飲服，每日1劑。

【功用】和解少陽，內泄熱結。適用於熱病心煩，大便秘結，譫語等。

4. 豆豉丸

【組方】豆豉30克，杏仁15克，黃芩、黃連、大黃、麻黃各12克，芒硝、甘遂各9克，巴豆18克。

【製法】將諸藥擇淨，研細，蜜丸即成。每日2次，每次3克，溫開水適量送服。

【功用】消食通腑。適用於便秘，宿食不消等。

5. 大黃泄熱湯

【組方】大黃、澤瀉、黃芩、芒硝、梔子仁各9克，肉桂、通草、石膏各6克，甘草3克。

【製法】將諸藥擇淨，研細，放入鍋中，加清水適量，浸泡片刻，水煎取汁，納入芒硝調勻飲服，每日1劑。

【功用】清熱瀉火。適用於心火內盛，口舌生瘡，大便艱難，閉塞不通，小便淋澀灼熱等。

6. 大黃丸

【組方】大黃、白芍藥、葶藶各6克，大戟、朴硝各9克，巴豆7枚，杏仁50枚。

【製法】將諸藥擇淨，研細，蜜丸即成。每次6克，每日3次，溫開水適量送服。

【功用】清熱瀉火。適用於心火內盛，大便閉澀，小便灼熱疼痛等。

7. 三黃泄熱湯

【組方】大黃、麻黃、黃芩各12克，杏仁、赤茯苓、

甘草、橘皮、芒硝、澤瀉各9克。

【製法】將諸藥擇淨，研細，放入鍋中，加清水適量，浸泡片刻，水煎取汁，納入芒硝，調勻飲服，每日1劑。

【功用】清熱瀉脾。適用於脾胃俱實，脾脹腹堅，脅痛，胃氣不轉，大便難，時反瀉痢，腹中痛，喘鳴，多驚，身熱汗不出等。

8. 麻仁丸（中成藥）

【組方】火麻仁、白芍、大黃、炒枳實各200克，薑製厚朴、苦杏仁各100克。

【製法】將諸藥擇淨，研細，煉蜜或水泛為丸，每次10克，每日2次，溫開水送服。

【功用】潤腸通便。適用於腸燥便秘。

9. 芒硝烏梅桑皮湯

【組方】芒硝、烏梅、桑白皮各15克，白芍藥、杏仁各12克，麻仁9克，大黃24克。

【製法】將諸藥擇淨，研細，放入鍋中，加清水適量，浸泡片刻，水煎取汁，納入芒硝，調勻飲服，每日1劑。

【功用】清熱通腑。適用於腸燥便秘。

10. 芒硝桑白皮湯

【組方】芒硝、桑白皮各15克，白芍藥、杏仁各12克，麻仁9克，枳實、乾地黃各6克，大黃24克。

【製法】將諸藥擇淨，研細，放入鍋中，加清水適量，浸泡片刻，水煎取汁，納入芒硝，調勻飲服，每日1

劑。

【功用】清熱通腑。適用於腸燥便秘。

11. 大黃黃芩湯

【組方】大黃、黃芩各9克，甘草3克，梔子20枚。

【製法】將諸藥擇淨，研細，放入鍋中，加清水適量，浸泡片刻，水煎取汁飲服，每日1劑。

【功用】清熱瀉下。適用於下焦熱結不得大便等。

12. 五柔丸

【組方】大黃30克，前胡9克，半夏、肉蓯蓉、白芍藥、茯苓、當歸、葶藶子、細辛各3克。

【製法】將諸藥擇淨，研細，蜜丸即成。每次9克，每日3次，溫開水適量送服。

【功用】清熱潤腸，和脾養胃。適用於腸腑閉塞，虛損不足，飲食不生肌膚，三焦不調，營衛不和等。

13. 大五柔丸

【組方】大黃、肉蓯蓉、白芍藥、葶藶子、枳實、甘草、黃芩、牛膝各6克，桃仁100枚，杏仁40枚。

【製法】將諸藥擇淨，研細，蜜丸即成。每次9克，每日3次，溫黃酒適量送服。

【功用】清熱潤腸，和脾養胃。適用於臟氣不調，大便難通，納差食少等。

14. 二皮湯

【組方】桑根白皮、榆根白皮各等量。

【製法】將二藥擇淨，研細，放入鍋中，加清水適量，浸泡片刻，水煎取汁飲服，每日1劑。

【功用】清熱生津。適用於大便秘結。

15. 芒硝丸

【組方】芒硝、白芍藥各5克，杏仁、大黃各9克，黃芩4克。

【製法】將諸藥擇淨，研細，蜜丸即成。每次9克，每日3次，溫開水適量送服。

【功用】行氣通腑。適用於大便秘結，脘腹脹滿等。

16. 通草朴硝湯

【組方】通草、朴硝各12克，鬱李仁、黃芩、瞿麥各9克，車前子18克。

【製法】將諸藥擇淨，研細，放入鍋中，加清水適量，浸泡片刻，水煎取汁，納入朴硝，調勻飲服，每日1劑。

【功用】清熱通腑。適用於熱結便秘。

17. 吳茱萸乾薑人參湯

【組方】吳茱萸30克，乾薑、大黃、當歸、肉桂、白芍藥、甘草、川芎各6克，人參、細辛各3克，桃白皮15克，珍珠粉2克，雄黃1克。

【製法】將諸藥擇淨，研細，水煎取汁，納入雄黃、珍珠粉，黃酒100毫升，煮沸即成，分次飲服，得下即止。

【功用】溫中健脾，下氣通腑。適用於便秘，腹部脹滿等。

18. 練中丸

【組方】大黃24克，葶藶子、杏仁、芒硝各12克。

【製法】將諸藥擇淨，研細，蜜丸即成。每次9克，每日3次，溫開水適量送服。

【功用】健脾消食，下氣通腑。適用於宿食不消，大便秘結等。

三、中醫外治方

1. 灸　法

【位置】第7胸椎兩旁各1寸處。

【方法】灸法，各灸7壯。

【功用】行氣通腑。適用於大便秘結。

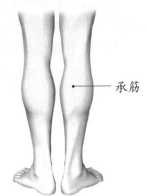

承筋

2. 灸承筋穴

【穴位】承筋穴（在小腿後面，當委中與承山的連線上，腓腸肌肌腹中央，委中下5寸處）。

【方法】灸法，各灸3壯。

【功用】行氣通腑。適用於大便秘結。

3. 膽汁灌腸方

【組方】豬、羊膽汁適量。

【製法】將豬、羊膽汁與溫開水適量調勻，放入灌腸器中灌入，每次100毫升，以通為度。

【功用】清熱通腑。適用於大便閉塞不通等。

4. 二汁灌腸方

【組方】冬葵子汁，豬、羊膽汁各等量。

【製法】將冬葵子擇淨，水煎取汁，加等量豬、羊膽汁調勻，放入灌腸器中灌入，每次100毫升，以通為度。

【功用】清熱通腑。適用於大便閉塞不通等。

5. 椒豉湯

【組方】川椒、豆豉各10克，豬油適量。

【製法】將二藥擇淨，水煎取汁，加豬油適量調勻，放入灌腸器中灌入，每次100毫升，以通為度。

【功用】行氣潤腸。適用於大便秘結等。

6. 蜜煎導

【組方】白蜜適量。

【製法】將白蜜煎成如人指大，從肛門納入，以通為度。

【功用】潤腸通便。適用於大便秘結等。

7. 蜜酒煎

【組方】白蜜、黃酒、食鹽各適量。

【製法】將白蜜、黃酒、食鹽煎成如人指大，從肛門納入，以通為度。

【功用】潤腸通便。適用於大便秘結等。

8. 獨頭蒜導

【組方】獨頭蒜1枚。

【製法】將獨頭蒜燒熟，去皮，候溫時從肛門納入，以通為度。

【功用】行氣通腑。適用於大便秘結等。

9. 薑鹽導

【組方】生薑適量。

【製法】將生薑去皮，洗淨，削尖，蘸食鹽適量，從肛門納入，以通為度。

【功用】行氣通腑。適用於大便秘結等。

10. 乾薑食鹽杏仁丸

【組方】乾薑、食鹽、杏仁各適量。

【製法】將諸藥擇淨，搗丸，從肛門納入，以通為度。

【功用】行氣通腑。適用於大便秘結等。

淋　證

淋證是以小便頻急，滴瀝不盡，尿道澀痛，小腹拘急，痛引腰腹為主要臨床表現的一類病證。《丹溪心法》言：「淋有五，皆屬乎熱。」臨床以熱淋、石淋、血淋、膏淋、勞淋五淋為主。

現代醫學的泌尿系感染、泌尿系結石、泌尿系腫瘤、乳糜尿等屬本病範疇。

中醫認為，本病多為濕熱下注，膀胱不利，或濕熱日久，傷及腎陰所為，當以清熱利濕，養陰益腎為治，可選用下列《千金方》養生調補方。

一、飲食治療方

1. 羊骨散

【組方】羊骨適量。

【製法】將羊骨擇淨，研細備用。每次9克，每日3次，溫開水適量送服。

【功用】補益肝腎。適用於膏淋、勞淋。

2. 地膚豬腎湯

【組方】地膚子9克，知母、黃芩、豬苓、瞿麥、枳實、升麻、通草、冬葵子、海藻各6克，豬腎1具。

【製法】將豬腎洗淨，去臊腺。諸藥擇淨，研細，與

豬腎同放入鍋中，加清水適量，浸泡片刻，水煎取汁飲服，每日1劑。豬腎可取出切片調味佐餐服食。

【功用】清熱利濕。適用於下焦結熱，小便赤黃不利，莖痛或血出，小腹脹滿等。

3. 雞腸湯

【組方】雞腸適量。

【製法】將雞腸洗淨，放入鍋中，加清水適量，浸泡片刻，水煎取汁飲服，每日1劑。雞腸可取出切片調味佐餐服食。

【功用】溫陽補腎。適用於膏淋，小便失禁等。

4. 雞腸散

【組方】雞腸適量。

【製法】將雞腸擇淨，焙乾，研細備用。每次9克，每日3次，溫黃酒適量送服。

【功用】補益肝腎。適用於膏淋、勞淋。

5. 羊肚湯

【組方】羊肚1具。

【製法】將羊肚洗淨，灌滿水，兩端紮緊，放入鍋中，加清水適量，文火煮至羊肚熟後，取羊肚中水飲服，每日1劑。羊肚可取出切片調味佐餐服食。

【功用】溫中補腎。適用於勞淋，夜尿頻多等。

6. 豬脂湯

【組方】豬油10毫升。

【製法】將豬油擇淨，加溫黃酒適量調勻飲服，每日2次。

【功用】健脾補腎。適用於勞淋。

二、中藥內服方

1. 榆皮冬葵湯

【組方】榆白皮、冬葵子、車前草各30克，滑石15克，黃芩、通草、瞿麥各9克，石韋12克。

【製法】將諸藥擇淨，研細，放入鍋中，加清水適量，浸泡片刻，水煎取汁，分4次飲服，每日1劑。

【功用】清熱利濕。適用於下焦濕熱，小便黃赤，黃如梔子汁，或如黃柏汁以及陰莖頭疼痛等。

2. 三黃湯

【組方】大黃、黃芩各9克，梔子12克，甘草3克，芒硝6克。

【製法】將諸藥擇淨，研細，先煮黃芩、梔子、甘草，去渣取汁，再下大黃，又煮2沸，下芒硝調勻，分3次飲服，每日1劑。

【功用】清熱利濕。適用於下焦濕熱，膀胱不通，大小便閉塞，顏焦枯黑，耳鳴等。

3. 榆皮泄熱煎

【組方】榆白皮、白蜜、冬葵子各30克，滑石、通草各9克，車前子15克。

【製法】將諸藥擇淨，研細，放入鍋中，加清水適量，浸泡片刻，水煎取汁，納蜂蜜再煎沸即成，分3次飲服，每日1劑。

【功用】通滑泄熱。適用於下焦濕熱，小便黃赤等。

4. 滑石湯

【組方】滑石24克，黃芩9克，車前子、冬葵子各30克，榆白皮12克。

【製法】將諸藥擇淨，研細，放入鍋中，加清水適量，浸泡片刻，水煎取汁，分3次飲服，每日1劑。

【功用】清熱利濕。適用於膀胱急熱，小便黃赤等。

5. 榆白皮湯

【組方】榆白皮60克。

【製法】將諸藥擇淨，研細，放入鍋中，加清水適量，浸泡片刻，水煎取汁，分3次飲服，每日1劑。

【功用】利濕通淋。適用於虛勞，白濁等。

6. 石韋湯

【組方】石韋3克，冬葵子、通草、甘草各6克，鬼箭羽9克，滑石12克，榆白皮30克。

【製法】將諸藥擇淨，研細，放入鍋中，加清水適量，浸泡片刻，水煎取汁，分3次飲服，每日1劑。

【功用】清熱利濕。適用於濕熱淋證。

7. 冬葵子二石湯

【組方】冬葵子30克，滑石、寒水石各15克。

【製法】將諸藥擇淨，研細，放入鍋中，加清水適量，浸泡片刻，水煎取汁，分3次飲服，每日1劑。

【功用】清熱利濕。適用於濕熱淋證。

8. 蔥白阿膠湯

【組方】蔥白4段，阿膠3克，琥珀6克，車前子30克。

【製法】將諸藥擇淨，研細，放入鍋中，加清水適量，浸泡片刻，水煎取汁，分3次飲服，每日1劑。

【功用】利濕通淋。適用於濕熱淋證。

9. 阿膠湯

【組方】阿膠9克。

【製法】將阿膠擇淨，研細，放入鍋中，加清水適量，浸泡片刻，水煎取汁，分3次飲服，每日1劑。

【功用】養陰止血。適用於血淋。

10. 地膚子湯

【組方】地膚子9克，知母、黃芩、豬苓、瞿麥、枳實、升麻、通草、冬葵子、海藻各6克。

【製法】將諸藥擇淨，研細，放入鍋中，加清水適量，浸泡片刻，水煎取汁，分3次飲服，每日1劑。

【功用】清熱利濕。適用於下焦結熱，小便赤黃不利，陰莖痛或出血，小腹脹滿等。

11. 通草石韋湯

【組方】通草、石韋、甘草、王不留行各6克，冬葵子、滑石、瞿麥、白朮、白芍藥各9克。

【製法】將諸藥擇淨，研細，放入鍋中，加清水適量，浸泡片刻，水煎取汁，分3次飲服，每日1劑。

【功用】清熱通淋。適用於百種淋，寒淋、熱淋、勞淋，小便澀，胞中滿，腹急痛等。

12. 二石散

【組方】滑石、石韋、天花粉各6克。

【製法】將諸藥擇淨，研細即成。每次9克，每日3次，大麥飲送服。

【功用】清熱通淋。適用於淋證。

13. 二石二草湯

【組方】葵根24克，茅根、石首魚各9克，甘草3

克，通草6克，貝子15克，大麻根15克。

【製法】將諸藥擇淨，研細，放入鍋中，加清水適量，浸泡片刻，水煎取汁，分3次飲服，每日1劑。

【功用】清熱通淋。適用於諸淋。

14. 榆皮二子湯

【組方】榆皮、車前子、冬瓜子各30克，鯉魚齒、桃膠、通草、地榆各6克，瞿麥12克。

【製法】將諸藥擇淨，研細，放入鍋中，加清水適量，浸泡片刻，水煎取汁，分3次飲服，每日1劑。

【功用】清熱通淋。適用於諸淋。

15. 滑石貝子湯

【組方】滑石12克，貝子7枚，茯苓、白朮、通草、白芍藥各6克。

【製法】將諸藥擇淨，研細即成。每次9克，每日3次，黃酒適量送服。

【功用】清熱通淋。適用於淋證疼痛。

16. 冬葵子湯

【組方】冬葵子15克，茯苓、白朮、當歸各9克。

【製法】將諸藥擇淨，研細，放入鍋中，加清水適量，浸泡片刻，水煎取汁，分3次飲服，每日1劑。

【功用】清熱通淋。適用於淋證疼痛。

17. 通草茯苓葶藶湯

【組方】通草、茯苓各9克，葶藶子6克。

【製法】將諸藥擇淨，研細即成。每次9克，每日3次，溫開水適量送服。

【功用】通淋止痛。適用於小便不利，莖中疼痛，小

腹疼痛等。

18. 蒲黃滑石散

【組方】蒲黃、滑石各等量。

【製法】將二藥擇淨，研細即成。每次9克，每日3次，黃酒適量送服。

【功用】清熱通淋。適用於淋證疼痛。

19. 浮萍散

【組方】浮萍適量。

【製法】將浮萍擇淨，研細即成。每次9克，每日3次，溫開水適量送服。

【功用】利濕通淋。適用於淋證，水腫等。

20. 滑石冬葵子散

【組方】滑石9克，冬葵子6克，榆根白皮3克，胡麻仁適量。

【製法】將諸藥擇淨，研細即成。每次9克，每日3次，胡麻仁適量煎湯送服。

【功用】清熱通淋。適用於淋證，小便不利等。

21. 二石榆皮散

【組方】滑石、肉桂、冬葵子、王不留行、通草、車前子各6克，甘遂3克，石韋12克，榆根白皮9克。

【製法】將諸藥擇淨，研細即成。每次9克，每日3次，胡麻仁適量煎湯送服。

【功用】清熱通淋。適用於石淋，小便不通，莖中痛，小腹痛等。

22. 葵根大棗湯

【組方】葵根（冬用子，夏用苗）30克，大棗14枚。

【製法】將諸藥擇淨，研細，放入鍋中，加清水適量，浸泡片刻，水煎取汁，分3次飲服，每日1劑。

【功用】清熱通淋。適用於熱淋。

23. 白茅根湯

【組方】白茅根30克。

【製法】將白茅根擇淨，研細，放入鍋中，加清水適量，浸泡片刻，水煎取汁，分3次飲服，每日1劑。

【功用】清熱通淋涼血。適用於血淋。

24. 石韋當歸散

【組方】石韋、當歸、蒲黃、白芍藥各等量。

【製法】將諸藥擇淨，研細即成。每次9克，每日3次，黃酒適量送服。

【功用】清熱涼血。適用於血淋。

25. 牡蠣鹿茸散

【組方】牡蠣、鹿茸各12克，桑耳9克，阿膠6克。

【製法】將諸藥擇淨，研細即成。每次9克，每日3次，溫開水適量送服。

【功用】溫陽補腎。適用於勞淋，遺尿，小便澀等。

26. 二防冬葵子散

【組方】防己、冬葵子、防風各6克。

【製法】將諸藥擇淨，研細即成。每次9克，每日3次，溫開水適量送服。

【功用】利濕通淋。適用於勞

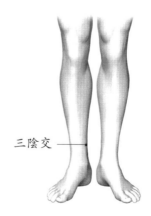

三陰交

淋，小便不利等。

三、中醫外治方

【穴位】三陰交穴（在內踝尖直上3寸，脛骨後緣）。

【方法】灸法，雙側三陰交穴各灸100壯。

【功用】調肝補腎。適用於勞淋。

水　腫

水腫是指因感受外邪，飲食失調，或勞倦過度等，使肺失宣降失調，脾失健運，腎失開合，膀胱氣化失常，導致體內水液潴留，氾濫肌膚，以頭面、眼瞼、四肢、腹背，甚至全身水腫為臨床特徵的一類病證。

現代醫學的急、慢性腎小球腎炎、腎病綜合徵、充血性心力衰竭、內分泌失調，以及營養障礙等疾病出現的水腫，都屬於本病範疇。

中醫認為，本病多為外感風寒濕熱之邪，水濕浸漬，瘡毒浸淫，飲食勞倦，久病體虛等，使體內水液潴留，氾濫肌膚所為，當以疏風解表，健脾利濕，溫陽化氣為治，可選用下列《千金方》養生調補方。

一、飲食治療方

1. 楮葉粥

【組方】楮葉30克，大米50克。

【製法】將楮葉擇淨，放入藥罐中，浸泡5～10分鐘後，水煎取汁，加大米煮為稀粥服食，每日1劑。

【功用】利濕消腫。適用於面目手足有微腫，常不能消者。

2. 鬱李仁餅

【組方】鬱李仁10克，麥麵適量。

【製法】將鬱李仁擇淨，研細，與麥麵調勻作餅，烙熟或蒸熟，空腹服食，每日2次。

【功用】潤腸通便，利水消腫。適用於大便乾燥難解，小便不利，水腫脹滿（肝硬化腹水），肢體水腫等。

3. 紅豆鯉魚湯

【組方】紅豆15克，桑白皮12克，鯉魚1尾，白朮9克，調味品適量。

【製法】將諸藥擇淨，鯉魚去鱗雜，洗淨，同放鍋中，文火煮至鯉魚熟後，加調味品，再煮一二沸即成，食魚飲湯，每日1次。

【功用】健脾利濕，解毒消腫。適用於水腫，腳氣，腹脹腹瀉等。

4. 商陸羊肉湯

【組方】羊肉500克，商陸15克，調味品適量。

【製法】將羊肉洗淨，切塊，與商陸同放鍋中，加清水適量，文火煮至羊肉熟後，加調味品，再煮一二沸即成，食肉飲湯，每日1次。

【功用】利尿逐水，解毒散結。適用於水腫脹滿，大便秘結。

5. 二皮酒

【組方】桑白皮、榆根白皮、澤漆葉各90克，大豆150克，防己、射干、白朮各12克。

【製法】將諸藥擇淨，研細，水煎取汁，加適量黃酒調勻煮沸，分3次飲服，日2夜1，每日1劑。

【功用】健脾利濕，消腫除脹。適用於膀胱石水，四肢瘦弱，腹腫脹滿等。

6. 豬腎茯苓湯

【組方】豬腎1具，茯苓12克，防己、橘皮、玄參、黃芩、杏仁、澤瀉、桑白皮各3克，豬苓、白朮各9克，大豆90克。

【製法】將諸藥擇淨，研細；豬腎去臊腺，洗淨，與諸藥同入鍋中，文火煮至豬腎熟後，去渣取汁飲服，每日1劑。豬腎取出佐餐調味服食。

【功用】健脾利濕，消腫除脹。適用於四肢腫脹，腹滿等。

7. 麻子湯

【組方】麻子仁150克，紅豆90克，商陸30克，防風9克，製附片3克。

【製法】將諸藥擇淨，紅豆布包，同入鍋中，文火煮至紅豆熟後，食豆飲湯，每日1劑。

【功用】溫陽健脾，利濕消腫。適用於遍身水腫。

二、中藥內服方

1. 葶藶肉桂丸

【組方】葶藶子12克，肉桂3克。

【製法】將諸藥擇淨，研細，蜜丸即成。每次9克，每日3次，溫開水適量送服。

【功用】利濕消腫。適用於水腫。

2. 牽牛子散

【組方】牽牛子適量。

【製法】將牽牛子擇淨，研細即成。每次6克，每日3

次，溫開水適量送服。

【功用】瀉下逐水，消積通便，殺蟲止痛。適用於水腫脹滿，大便秘結，蟲積腹痛等。

3. 桑白皮湯

【組方】桑白皮18克，射干、黃芩、茯苓、白朮各12克，澤瀉9克，防己15克，大豆30克。

【製法】將諸藥擇淨，研細，放入鍋中，加清水適量，浸泡片刻，水煎取汁，分3次飲服，每日1劑。

【功用】清熱利濕。適用於氣急，水腫。

4. 麻黃甘草湯

【組方】麻黃12克，甘草6克。

【製法】將諸藥擇淨，研細，放入鍋中，加清水適量，浸泡片刻，水煎取汁，分3次飲服，每日1劑。

【功用】解表利濕。適用於面目水腫，腰以上腫甚等。

5. 茯苓杏仁丸

【組方】茯苓、杏仁各8克，橘皮、防己、葶藶子各5克，蘇子90克。

【製法】將諸藥擇淨，研細，蜜丸即成。每日3次，每次9克，桑白皮湯送服。

【功用】健脾利濕。適用於身面水腫，小便不利，心腹脹滿等。

6. 牛黃椒目丸

【組方】牛黃2克，椒目3克，昆布、海藻、牽牛子、肉桂各8克，葶藶子6克。

【製法】將諸藥擇淨，研細，蜜丸即成。每日3次，

每次9克，溫開水適量送服。

【功用】利濕消腫。適用於水腫，心悸等。

7. 麻黃煎

【組方】麻黃、茯苓、澤瀉各12克，防風、澤漆、白朮各15克，杏仁、大戟各18克，黃蓍、豬苓各9克，獨活24克，大豆30克，黃酒適量。

【製法】將諸藥擇淨，研細，放入鍋中，加清水適量，浸泡片刻，水煎取汁，納入黃酒調勻，分次飲服，每日1劑。

【功用】解表利濕。適用於風水，通身水腫欲裂，小便不利等。

8. 大豆散

【組方】大豆30克，杏仁15克，麻黃、防己、防風、豬苓各12克，澤瀉、黃蓍、製烏頭各9克，半夏18克，生薑21克，茯苓、白朮各15克，甘遂、甘草各6克，黃酒適量。

【製法】將諸藥擇淨，研細，放入鍋中，加清水適量，浸泡片刻，水煎取汁，納入黃酒調勻，分次飲服，每日1劑。

【功用】解表利濕。適用於風水，通身大腫，眼合不得開，短氣欲絕等。

9. 大豆桑皮湯

【組方】大豆50克，桑白皮150克，防風、橘皮、半夏、生薑各15克，鱉甲、當歸、防己、麻黃、豬苓各9克，大戟3克，冬葵子30克。

【製法】將諸藥擇淨，研細，放入鍋中，加清水適

量，浸泡片刻，水煎取汁飲服，每日1劑。

【功用】解表利濕。適用於風水，面目身腫，小便不利等。

10. 胡麻子湯

【組方】胡麻子90克，防風、肉桂、生薑、石膏、橘皮各6克，麻黃9克，竹葉、蔥白各30克，豆豉15克。

【製法】將諸藥擇淨，研細，放入鍋中，加清水適量，浸泡片刻，水煎取汁飲服，每日1劑。

【功用】解表利濕。適用於風水，四肢攣急，水腫，精神蒙昧等。

臌　脹

臌脹是指肝病日久，肝脾腎功能失調，氣滯、血瘀、水停於腹中所導致的以腹部脹大如鼓，皮色蒼黃，脈絡暴露等為主要表現的一種病證，類似於現代醫學所指的肝硬化腹水，如肝炎血吸蟲性、膽汁性、營養性、中毒性等肝硬化的腹水期等。其中以氣滯為主者，稱為氣臌；以血瘀為主者，稱為血臌；以水停為主者，稱為水臌。

中醫認為，本病多為肝氣鬱結，酒毒不節，蟲毒感染，致使氣滯血瘀，水液停滯所為。當以溫陽健脾，活血化瘀，利濕消腫為治，可選用下列《千金方》養生調補方。

一、飲食治療方

1. 鬼箭羽酒

【組方】鬼箭羽、丹參、白朮、獨活各15克，秦艽、豬苓各9克，知母、海藻、茯苓、肉桂各6克。

【製法】將諸藥擇淨，研細，放入瓶中，加白酒適

量，浸泡1週即成。每次30毫升，每日3次飲服。

【功用】健脾利濕。適用於水腫腹大，其堅如石，四肢細小，足脛腫，小便不利等。

2. 大豆散

【組方】烏豆適量。

【製法】將烏豆擇淨，炒香，去皮，研細備用。每次30克，每日3次，調入稀粥中服食。

【功用】健脾利濕。適用於久水，腹肚如鼓者。

3. 莨菪羊肺丸

【組方】莨菪子30克，羊肺1具。

【製法】將羊肺洗淨，切片，曝乾，研細備用。莨菪子醋浸2小時，文火煮至變色時取出，搗爛，與羊肺蜜丸即成。每次9克，每日3次，麥門冬大米湯適量送服。

【功用】健脾宣肺利濕。適用於水氣腫臟脹，小便不利等。

4. 澤漆湯

【組方】澤漆根30克，鯉魚1尾，生薑24克，紅豆6克，茯苓9克，人參、甘草、麥門冬各3克。

【製法】將諸藥擇淨，研細即成。鯉魚去鱗雜，洗淨，與紅豆等同煮熟後，去渣取汁，納入諸藥，煮沸，取汁飲服，每日1劑。魚、豆可取出調味佐餐服食。

【功用】健脾利濕。適用於水氣通身水腫，四肢無力，喘息不安，腹中脹滿，眼目不得視等。

5. 澤漆澤瀉湯

【組方】澤漆根30克，澤瀉15克，鯉魚1尾，生薑24克，茯苓9克，人參、甘草、杏仁各3克。

【製法】將諸藥擇淨，研細即成。鯉魚去鱗雜，洗淨，放入鍋中煮熟後，去渣取汁，納入諸藥，煮沸，取汁飲服，每日1劑。鯉魚可取出調味佐餐服食。

【功用】健脾利濕。適用於水氣通身水腫，四肢無力，喘息不安，腹中脹滿，眼目不得視等。

二、中藥內服方

1. 當歸甘遂丸

【組方】當歸12克，甘遂3克，芒硝、芫花各6克，吳茱萸9克。

【製法】將諸藥擇淨，研細，蜜丸即成。每日3次，每次9克，溫開水適量送服。

【功用】利濕逐水。適用於水腫，小便不利，腹腫，陰脹滿等。

2. 當歸豬苓丸

【組方】當歸12克，豬苓、麝香、甘遂各3克，大黃、芒硝、芫花各6克。

【製法】將諸藥擇淨，研細，蜜丸即成。每日3次，每次9克，溫開水適量送服。

【功用】利濕逐水。適用於水腫，小便不利，腹腫，陰脹滿等。

3. 葶藶蒼耳散

【組方】葶藶子、蒼耳子各等量。

【製法】將二藥擇淨，研細即成。每日2次，每次6克，溫開水適量送服。

【功用】利濕逐水。適用於水腫，脹滿。

4. 椒目散

【組方】椒目適量。

【製法】將椒目擇淨，研細即成。每日2次，每次6克，溫黃酒適量送服。

【功用】利濕逐水。適用於水腫，脹滿。

5. 徐王煮散

【組方】牛角、防己、羌活、人參、丹參、牛膝、升麻、防風、秦艽、生薑屑、穀皮、紫菀、杏仁、製附片、石斛各9克，桑白皮18克，橘皮、白朮、澤瀉、茯苓、鬱李仁、豬苓、黃連各3克。

【製法】將諸藥擇淨，研細即成。每次20克，水煎服，每日2次。

【功用】利濕逐水。適用於水腫，小便不利等。

6. 防己煮散

【組方】防己、澤漆葉、石韋、澤瀉各9克，桑白皮、白朮、丹參、赤茯苓、橘皮、通草各9克，生薑30克，鬱李仁15克。

【製法】將諸藥擇淨，研細即成。每次20克，水煎服，每日2次。

【功用】利濕逐水。適用於水腫，氣促等。

7. 茯苓丸

【組方】茯苓、白朮、椒目各12克，防己、葶藶子、澤瀉各15克，甘遂36克，紅豆、前胡、芫花、肉桂各6克，芒硝21克。

【製法】將諸藥擇淨，研細，蜜丸即成。每日2次，每次9克，溫開水適量送服。

【功用】利濕逐水。適用於水腫，小便不利等。

8. 大黃白朮防己丸

【組方】大黃、白朮、防己各等量。

【製法】將諸藥擇淨，研細，蜜丸即成。每日2次，每次9克，溫開水適量送服。

【功用】利濕逐水。適用於水腫，小便不利等。

9. 葶藶肉桂丸

【組方】葶藶子12克，肉桂3克。

【製法】將二藥擇淨，研細，蜜丸即成。每次9克，每日3次，溫開水適量送服。

【功用】利濕消腫。適用於水腫。

10. 牽牛子散

【組方】牽牛子適量。

【製法】將牽牛子擇淨，研細即成。每次6克，每日1次，溫開水適量送服。

【功用】瀉下逐水。適用於水腫脹滿，大便秘結等。

11. 豬苓散

【組方】豬苓、葶藶子、人參、玄參、五味子、防風、澤瀉、肉桂、野狼毒、椒目、白朮、乾薑、大戟、甘草各6克，肉蓯蓉8克，六麴10克，紅豆4克。

【製法】將諸藥擇淨，研細即成。每次9克，每日3次，溫黃酒適量送服。

【功用】健脾利濕。適用於虛滿通身腫脹，水道不利等。

積　聚

　　積聚是由於體虛復感外邪，情志飲食所傷，以及他病日久不癒等原因，致使腹內結塊，或脹或痛為主要臨床特徵的一類病證。現代醫學的腹部腫瘤、肝脾腫大，以及增生型腸結核、胃腸功能紊亂、不完全性腸梗阻等，都屬於本病範疇。

　　中醫認為，本病多為正氣虧虛，情志抑鬱，飲食損傷，感受邪毒，導致臟腑失和，氣滯血瘀，痰濁蘊結腹內。當以補益正氣，活血化瘀，化痰祛濁為治，可選用下列《千金方》養生調補方。

　　一、飲食治療方

　　1. 葶藶子酒

　　【組方】葶藶子30克，黃酒150毫升。

　　【製法】將葶藶子擇淨，放入黃酒中，浸泡7天即成。每次30毫升，每日3次飲服。

　　【功用】宣肺理氣。適用於腹中積聚。

　　2. 蒺藜子膏

　　【組方】蒺藜子適量。

　　【製法】將七八月採收的蒺藜子，不限多少，水煎取汁，文火煎如飴膏狀，每次30毫升，每日3次飲服，或調入稀粥中服食。

　　【功用】疏肝行氣。適用於積聚。

　　二、中藥內服方

　　1. 三台丸

　　【組方】大黃、前胡各6克，硝石、葶藶子、杏仁各

30克，厚朴、製附片、細辛、半夏各3克，茯苓2克。

【製法】將諸藥擇淨，研細，蜜丸即成。每次9克，每日2次，溫開水適量送服。

【功用】行氣消積。適用於積聚，腹脹腸鳴，肌肉消瘦，甚者嘔逆等。

2. 製烏頭丸

【組方】製烏頭30克，吳茱萸、蜀椒、乾薑、肉桂各8克，前胡、細辛、人參、川芎、白朮各3克，皂莢、紫菀、白薇、白芍藥各2克，乾地黃5克。

【製法】將諸藥擇淨，研細，蜜丸即成。每次9克，每日2次，溫黃酒適量送服。

【功用】溫陽散寒，活血消積。適用於腹內積聚，心痛痞悶，吐下不止，婦人產後羸瘦等。

3. 大黃茯苓丸

【組方】大黃、茯苓各5克，吳茱萸、肉桂、黃芩、細辛、人參、蜀椒、乾薑各4克，牡丹皮、甘草、川芎、肉蓯蓉、全蠍各2克，白芍藥、防葵、虻蟲、厚朴、半夏各3克，血餘炭1克。

【製法】將諸藥擇淨，研細，蜜丸即成。每次6克，每日2次，溫開水適量送服。

【功用】溫陽散寒，活血消積。適用於心腹疝瘕，脅下及小腹滿，堅痛有積，腹中冷痛，心悸，食則嘔吐等。

4. 恒山丸

【組方】恒山、蜀漆、白薇、肉桂、白朮、製附片、鱉甲、土鱉蟲、鮀甲、貝齒各5克，虻蟲1克。

【製法】將諸藥擇淨，研細，蜜丸即成。每次6克，

每日3次，米湯適量送服。

【功用】溫陽散寒，活血消積。適用於脅下邪氣積聚，往來寒熱等。

5. 神明度命丸

【組方】大黃、白芍藥各等量。

【製法】將二藥擇淨，研細，蜜丸即成。每次6克，每日2次，溫開水適量送服。

【功用】活血行氣。適用於腹內積聚，大小便不通，腹中脹滿等。

6. 蒺藜子丸

【組方】蒺藜子適量。

【製法】將七八月採收的蒺藜子，不限多少，以水煮熟，曝乾，研細，蜜丸即成。每次9克，每日3次，溫黃酒適量送服。

【功用】疏肝行氣。適用於積聚。

7. 陷胸湯

【組方】大黃、瓜蔞實、黃連各6克，甘遂3克。

【製法】將諸藥擇淨，研細，放入鍋中，加清水適量，浸泡片刻，水煎取汁，分3次飲服，每日1劑。

【功用】行氣消積。適用於胸中心下結積，食飲不消等。

8. 甘遂湯

【組方】甘遂、黃芩、芒硝、肉桂、細辛各3克，大黃9克。

【製法】將諸藥擇淨，研細，放入鍋中，加清水適量，浸泡片刻，水煎取汁，分3次飲服，每日1劑。

【功用】活血消積。適用於腹中積聚。

9. 葶黃澤漆丸

【組方】葶藶子、大黃各6克，澤漆12克。

【製法】將諸藥擇淨，研細，蜜丸即成。每次9克，每日3次，溫開水適量送服。

【功用】活血行氣。適用於心腹積聚，不得食，食則腹滿、心腹絞痛等。

腰　痛

　　腰痛是指以腰部疼痛為主症的疾病，可表現在腰部的一側或兩側，因腰為腎之府，故腰痛與腎的關係最為密切。現代醫學的腎臟疾病、風濕病、類風濕病、腰部肌肉骨骼的勞損與外傷等，以腰痛為主症時，都屬於本病範疇。

　　濕邪重濁、痹著腰部，或勞力扭傷，氣滯血瘀，或腎精虧虛、髓海不充等，均可引起腰痛，當以祛風除濕、活血化瘀、補益肝腎為治，可選用下列《千金方》養生調補方。

一、飲食治療方

1. 杜仲酒

【組方】杜仲、乾薑各12克，萆薢、羌活、細辛、防風、川芎、秦艽、製烏頭、製附片、肉桂、川椒各9克，五加皮、石斛各15克，天花粉、地骨皮、續斷、桔梗、甘草各6克。

【製法】將諸藥擇淨，研細，放入白酒中，密封浸泡7天即成。每次50毫升，每日3次飲服。

【功用】補益肝腎。適用於腎虛腰痛，心悸，小便頻多等。

2. 腎著散

【組方】杜仲、肉桂各9克，甘草、乾薑、牛膝、澤瀉各6克，茯苓、白朮各12克。

【製法】將諸藥擇淨，研細即成。每次18克，放入黃酒中，煮沸頓服，每日2次。

【功用】溫腎健脾。適用於腎著病，腰痛沉重等。

3. 羊腎藥散

【組方】甘遂、肉桂、杜仲、人參各6克，羊腎1具。

【製法】將諸藥擇淨，研細即成。將羊腎去臊腺，洗淨，納入藥末9克，紮緊，煨熟服食，每日2次。

【功用】溫陽補腎。適用於腰痛不得立等。

4. 萆仲枸根酒

【組方】萆薢、杜仲、地骨皮各30克。

【製法】將諸藥擇淨，研細，放入黃酒中，煮沸，每次100毫升，每日3次飲服。

【功用】補益肝腎。適用於腰痛。

5. 大豆酒

【組方】大豆1份，黃酒2份。

【製法】將大豆洗淨，放入黃酒中煮熟，浸泡1週即成。每次50毫升，每日3次飲服。

【功用】補益肝腎。適用於腰脊苦痛，活動不利等。

6. 地黃花散

【組方】地黃花適量。

【製法】將地黃花擇淨，研細備用。每次9克，每日3次，溫黃酒適量送服。

【功用】補益肝腎。適用於腎虛腰痛。

7. 桃花酒

【組方】桃花、酒麴、大米各適量。

【製法】將桃花擇淨，與酒麴、大米等釀酒服用。每次50毫升，每日3次飲服。

【功用】活血化瘀。適用於腰痛。

8. 羊腎散

【組方】羊腎1具。

【製法】將羊腎去臊腺，洗淨，研細即成。每次9克，每日3次，溫黃酒適量送服。

【功用】溫陽補腎。適用於腰痛。

9. 菊花酒

【組方】菊花、杜仲各500克，防風、製附片、黃蓍、乾薑、肉桂、當歸、石斛各12克，紫石英、肉蓯蓉各15克，萆薢、獨活、鐘乳粉各24克，茯苓9克。

【製法】將諸藥擇淨，研細，布包，放入酒瓶中，加入白酒適量，浸泡1週即成。每日3次，每次30毫升飲服。

【功用】祛風除濕，散寒通絡。適用於腰背冷痛，食少羸瘦，面色無華，氣短等。

二、中藥內服方

1. 寄生丹皮散

【組方】桑寄生、牡丹皮、鹿茸、肉桂各等量。

【製法】將諸藥擇淨，研細即成。每次9克，每日3

次，溫黃酒適量送服。

【功用】補益肝腎。適用於腰痛。

2. 鹿茸散

【組方】鹿茸或鹿角適量。

【製法】將鹿茸擇淨，研細即成。每次6克，每日3次，溫黃酒適量送服。

【功用】補益肝腎。適用於腰痛。

3. 萆薢白朮散

【組方】萆薢、白朮、肉桂各9克，牡丹皮6克。

【製法】將諸藥擇淨，研細即成。每次6克，每日3次，溫黃酒適量送服。

【功用】補益肝腎。適用於腎虛腰痛。

4. 附桂丹皮散

【組方】製附片2克，肉桂、牡丹皮各6克。

【製法】將諸藥擇淨，研細即成。每次6克，每日2次，溫黃酒適量送服。

【功用】補益肝腎。適用於腎虛腰痛。

5. 苓朮澤薑湯

【組方】茯苓、白朮、澤瀉、乾薑各12克。

【製法】將諸藥擇淨，研細，放入鍋中，加清水適量，浸泡片刻，水煎取汁，分3次飲服，每日1劑。

【功用】健脾利濕。適用於腎間有水氣，腰脊疼痛，腹背拘急絞痛等。

6. 大補腎湯

【組方】磁石、石斛、茯苓、橘皮、麥門冬、白芍藥、牛膝、棘刺（酸棗刺）、肉桂各9克，地骨皮90克，

人參、當歸、五味子、高良薑、杜仲各15克，紫菀、乾薑各12克，遠志3克，乾地黃18克，炙甘草6克。

【製法】將諸藥擇淨，研細，放入鍋中，加清水適量，浸泡片刻，水煎取汁，分3次飲服，每日1劑。

【功用】溫陽健脾，利濕止痛。適用於腎虛，腰背疼痛沉重等。

7. 腎著湯

【組方】甘草6克，乾薑9克，茯苓、白朮各12克。

【製法】將諸藥擇淨，研細，放入鍋中，加清水適量，浸泡片刻，水煎取汁，分次飲服，每日1劑。

【功用】溫腎健脾，利濕止痛。適用於腎著病，其人身體重，腰冷如坐水中，形如水狀，小便自利，食飲如故，或腰以下冷痛，腰部沉重等。

8. 茯苓白朮湯

【組方】茯苓、白朮各12克，飴糖24克，乾薑、炙甘草各6克。

【製法】將諸藥擇淨，研細，放入鍋中，加清水適量，浸泡片刻，水煎取汁，納入飴糖，再煎片刻，分4次飲服，每日1劑。

【功用】溫中健脾。適用於寒濕腰痛。

9. 杜仲丸

【組方】杜仲6克，石斛2克，乾薑、乾地黃各3克。

【製法】將諸藥擇淨，研細，蜜丸即成。每次9克，每日2次，黃酒適量送服。

【功用】補益肝腎。適用於腎虛腰痛。

10. 丹參丸

【組方】丹參、杜仲、牛膝、續斷各9克，肉桂、乾薑各6克。

【製法】將諸藥擇淨，研細，蜜丸即成。每次9克，每日3次，溫黃酒適量送服，日2夜1。

【功用】補益肝腎，溫陽活血。適用於腰痛，腰部發冷等。

11. 獨活寄生湯

【組方】獨活9克，桑寄生、杜仲、牛膝、細辛、秦艽、茯苓、肉桂、防風、川芎、人參、甘草、當歸、白芍藥、乾地黃各6克。

【製法】將諸藥擇淨，研細，放入鍋中，加清水適量，浸泡片刻，水煎取汁飲服，每日1劑。

【功用】祛風濕，止痹痛，益肝腎，補氣血。適用於腰痛日久，肝腎兩虛，腰膝疼痛，痿軟，肢節屈伸不利，或麻木不仁，畏寒喜溫，心悸氣短，舌淡苔白，脈細弱等。

12. 石膏梔子湯

【組方】石膏24克，梔子、茯苓、知母各9克，蜂蜜50毫升，淡竹葉、生地各30克。

【製法】將諸藥擇淨，研細，放入鍋中，加清水適量，浸泡片刻，水煎取汁，納入蜂蜜調勻飲服，每日1劑。

【功用】清熱利濕。適用於濕熱腰痛，小便不利。

13. 升麻大青湯

【組方】蜂蜜200毫升，升麻、大青葉各9克，射干、玄參、黃柏、薔薇根白皮各12克。

【製法】將諸藥擇淨，研細，放入鍋中，加清水適

量，浸泡片刻，水煎取汁，納入蜂蜜調勻飲服，每日1劑。

【功用】清熱利濕。適用於濕熱腰痛，舌乾咽腫，小便不利等。

14. 磁黃茯苓湯

【組方】磁石18克，黃蓍、茯苓各9克，五味子、杜仲各12克，白朮、白石英各15克。

【製法】將諸藥擇淨，研細，放入鍋中，加清水適量，浸泡片刻，水煎取汁飲服，每日1劑。

【功用】溫腎健脾。適用於小腹寒冷隱痛，饑不欲飲食，面黑如炭，腰脅疼痛等。

15. 龍骨丸

【組方】龍骨、柏子仁、地黃、甘草、防風各5克，黃蓍、禹餘糧、白石英、肉桂、茯苓各7克，五味子、羌活、人參、製附片各6克，山茱萸、玄參、川芎各4克，磁石、杜仲、乾薑各8克。

【製法】將諸藥擇淨，研細，蜜丸即成。每次9克，每日2次，空腹黃酒適量送服。

【功用】補益肝腎，溫陽活血。適用於腎虛腰痛，坐起欲倒，目眩，肢軟乏力等。

三、中醫外治方

酒足浴方

【組方】白酒適量。

【製法】將白酒放入浴盆中，加熱，而後將雙足放入，溫浸至膝，每日2次，每次20～30分鐘。

【功用】補腎溫陽，活血通絡。適用於腰腳冷不遂，不能行走等。

心 悸

心悸是以心中急劇跳動，驚慌不安，甚則不能自主為主要臨床表現的一種病證。

現代醫學的各種原因引起的心律失常，如心動過速、心動過緩、過早搏動、心房顫動或撲動、房室傳導阻滯、病態竇房結綜合徵、預激綜合徵及心功能不全、神經官能症等，都屬本病範疇。

中醫認為，本病多為氣血陰陽虧虛，心失所養，痰飲瘀血阻滯，心脈不暢所致。當以益氣養血，寧心安神，活血化瘀為治，可選用下列《千金方》養生調補方。

一、飲食治療方

1. 紫石英酒

【組方】紫石英30克，鐘乳、防風、遠志、肉桂各12克，麻黃、茯苓、白朮、甘草各9克。

【製法】將諸藥擇淨，研細，加白酒適量浸泡1週即成。每次30毫升，每日3次飲服。

【功用】養心益氣。適用於心氣不足，或時驚恐等。

2. 鎮心湯

【組方】麥門冬15克，防風、當歸、大黃、澤瀉、大豆黃捲、白蘞各3克，石菖蒲、人參、桔梗、遠志、肉桂、山藥、石膏各2克，乾薑、茯苓、紫菀、甘草、白朮各4克，製附片、茯神各6克，秦艽3克，粳米9克，大棗15枚。

【製法】將諸藥擇淨，研細，先取粳米煮熟取汁，納入諸藥，水煎取汁飲服，每日4次，日3夜1。

【功用】鎮心安神。適用於心氣不足，善忘驚恐，神志不定等。

二、中藥內服方

1. 防風丸

【組方】防風、肉桂、通草、茯神、遠志、麥門冬、甘草、人參、白石英各9克。

【製法】將諸藥擇淨，研細，白蜜為丸即成。每次9克，每日2次，溫黃酒適量送服。

【功用】補虛調中。適用於心悸，驚跳不定，乍來乍去，脈虛等。

2. 升麻湯

【組方】升麻、黃芩、澤瀉、梔子仁、淡竹葉、芒硝各9克，生地黃30克。

【製法】將諸藥擇淨，研細，放入鍋中，加清水適量，浸泡片刻，水煎取汁，納入芒硝調勻，分3次飲服，每日1劑。

【功用】清心泄熱。適用於脈實洪滿，心悸，小便短赤等。

3. 麻黃調心泄熱湯

【組方】麻黃、生薑各12克，細辛、黃芩、茯苓、白芍藥各15克，白朮6克，肉桂3克，生地黃30克。

【製法】將諸藥擇淨，研細，放入鍋中，加清水適量，浸泡片刻，水煎取汁飲服，每日1劑。

【功用】調心泄熱。適用於脈洪大，小便短黃，齒齦嗌痛等。

4. 山藥湯

【組方】山藥、人參、麥門冬各12克，前胡、白芍藥、生地黃各6克，枳實、遠志、生薑各2克，茯苓、半夏各5克，甘草、黃芩、竹葉各1克，茯神6克，秫米10克。

【製法】將諸藥擇淨，研細，放入鍋中，加清水適量，浸泡片刻，水煎取汁飲服，每日1劑。

【功用】養心益氣。適用於心中驚悸，肢軟乏力，頭面烘熱，心胸痰滿，頭目暈眩等。

5. 人參丸

【組方】人參、鬼臼、鐵精、牛黃、雄黃、大黃、丹砂、石菖蒲、防風各3克，蜥蜴、赤足蜈蚣各1隻。

【製法】將諸藥擇淨，研細，蜜丸即成。每次6克，菊花酒適量送服，每日4次，日3夜1。

【功用】養心益氣，鎮驚安神。適用於心中恍惚不定。

6. 遠志湯

【組方】遠志、乾薑、白朮、肉桂、黃耆、紫石英各9克，人參、茯苓、甘草、川芎、茯神、當歸、羌活、防風各6克，麥門冬、半夏各12克，五味子6克，大棗12枚。

【製法】將諸藥擇淨，研細，放入鍋中，加清水適量，浸泡片刻，水煎取汁，分5次飲服，日3夜2，每日1劑。

【功用】養心益氣。適用於心氣虛，驚悸，善忘等。

7. 遠志黃耆湯

【組方】遠志、黃耆、茯苓、甘草、白芍藥、當歸、肉桂、麥門冬、人參各6克，獨活12克，生薑15克，製附

片3克。

【製法】將諸藥擇淨，研細，放入鍋中，加清水適量，浸泡片刻，水煎取汁，分4次飲服，日3夜1，每日1劑。

【功用】養心益氣。適用於心氣不足，驚悸言語謬誤，恍惚憒憒，心煩悶，耳鳴等。

8. 茯神湯

【組方】茯神、防風各9克，人參、遠志、甘草、龍骨、肉桂、獨活各6克，白朮3克，酸棗仁30克，細辛、乾薑各18克。

【製法】將諸藥擇淨，研細，放入鍋中，加清水適量，浸泡片刻，水煎取汁，分3次飲服，每日1劑。

【功用】安神定志。適用於驚悸不寧等。

9. 茯神麥門冬湯

【組方】茯神、麥門冬各12克，人參、遠志、羌活、當歸、甘草、紫石英、五味子各3克，半夏、黃耆、防風各9克，酸棗仁45克，生薑15克。

【製法】將諸藥擇淨，研細。先取酸棗仁水煎取汁，再納餘藥煎取汁飲服，每日5次，日3夜2，每日1劑。

【功用】祛風除濕，寧心安神。適用於頸項強，心悸，納差食少等。

10. 補心湯

【組方】紫石英、人參、茯苓、遠志、當歸、茯神、紫菀、甘草各6克，麥門冬30克，紅豆10克，大棗30枚。

【製法】將諸藥擇淨，研細，放入鍋中，加清水適

量，浸泡片刻，水煎取汁飲服，每日1劑。

【功用】補心益氣。適用於心氣不足，驚悸，汗出心中煩悶短氣，喜怒悲憂悉不自知，咽喉疼痛，口唇黑，吐血，舌強等。

11. 紫石英人參湯

【組方】紫石英、人參、茯苓、肉桂各6克，麥門冬9克，紫菀、甘草各3克，紅豆24個，大棗7枚。

【製法】將諸藥擇淨，研細，放入鍋中，加清水適量，浸泡片刻，水煎取汁飲服，每日1劑。

【功用】補心益氣。適用於心氣不足，多汗心煩，喜獨語，多夢，咽喉痛，時吐血，舌強等。

12. 人參茯苓湯

【組方】人參、茯苓、遠志、甘草、枳實、當歸、龍齒、桔梗各9克，半夏、肉桂各15克，黃耆12克，生薑18克，茯神6克，大棗20枚。

【製法】將諸藥擇淨，研細，放入鍋中，加粳米15克，清水適量，文火煮至米熟後，去渣取汁，納諸藥再煎，取汁飲服，每日5次，日3夜2，每日1劑。

【功用】定志下氣。適用於驚悸，心中憧憧，胸中滿悶，納差食少等。

13. 茯神散

【組方】人參、茯苓各9克，石菖蒲、遠志各6克，茯神12克。

【製法】將諸藥擇淨，研細即成。每次6克，每日3次，溫開水適量送服。

【功用】安神定志。適用於心悸，甚者憂愁悲傷不

樂，忽忽善忘，朝瘥暮劇，暮瘥朝發狂眩等。

14. 大補心湯

【組方】茯神、遠志、黃芩、乾地黃、麥門冬、石膏各12克，半夏、肉桂、製附片、生薑各6克，甘草、阿膠、飴糖各3克，大棗30枚。

【製法】將諸藥擇淨，研細，放入鍋中，加清水適量，浸泡片刻，水煎取汁，納入飴糖、阿膠，烊化取汁，分3次服，每日1劑。

【功用】補心益氣。適用於心氣不足，腹背相引痛，不能俯仰等。

15. 小定心湯

【組方】茯苓12克，肉桂9克，甘草、白芍藥、乾薑、人參、遠志各6克，大棗15枚。

【製法】將諸藥擇淨，研細，放入鍋中，加清水適量，浸泡片刻，水煎取汁，分4次服，日3夜1，每日1劑。

【功用】補心益氣。適用於心驚氣弱多魘等。

16. 大定心湯

【組方】人參、茯苓、茯神、遠志、赤石脂、龍骨、乾薑、當歸、甘草、白朮、白芍藥、肉桂、紫菀、防風各6克，大棗20枚。

【製法】將諸藥擇淨，研細，放入鍋中，加清水適量，浸泡片刻，水煎取汁，分5次服，日3夜2，每日1劑。

【功用】補心益氣。適用於心氣虛悸，恍惚多忘，或夢驚易醒等。

17. 甘草肉桂湯

【組方】甘草、肉桂各6克，龍骨、防風、麥門冬、牡蠣、遠志各3克，茯神15克，大棗20枚。

【製法】將諸藥擇淨，研細，放入鍋中，加清水適量，浸泡片刻，水煎取汁飲服，每日1劑。

【功用】補心益氣。適用於驚悸，失眠等。

18. 定志補心湯

【組方】遠志、石菖蒲、人參、茯苓各12克。

【製法】將諸藥擇淨，研細，放入鍋中，加清水適量，浸泡片刻，水煎取汁飲服，每日1劑。

【功用】安心定志。適用於心氣不足，心痛驚恐等。

19. 二瀝香豉飲

【組方】荊瀝、竹瀝各200毫升，豆豉12克，牛黃0.3克，麥門冬、人參各9克，升麻、鐵精各1克，天門冬、龍齒、茯苓、梔子各6克。

【製法】將諸藥擇淨，研細，水煎取汁，納入荊瀝、竹瀝、牛黃、鐵精，再煎五六沸即成，分次飲服，每日1劑。

【功用】化痰開竅。適用於驚悸，神情恍惚，恐懼等。

20. 鎮心麥門冬丸

【組方】麥門冬15克，防風、當歸、大黃、澤瀉、大豆黃捲、白薇各3克，石菖蒲、人參、桔梗、遠志、肉桂、山藥、石膏各2克，乾薑、茯苓、紫菀、甘草、白朮各4克，製附片、茯神各6克，秦艽3克，大棗15枚。

【製法】將諸藥擇淨，研細，蜜丸即成。每次9克，

每日3次，溫開水適量送服。

【功用】鎮心安神。適用於心氣不足，善忘恐怖，神志不定等。

21. 大鎮心散

【組方】紫石英、茯苓、防風、人參、甘草、澤瀉各8克，黃耆、白朮、山藥、秦艽、白薇各6克，麥門冬、當歸各5克，桔梗、大豆黃捲、柏子仁、肉桂、遠志、大黃、石膏各4克，乾薑、蜀椒、白芍藥、細辛各3克。

【製法】將諸藥擇淨，研細即成。每次18克，每日3次，溫黃酒適量送服。

【功用】養心安神。適用於心虛驚悸，夢寐驚恐等。

22. 鎮心散

【組方】紫石英、白石英、朱砂、龍齒、人參、細辛、製附片、炮天雄、遠志、乾薑、乾地黃、茯苓、白朮、肉桂、防風各6克。

【製法】將諸藥擇淨，研細即成。每次12克，每日3次，溫黃酒適量送服。

【功用】養心安神。適用於心氣虛弱，恍惚失常，忽嗔恚悲，志意不樂等。

23. 小鎮心散

【組方】人參、白朮、遠志、製附片、肉桂、黃耆、細辛、乾薑、乾地黃、紅豆、龍齒、防風、石菖蒲各6克，茯苓12克。

【製法】將諸藥擇淨，研細即成。每次12克，每日3次，溫黃酒適量送服。

【功用】養心安神。適用於心氣不足，虛悸恐畏，悲

思恍惚，心神不定，惕惕然易驚者。

24. 鎮心丸

【組方】紫石英、茯苓、石菖蒲、肉蓯蓉、麥門冬、遠志、大黃、當歸、細辛、大豆黃捲、卷柏、乾薑各5克，人參、丹參、防風、秦艽、澤瀉各6克，柏子仁、白芍藥、石膏各3克，製烏頭、肉桂、桔梗、甘草、山藥、前胡、白薇、鐵精、銀屑、牛黃各2克，白朮、半夏各2克，全蠍12枚，乾地黃12克，大棗50枚。

【製法】將諸藥擇淨，研細，蜜棗和搗為丸即成。每次9克，每日3次，溫黃酒適量送服。

【功用】鎮心安神。適用於男婦虛損，夢寤驚悸，婦人赤白漏下，或月水不利，寒熱往來，腹中積聚，憂恚結氣等。

25. 大鎮心丸

【組方】乾地黃6克，牛黃5克，羌活、肉桂、秦艽、川芎、人參、遠志、麥門冬、丹砂、阿膠、甘草、大黃、紫石英、銀屑、白薇、當歸、乾薑、防風各8克，杏仁、蜀椒各5克，澤瀉、黃耆、大豆黃捲、茯苓、山藥、茯神、前胡、柏子仁、鐵精各5克，桑螵蛸12只，大棗40枚。

【製法】將諸藥擇淨，研細，蜜棗和搗為丸即成。每次9克，每日3次，溫黃酒適量送服。

【功用】鎮心安神。適用於男婦虛損，夢寤驚悸，婦人赤白漏下，或月水不利，寒熱往來，腹中積聚，憂恚結氣等。

26. 小鎮心丸

【組方】紫石英、朱砂、茯神、銀屑、雄黃、石菖

蒲、人參、桔梗、乾薑、遠志、甘草、當歸、肉桂各6克，防風、防己、細辛、鐵精各3克。

【製法】將諸藥擇淨，研細，蜜丸即成。每次6克，每日3次，溫開水適量送服。

【功用】養心安神。適用於心氣少弱，驚虛振悸，胸中逆氣，噩夢時作，健忘恍惚等。

27. 定志小丸

【組方】人參、茯苓各9克，石菖蒲、遠志各6克。

【製法】將諸藥擇淨，研細，蜜丸即成。每次6克，每日3次，溫開水適量送服。

【功用】安神定志。適用於心氣不定，五臟不足，甚者憂愁悲傷不樂，忽忽善忘，朝瘥暮劇，暮瘥朝發狂眩等。

失　眠

失眠，是指經常不能獲得正常的睡眠而言，輕者入寐困難，或寐而不酣，時寐時醒，醒後不能再寐，嚴重者可整夜不能入眠。

中醫認為，本病多為臟腑失和，氣血失調所為，調理臟腑，使氣血調和，陰陽平衡，臟腑功能歸於正常為本病治療原則。除了藥物治療外，應當注意病人的精神因素，解除煩惱，消除顧慮，避免情緒緊張，睡前不用菸酒濃茶等刺激之品，每日應有適當的體力勞動，加強體育鍛鍊，增強體質，養成良好的生活習慣，這些都是防治失眠的有效辦法。單純依靠藥物治療，而不注意精神、生活調攝，常難收效。可選用下列《千金方》養生調補方。

1. 溫膽湯

【組方】半夏、竹茹、枳實各6克，橘皮9克，甘草3克，生薑12克。

【製法】將諸藥擇淨，研細，放入鍋中，加清水適量，浸泡片刻，水煎取汁飲服，每日1劑。

【功用】化痰和胃，除煩安神。適用於虛煩不眠等。

2. 半夏陳皮湯

【組方】半夏、竹茹、枳實各6克，橘皮9克，甘草3克，生薑12克，茯苓6克，大棗6枚。

【製法】將諸藥擇淨，研細，放入鍋中，加清水適量，浸泡片刻，水煎取汁飲服，每日1劑。

【功用】化痰和胃，除煩安神。適用於虛煩不眠等。

3. 半夏麥門冬湯

【組方】半夏、麥門冬各9克，茯苓12克，酸棗仁15克，甘草、肉桂、黃芩、遠志、萆薢、人參各6克，生薑3片，大米21克。

【製法】將諸藥擇淨，研細。先取大米水煎取汁，再納入諸藥，煎取汁飲服，每日1劑。

【功用】化痰和胃，除煩安神。適用於虛煩不眠等。

4. 酸棗湯

【組方】酸棗仁30克，人參、肉桂、生薑各6克，石膏12克，茯苓、知母各9克，甘草5克。

【製法】將諸藥擇淨，研細。先取酸棗仁水煎取汁，再納入諸藥，煎取汁飲服，每日1劑。

【功用】化痰和胃，除煩安神。適用於虛勞煩擾，氣鬱胸中，不得眠等。

5. 大棗蔥白湯

【組方】大棗14枚，蔥白7段。

【製法】將二藥擇淨，放入鍋中，加清水適量，浸泡片刻，水煎取汁飲服，每日1劑。

【功用】和胃安神。適用於虛煩不眠等。

6. 梔子豉湯

【組方】山梔子14枚，豆豉50克。

【製法】將二藥擇淨，研細。先取山梔子水煎取汁，再納入豆豉，煎取汁飲服，每日1劑。

【功用】化痰和胃，除煩安神。適用於虛煩不得眠，心中懊惱等。

7. 梔豉陳薑湯

【組方】山梔子14枚，豆豉50克，橘皮6克，生薑3片。

【製法】將諸藥擇淨，放入鍋中，加清水適量，浸泡片刻，水煎取汁飲服，每日1劑。

【功用】化痰和胃，除煩安神。適用於虛煩不得眠，心中懊惱，噁心嘔吐等。

8. 骨皮地黃湯

【組方】地骨皮、生地黃、麥門冬、甘草、前胡各15克，茯苓、知母各12克，人參6克，豆豉、粟米各30克。

【製法】將諸藥擇淨，放入鍋中，加清水適量，浸泡片刻，水煎取汁飲服，每日1劑。

【功用】化痰和胃，除煩安神。適用於煩悶不得眠等。

9. 棗仁榆葉丸

【組方】酸棗仁、榆葉各等量。

【製法】將二藥擇淨，研細，蜜丸即成。每次6克，每日2次，溫開水適量送服。

【功用】養肝安神。適用於虛勞，失眠等。

10. 茯神煮散

【組方】茯神、麥門冬各5克，通草、升麻各4克，紫菀、肉桂各2克，知母3克，赤石脂8克，大棗20枚，淡竹茹（雞蛋大）1團。

【製法】將諸藥擇淨，研細即成。每次9克，每日2次，水煎取汁飲服。

【功用】清心泄熱，除煩安神。適用於心經實熱，口乾煩渴，眠臥不安等。

11. 泄熱湯

【組方】前胡、茯苓、龍膽草、細辛、芒硝各9克，杏仁12克，玄參、大青葉各6克，竹葉15克。

【製法】將諸藥擇淨，放入鍋中，加清水適量，浸泡片刻，水煎取汁，納入芒硝調勻，分3次飲服，每日1劑。

【功用】清熱除煩，安神定志。適用於舌本強直，脘腹脹滿，煩擾不得臥等。

12. 射干煎方

【組方】射干24克，大青葉9克，石膏30克，蜂蜜30毫升。

【製法】將諸藥擇淨，放入鍋中，加清水適量，浸泡片刻，水煎取汁，納入蜂蜜調勻，分3次飲服，每日1劑。

【功用】清熱除煩，安神定志。適用於舌本強直，脘腹脹滿，煩擾不得臥等。

胸痹（冠心病）

胸痹是以膻中或左胸部發作性憋悶、疼痛為主要臨床表現的一種病證。輕者偶發短暫輕微的胸部沉悶或隱痛，或為發作性膻中或左胸含糊不清的不適感；重者疼痛劇烈，或呈壓榨樣絞痛。常伴有心悸，氣短，呼吸不暢，甚至喘促，驚恐不安，面色蒼白，冷汗自出等。多由勞累、飽餐、寒冷及情緒激動而誘發，類似於現代醫學的缺血性心臟病、心絞痛、心肌梗塞等。

中醫認為，本病多為痰濁、瘀血、氣滯、寒凝，致使心脈瘀滯所為，當以活血化瘀，溫通心陽為治，可選用下列《千金方》養生調補方。

一、飲食治療方

1. 羊肉當歸湯

【組方】羊肉250克，當歸12克，乾薑、橘皮、黃蓍、白芍藥、川芎、肉桂、獨活、防風、吳茱萸、人參、甘草、乾地黃、茯苓各1克，生薑3片，大棗10枚。

【製法】將諸藥擇淨，研細備用。先將羊肉洗淨，放入鍋中，加清水適量，水煎取汁，納入諸藥煎汁飲服，每日1劑。羊肉可取出調味佐餐服食。

【功用】溫中養血，散寒止痛。適用於心腹冷痛，四肢不溫等。

2. 生薑湯

【組方】生薑汁、蜂蜜、醍醐各等量。

【製法】將生薑去皮、洗淨，榨汁，納入蜂蜜、醍醐調勻，煮沸飲服，每日3次。

【功用】溫中養血，散寒止痛。適用於胸腹猝痛等。

3. 肉桂三物湯

【組方】肉桂、生薑各6克，飴糖適量。

【製法】將諸藥擇淨，研細，水煎取汁，納入飴糖調勻，分3次飲服，每日1劑。

【功用】散寒止痛。適用於心中痞滿，疼痛等。

二、中藥內服方

1. 九痛丸

【組方】野狼毒12克，吳茱萸、巴豆、人參各3克，炮乾薑、附片各6克。

【製法】將諸藥擇淨，研細，蜜丸。每次6克，每日2次，溫開水適量送服。

【功用】行氣活血，散寒止痛。適用於九種心痛（一蟲，二蛀，三風，四悸，五食，六飲，七冷，八熱，九氣也），及落馬墜車，血瘀等。

2. 烏頭湯

【組方】製烏頭、白芍藥、乾薑、肉桂、細辛、乾地黃、當歸、吳茱萸、甘草各6克。

【製法】將諸藥擇淨，研細，放入鍋中，加清水適量，浸泡片刻，水煎取汁飲服，每日1劑。

【功用】溫陽宣痹，理氣止痛。適用於胸痹心痛，氣短，心悸等。

3. 肉桂枳實湯

【組方】肉桂、生薑各6克，枳實9克。

【製法】將諸藥擇淨，研細，放入鍋中，浸泡片刻，水煎取汁飲服，每日1劑。

【功用】散寒止痛。適用於心中痞滿，疼痛等。

4. 桂枳白朮湯

【組方】肉桂、枳實、白朮各9克，生薑3片。

【製法】將諸藥擇淨，研細，放入鍋中，浸泡片刻，水煎取汁飲服，每日1劑。

【功用】散寒止痛。適用於心中痞滿，疼痛等。

5. 製烏頭丸

【組方】製烏頭1克，製附片、蜀椒各2克，乾薑、赤石脂各3克。

【製法】將諸藥擇淨，研細，蜜丸即成。每次6克，每日3次，溫開水適量送服。

【功用】溫陽散寒止痛。適用於心痛徹背，背痛徹心等。

6. 苦參湯

【組方】苦參9克。

【製法】將苦參擇淨，研細，加白醋適量，浸泡片刻，煎取汁頓服，體弱者可分次飲服，每日1劑。

【功用】活血止痛。適用於猝心疼痛等。

7. 肉桂湯

【組方】肉桂9克。

【製法】將肉桂擇淨，研細，放入鍋中，加清水適量，浸泡片刻，水煎取汁飲服，每日1劑。

【功用】溫陽活血止痛。適用於猝心疼痛等。

8. 五辛湯

【組方】細辛、蜀椒、肉桂、乾薑、吳茱萸、白芍藥、防風、苦參、甘草、當歸、乾地黃各3克，山梔子、

烏梅、大棗各5枚。

【製法】將諸藥擇淨，研細，放入鍋中，加清水適量，浸泡片刻，水煎取汁飲服，每日1劑。

【功用】溫陽活血，散寒止痛。適用於心腹冷痛。

9. 犀角丸

【組方】犀角（代）、麝香、雄黃、桔梗、莽草、鬼臼、肉桂、芫花各2克，甘遂5克，製附片、光明砂1克，貝齒5枚，巴豆20枚，赤足蜈蚣2條。

【製法】將諸藥擇淨，研細，蜜丸即成。每次3克，每日2次，溫開水適量送服。

【功用】溫陽散寒止痛。適用於心腹久痛，積年不定，甚則數日不能食，大便出血等。

10. 高良薑湯

【組方】高良薑15克，厚朴6克，當歸、肉桂各9克。

【製法】將諸藥擇淨，研細，放入鍋中，加清水適量，浸泡片刻，水煎取汁飲服，每日1劑。

【功用】溫陽活血，散寒止痛。適用於卒心腹絞痛如刺，兩脅支滿，煩悶不可忍等。

11. 當歸湯

【組方】當歸、白芍藥、厚朴、半夏各6克，肉桂、甘草、黃蓍、人參各9克，乾薑12克，蜀椒3克。

【製法】將諸藥擇淨，研細，放入鍋中，加清水適量，浸泡片刻，水煎取汁飲服，每日1劑。

【功用】溫陽益氣，活血止痛。適用於心腹絞痛，中陽不足，腹滿等。

12. 當歸茯苓湯

【組方】當歸、茯苓4克，黃耆、紫菀各3克，高良薑、乾薑各5克，鹿茸、肉桂、肉蓯蓉、昆布、橘皮各2克，甘草、製烏頭各6克，大棗40枚，桃仁100枚，地骨皮、六麴、大麥各30克。

【製法】將諸藥擇淨，研細，放入鍋中，加清水適量，浸泡片刻，水煎取汁飲服，每日1劑。

【功用】養血益氣，散寒止痛。適用於胸痛，虛寒腹痛，不下飲食，腹脹等。

13. 吳茱萸湯

【組方】當歸6克，肉桂、甘草、人參各3克，生薑15克，半夏9克，小麥各30克，吳茱萸15克。

【製法】將諸藥擇淨，研細，放入鍋中，加清水適量，浸泡片刻，水煎取汁飲服，每日1劑。

【功用】養血益氣，散寒止痛。適用於胸腹疼痛，產後虛冷等。

14. 歸桂人參湯

【組方】當歸、肉桂、人參、甘草、吳茱萸、白芍藥、大黃各6克，茯苓、枳實各3克，乾薑9克。

【製法】將諸藥擇淨，研細，放入鍋中，加清水適量，浸泡片刻，水煎取汁飲服，每日1劑。

【功用】益氣養血，散寒止痛。適用於冷氣脅下往來，沖胸膈痛，痛引脅背，胸悶等。

15. 當歸附片湯

【組方】當歸9克，製附片3克，乾薑、甘草、陳皮各6克。

【製法】將諸藥擇淨，研細，放入鍋中，加清水適量，浸泡片刻，水煎取汁飲服，每日1劑。

【功用】養血散寒，溫經止痛。適用於久寒疾痼，胸腹疼痛，瀉痢時作等。

16. 歸桂薑附湯

【組方】當歸、肉桂各9克，乾薑12克，製附片3克。

【製法】將諸藥擇淨，研細，放入鍋中，加清水適量，浸泡片刻，水煎取汁飲服，每日1劑。

【功用】溫陽散寒，活血止痛。適用於久寒宿疾，胸腹作痛，氣短，瀉痢時作等。

17. 瓜蔞湯

【組方】瓜蔞實15克，半夏12克，薤白12克，枳實6克，生薑3片。

【製法】將諸藥擇淨，研細，放入鍋中，加清水適量，浸泡片刻，水煎取汁飲服，每日1劑。

【功用】溫陽散寒，宣痹通陽。適用於胸痹，喘息咳唾，胸背疼痛，短氣，脈沉遲緊數等。

18. 枳實薤白桂枝湯

【組方】枳實12克，薤白9克，桂枝6克，厚朴4克，瓜蔞15克。

【製法】將諸藥擇淨，研細，放入鍋中，加清水適量，浸泡片刻，水煎取汁飲服，每日1劑。

【功用】溫陽散寒，宣痹通陽。適用於胸痹，心中痞氣，氣結在胸，胸滿脅痛等。

19. 茯苓湯

【組方】茯苓9克，甘草3克，杏仁12克。

【製法】將諸藥擇淨，研細，放入鍋中，加清水適量，浸泡片刻，水煎取汁飲服，每日1劑。

【功用】宣肺理氣。適用於胸中閉塞，短氣等。

20. 橘皮枳實生薑湯

【組方】橘皮15克，枳實9克，生薑3片。

【製法】將諸藥擇淨，研細，放入鍋中，加清水適量，浸泡片刻，水煎取汁飲服，每日1劑。

【功用】宣痹理氣。適用於胸痹，胸中滿噎，喉癢等。

21. 通氣湯

【組方】半夏24克，生薑18克，橘皮9克，吳茱萸12克。

【製法】將諸藥擇淨，研細，放入鍋中，加清水適量，浸泡片刻，水煎取汁飲服，每日1劑。

【功用】宣痹理氣。適用於胸滿，短氣噎塞等。

22. 薑夏桂萸湯

【組方】半夏24克，生薑18克，桂枝9克，吳茱萸12克。

【製法】將諸藥擇淨，研細，放入鍋中，加清水適量，浸泡片刻，水煎取汁飲服，每日1劑。

【功用】宣痹理氣。適用於胸滿，短氣噎塞等。

23. 細辛散

【組方】細辛、甘草各6克，枳實、生薑、瓜蔞實、乾地黃、白朮、肉桂、茯苓各9克。

【製法】將諸藥擇淨，研細即成。每次9克，每日3次，溫黃酒適量送服。

【功用】宣痹理氣。適用於胸痹痛引後背，短氣等。

24. 蜀椒散

【組方】蜀椒、吳茱萸各3克，肉桂、桔梗各9克，製烏頭2克，豆豉18克。

【製法】將諸藥擇淨，研細即成。每次9克，每日3次，溫黃酒適量送服。

【功用】宣痺理氣。適用於胸痺痛引後背，短氣等。

25. 前胡湯

【組方】前胡、甘草、半夏、白芍藥各6克，黃芩、當歸、人參、肉桂各3克，生薑9克，大棗10克，竹葉30克。

【製法】將諸藥擇淨，研細，放入鍋中，加清水適量，浸泡片刻，水煎取汁飲服，每日1劑。

【功用】溫陽宣痺，理氣止痛。適用於胸中逆氣，心痛徹背，氣短，納差食少等。

26. 前胡甘草湯

【組方】前胡、甘草、半夏、白芍藥、人參、茯苓、生薑、麥門冬、飴糖各9克，黃芩、當歸、肉桂各3克，大棗10枚。

【製法】將諸藥擇淨，研細，放入鍋中，加清水適量，浸泡片刻，水煎取汁，納入飴糖調勻飲服，每日1劑。

【功用】溫陽宣痺，理氣止痛。適用於胸中逆氣，心痛徹背，氣短，納差食少等。

三、中醫外治方

1. 熨背散

【組方】製烏頭、細辛、製附片、羌活、蜀椒、肉桂各15克，川芎4克。

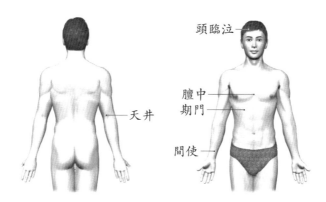

【**製法**】將諸藥擇淨，研細，棉裹微火烤熱，趁熱熨後背，每日2次。

【**功用**】溫陽宣痹，理氣止痛。適用於胸背疼痛而悶等。

2. 灸天井穴法

【**組穴**】天井穴（以手叉腰，於肘尖即尺骨鷹嘴後上方1寸凹陷處取穴）。

【**灸法**】取天井穴，將艾炷點燃，灸100壯，每日1次。

【**功用**】溫陽宣痹，理氣止痛。適用於胸痹心痛等。

3. 灸間使穴法

【**組穴**】間使穴（在前臂掌側，當曲澤與大陵的連線上，腕橫紋上3寸，掌長肌腱與橈側腕屈肌腱之間）。

【**灸法**】取間使穴，將艾炷點燃，灸100壯，每日1次。

【**功用**】溫陽宣痹，理氣止痛。適用於胸痹心痛，背部時寒等。

4. 灸頭臨泣穴法

【組穴】頭臨泣穴（位於人體的頭部，當瞳孔直上入前髮際0.5寸，神庭穴與頭維穴連線的中點處）。

【灸法】取頭臨泣穴，將艾炷點燃，灸100壯，每日1次。

【功用】溫陽宣痹，理氣止痛。適用於胸痹心痛不得息，痛無常處等。

5. 灸膻中穴法

【組穴】膻中穴（在體前正中線，兩乳頭連線之中點）。

【灸法】取膻中穴，將艾炷點燃，灸100壯，每日1次。

【功用】溫陽宣痹，理氣止痛。適用於胸痹心痛等。

6. 灸期門穴法

【組穴】期門穴（該穴位於胸部，當乳頭直下，第6肋間隙，前正中線旁開4寸）。

【灸法】取期門穴，將艾炷點燃，灸100壯，每日1次。

【功用】溫陽宣痹，理氣止痛。適用於胸痹心痛等。

7. 熨食鹽法

【組方】食鹽適量。

【製法】將食鹽適量放鍋中炒熱，布包，溫熨胸痛處，每次30分鐘，冷則更換，每日2次。

【功用】溫陽宣痹，理氣止痛。適用於心腹冷痛等。

8. 熨蠶砂法

【組方】蠶砂適量。

【製法】將礜砂適量放鍋中炒熱，布包，溫熨胸痛處，每次30分鐘，冷則更換，每日2次。

【功用】溫陽宣痹，理氣止痛。適用於心腹冷痛等。

頭　痛

頭痛病是指由於外感與內傷，致使脈絡拘急或失養、清竅不利所引起的以頭部疼痛為主要臨床特徵的疾病。類似於現代醫學的週期性偏頭痛、緊張性頭痛、叢集性頭痛及慢性陣發性偏頭痛等。頭痛是臨床上常見的自覺症狀，可以出現在多種急、慢性疾病之中。

中醫認為，頭痛之因多端，但不外乎外感和內傷兩大類，在治療上大抵外感頭痛以疏風散邪為主；內傷頭痛則以平肝、滋陰、補氣、養血、祛瘀、化痰為法，可選用下列《千金方》養生調補方。

一、飲食治療方

1. 川芎酒

【組方】川芎、辛夷、製附片、人參、天門冬、柏子仁、磁石、石膏、茵芋、山茱萸、白頭翁、肉桂、秦艽各9克，松蘿、羚羊角、細辛、山藥、石菖蒲、甘草各6克，雲母3克，防風12克。

【製法】將諸藥擇淨，研細，布包，放入酒瓶中，加入白酒適量，浸泡1週即成，每日3次，每次30毫升飲服。

【功用】溫陽宣痹，理氣止痛。適用於頭痛，頭重項強，眼淚時出，欲眠，畏風，甚者耳鳴，眉眼疼痛，嘔吐，目眩等。

2. 大豆酒

【組方】大豆適量。

【製法】將大豆擇淨，炒熟，趁熱放酒中，密封浸泡1週即成。每次30毫升，每日3次飲服。

【功用】疏風止痛。適用於頭痛。

3. 蔓荊子酒

【組方】蔓荊子適量。

【製法】將蔓荊子擇淨，布包，放入酒瓶中，加入白酒適量，浸泡1週即成，每日3次，每次30毫升飲服。

【功用】疏散風熱，祛風止痛。適用於外感風熱所致的頭痛，頭昏，目赤腫痛等。

二、中藥內服方

1. 犀角湯

【組方】犀角（代）、生薑各6克，苦參、天花粉、防風各3克，石膏18克，木香、黃芩、升麻各9克，防己5克，竹葉15克。

【製法】將諸藥擇淨，研細，放入鍋中，加清水適量，浸泡片刻，水煎取汁飲服，每日1劑。

【功用】清熱解毒。適用於風熱上薰，頭面腫痛等。

2. 防風散

【組方】防風6克，白芷3克，白朮9克。

【製法】將諸藥擇淨，研細即成。每次9克，每日3次，溫黃酒適量送服。

【功用】疏風止痛。適用於頭痛，全身腫痛等。

3. 巴菊川芎散

【組方】巴戟天、菊花、川芎、乾薑、天花粉、防

風、石楠、白朮、製烏頭、山茱萸、白附子、細辛、山藥、蜀椒、乾地黃、人參、桔梗、秦艽、澤瀉、甘草、製附片、羌活各等量。

【製法】將諸藥擇淨，研細即成。每次9克，每日3次，溫黃酒適量送服。

【功用】疏風清熱，通絡止痛。適用於各種頭痛。

4. 杏仁膏

【組方】杏仁適量。

【製法】將杏仁擇淨，搗爛，水煎取汁，文火熬如膏即成。空腹，每次10毫升，每日3次，溫黃酒適量調勻送服。不善飲酒者可以米湯送服。

【功用】疏風宣肺。適用於頭風，頭痛，胸中氣滿奔豚，氣促，心下煩熱等。

5. 麻黃葛根湯

【組方】麻黃、葛根、石膏、肉桂各9克，製附片、白芍藥、甘草、秦艽、防風各6克，生薑3片。

【製法】將諸藥擇淨，研細，放入鍋中，浸泡片刻，水煎取汁，分3次服，每日1劑，服後臥床取汗。

【功用】疏風散寒，宣肺清熱。適用於外感風寒，頭痛發熱，耳頰急痛等。

6. 山藥散

【組方】山藥9克，秦艽、製附片各6克，獨活、肉桂、山茱萸、細辛各8克。

【製法】將諸藥擇淨，研細即成。每次9克，每日3次，溫黃酒適量送服。

【功用】疏風散寒，通絡止痛。適用於頭痛，牽引目

睛疼痛，偏視不明等。

7. 竹瀝湯

【組方】竹瀝60毫升，升麻、生薑、杏仁各9克，柴胡、白芍藥各12克，石膏、生葛根各24克。

【製法】將諸藥擇淨，研細，水煎取汁，加竹瀝調勻，分3次飲服，每日1劑。

【功用】疏風清熱，化痰通絡。適用於頭痛，身熱，咳嗽時作等。

8. 菊花散

【組方】菊花3克，細辛、製附片、肉桂、乾薑、巴戟天、人參、石楠、茯苓、秦艽、防己各6克，防風、白朮、山茱萸、山藥各9克，蜀椒12克。

【製法】將諸藥擇淨，研細即成。每次9克，每日3次，溫黃酒適量送服。

【功用】疏風清熱，通絡止痛。適用於頭痛。

9. 乾薑當歸湯

【組方】乾薑9克，當歸、黃柏、地榆各12克，黃連、阿膠各6克，石榴皮15克。

【製法】將諸藥擇淨，研細，水煎取汁，納入阿膠烊化，分3次飲服，每日1劑。

【功用】溫中散寒，活血通絡。適用於偏頭痛，耳頰痛，脘腹冷痛，下痢赤白，心煩等。

10. 荊瀝飲

【組方】荊瀝適量。

【製法】將荊瀝加溫開水適量調勻，不拘時飲服，以瘥為度。

【功用】疏風通絡。適用於頭痛。

三、中醫外治方

1. 松脂膏

【組方】松脂、石鹽、杏仁、蜜蠟各3克，薰陸香6克，蓖麻仁9克。

【製法】將諸藥擇淨，研細，搗餅備用。百會穴剃發洗淨，外貼藥餅，敷料包紮，膠布固定，3日更換。若出現癢刺時痛可止。

【功用】疏風通絡。適用於頭痛。

2. 頭風摩散

【組方】製附片、食鹽各等量。

【製法】將二藥擇淨，研細，每次適量放入溫水中洗頭，而後取藥末適量抹至頭頂上，每日3次。

【功用】散寒止痛。適用於頭痛。

3. 製烏頭糊

【組方】製烏頭適量。

【製法】將製烏頭擇淨，研細，米醋適量調勻，外敷疼痛處，敷料包紮，膠布固定，每日換藥2～3次。

【功用】散寒止痛。適用於頭痛。

4. 摩頭散

【組方】竹茹、半夏、蜀椒各5克，製烏頭、肉桂各6克，莽草2克，製附片、細辛各3克。

【製法】將諸藥擇淨，研細備用。每次適量，米醋適量調勻，外搽疼痛處，不拘時。

【功用】疏風清熱，通絡止痛。適用於各種頭痛。

5. 大豆枕

【組方】大豆適量。

【製法】將大豆煮熟，曬乾，放入布枕中枕之，1個月更換。

【功用】祛風止痛。適用於頭項強痛不得顧視等。

中　風

中風是以猝然昏仆、人事不省，伴有口眼喎斜、語言不利、半身不遂，或不經昏仆而僅以歪僻不遂為主證的一種疾病。因其發病急驟，證見多端，變化迅速，與自然界中風性善行數變的特徵相似，故名之「中風」。又因其發病突然，又稱「卒中」。

其包括現代醫學的腦梗塞、腦出血、腦血管痙攣等，是高血壓最常見的併發症之一。據統計，全國每年中風發病病例達130多萬人，死亡率達60～120／10萬人，約1／4患者在發病24小時內死亡，約半數於3週內死亡，而存活者75％不同程度喪失工作能力，表現為半身不遂，語言不利，口眼喎斜，手足腫脹等，稱為中風後遺症，給家庭、個人及社會帶來重大損失。

中醫認為，本病多為患者平素氣血虧虛，與心肝腎三臟陰陽失調，加之憂思惱怒，或飲酒飽食，或房室勞累，或外邪侵襲等誘因，以致氣血運行受阻，肌膚筋脈失於濡養，或陰虧於下，肝陽暴漲，陽化而風動，血隨氣逆，上蒙清竅，從而出現此證。

中風後遺症患者，常常伴有半身不遂，語言不利，口眼喎斜等後遺症，必須抓緊時間積極治療，除在辨證論治

的原則下，隨症加減藥物外，常需結合活血、化瘀、通絡之品進行治療，配合中醫藥療法，方便有效，便於長期服用，有助於提高治療效果，可選用下列《千金方》養生調補方。

一、飲食治療方

1. 石斛酒

【組方】石斛、丹參、五加皮各15克，製附片、秦艽、杜仲、山茱萸、牛膝各12克，肉桂、乾薑、羌活、川椒、橘皮、黃耆、白前、川芎、茵芋、當歸各9克，薏苡仁30克，防風6克，鐘乳24克。

【製法】將諸藥擇淨，研細，布包，放入酒瓶中，加入白酒適量，浸泡1週即成，每日2次，每次30毫升飲服。

【功用】補益肝腎，養血通絡。適用於肝腎虧虛，腳痛痹攣，行走不利等。

2. 胡麻仁酒

【組方】胡麻仁適量。

【製法】將胡麻仁擇淨，布包，放入酒瓶中，加入白酒適量，浸泡24小時即成，不拘時飲服。

【功用】養血通絡。適用於中風手足不遂，肢體麻木等。

3. 黃耆酒

【組方】黃耆、肉桂、巴戟天、石斛、柏子仁、澤瀉、茯苓、乾薑、蜀椒各9克，防風、獨活、人參各6克，製附片、白芍藥、製烏頭、茵芋、半夏、細辛、天花粉、白朮、黃芩、山茱萸各3克。

【製法】將諸藥擇淨，布包，放入酒瓶中，加入白酒

適量浸漬，秋冬7日，春夏3日，每日2次，每次30毫升飲服。

【功用】益氣養血，溫經通絡。適用於中風體重怠惰，四肢不舉，關節疼痛，食慾不振等。

4. 枸杞石菖蒲酒

【組方】石菖蒲1份，地骨皮2份。

【製法】將二藥擇淨，研細，水煎取汁，加大米、酒麴釀酒即成。每日隨意飲服。

【功用】養血通絡。適用於中風四肢不遂，行步不正，口眼喎斜，四體屈伸不利等。

5. 乾薑躑躅酒

【組方】乾薑、羊躑躅、肉桂、甘草、川芎、川斷、細辛、製附片、秦艽、石膏、紫菀各15克，葛根、通草、防風、柏子仁、巴戟天、石斛、石楠、山茱萸、石龍芮各12克，牛膝、天門冬各24克，製烏頭9克，蜀椒60克。

【製法】將諸藥擇淨，研細，水煎取汁，加大米、酒麴釀酒即成。將藥末研細備用，每次6克，每日3次，用藥酒適量送服。

【功用】祛風除濕，活血通絡。適用於中風偏枯，四肢不遂，婦人帶下、產後感冒，五勞七傷等。

6. 獨活酒

【組方】獨活、石楠各12克，防風9克，製附片、製烏頭、白附子、茵芋各6克。

【製法】將諸藥擇淨，研細，布包，放入酒瓶中，加入白酒適量，浸泡1週即成，每日3次，每次30毫升飲服。

【功用】祛風除濕，散寒通絡。適用於中風手足不遂，痹症疼痛等。

7. 桂枝酒

【組方】桂枝、川芎、獨活、牛膝、山藥、甘草各9克，白附子6克，防風、茯苓、製附片、茵芋、杜仲、接骨木、白朮各12克，乾薑15克，羊躑躅、豬椒葉根皮各18克，大棗40枚。

【製法】將諸藥擇淨，研細，布包，放入酒瓶中，加入白酒適量，浸泡1週即成，每日2次，每次30毫升飲服。

【功用】祛風除濕，散寒通竅。適用於中風猝然喑啞不聲，踞坐不得，面目青黑，四肢緩弱，二便失利等。

8. 白朮酒

【組方】白朮、地骨皮、荊實各90克，菊花600克。

【製法】將諸藥擇淨，研細，水煎取汁，加大米、酒麴釀酒即成。每日隨意飲服。

【功用】養心定志。適用於心氣不足，心手不遂，語聲冒昧等。

9. 腎瀝湯

【組方】羊腎1具，黃耆、川芎、肉桂、當歸、人參、防風、甘草、五味子各9克，玄參、茯苓、白芍藥各12克，磁石15克，地骨皮60克，生薑24克。

【製法】將諸藥擇淨，研細備用。羊腎洗淨，剖開，去臊腺，水煎取汁，再納諸藥同煎取汁飲服，每日1劑。羊腎可取出佐餐服食。

【功用】益氣養血，疏風通絡。適用於中風，舌強語

瘖，偏枯，腳偏跛蹇，緩弱無力，口音混濁，耳偏聾塞、腰背相引等。

10. 羊肚粥

【組方】熟羊肚、大米各100克，調味品適量。

【製法】將羊肚切絲，大米淘淨，與羊肚同放鍋中，加清水適量，煮到粥熟後，用蔥花、薑末、食鹽、味精等調味，再煮一二沸服食，每日1劑。

【功用】健脾益氣，升陽舉陷。適用於中風，頭暈目眩，納差食少，肢軟乏力等。

11. 杏仁粥

【組方】杏仁10枚，大米50克，白糖適量。

【製法】將杏仁擇淨，水煎取汁，加大米煮粥服食，每日1劑。

【功用】宣肺理氣，止咳平喘，潤腸通便。適用於中風，半身不遂，失音不語，咳嗽氣喘，腸燥便秘等。

12. 杏仁酒

【組方】杏仁、大米、酒麴各適量。

【製法】將杏仁擇淨，水煎取汁，加大米、酒麴釀酒即成。每次50毫升，每日3次。

【功用】宣肺理氣，止咳平喘，潤腸通便。適用於中風，半身不遂，失音不語，咳嗽氣喘，腸燥便秘等。

13. 葛根湯

【組方】葛根、白芍藥、肉桂、乾地黃、羌活各9克，麻黃、甘草各6克，生薑18克。

【製法】將諸藥擇淨，研細，放入鍋中，加黃酒3份，清水5份，浸泡片刻，水煎取汁飲服，每日1劑。

【功用】溫經通絡，疏風散寒。適用於中風四肢緩弱，身體疼痛不遂，產後感冒等。

14. 杜仲酒

【組方】杜仲24克，石楠6克，羌活12克，製附片15克。

【製法】將諸藥擇淨，研細，布包，放入酒瓶中，加入白酒適量，浸泡1週即成，每日3次，每次30毫升飲服。

【功用】袪風除濕，散寒通絡。適用於中風腰腳疼痛，活動不利等。

15. 乳酒飲

【組方】黃酒50毫升，人乳汁10毫升。

【製法】將黃酒煮沸，與人乳汁調勻，分2次飲服。

【功用】益氣活血。適用於中風猝不得語等。

二、中藥內服方

1. 獨茵黃芩湯

【組方】獨活、茵芋、黃芩各9克，甘草、防風、白芍藥、川芎、麻黃、葛根各6克，人參3克，製烏頭12克，竹瀝150毫升。

【製法】將諸藥擇淨，研細，放入鍋中，浸泡片刻，水煎取汁，納入竹瀝調勻，分3次服，每日1劑。

【功用】溫經通絡，疏風散寒。適用於中風口噤不能言，四肢緩縱，偏攣急痛，神志恍惚，喜怒無常，手腳不遂等。

2. 茱萸散

【組方】吳茱萸、乾薑、白薇、牡荊、製附片、白附

子、狗脊、乾漆、山藥、秦艽、防風各3克。

【製法】將諸藥擇淨，研細備用。每次9克，每日3次，溫開水適量送服。

【功用】溫經散寒，舒筋通絡。適用於中風腳跛偏枯，半身不遂等。

3. 秦艽散

【組方】秦艽、乾薑、桔梗、白附子各3克，製附片、當歸、天門冬、人參、白朮、川椒各1克，製烏頭、細辛、甘草、白芷、山茱萸、麻黃、前胡、防風、五味子各2克。

【製法】將諸藥擇淨，研細備用。每次9克，每日3次，溫開水適量送服。

【功用】溫經散寒，舒筋通絡。適用於中風昏迷，四肢不仁，一身盡痛，偏枯不遂，不能屈伸，灑灑寒熱，頭目眩暈，或口面喎斜等。

4. 川芎湯

【組方】川芎5克，黃芩、石膏、當歸、秦艽、麻黃、肉桂、乾薑、甘草各3克，杏仁12克。

【製法】將諸藥擇淨，研細，放入鍋中，浸泡片刻，水煎取汁飲服，每日1劑。

【功用】疏風清熱，活血通絡。適用於中風，四肢不仁，善笑不息等。

5. 荊瀝湯

【組方】荊瀝200毫升，生薑汁60毫升，麻黃、白朮、川芎各12克，防風、肉桂、升麻、茯苓、遠志、人參、羌活、當歸、防己、甘草各6克。

【**製法**】將諸藥擇淨，研細，放入鍋中，浸泡片刻，水煎取汁，納入荊瀝、生薑汁調勻，分4次飲服，每日1劑。

【**功用**】疏風散寒，通竅活絡。適用於中風心悸，語聲混濁，語言不利，時好自笑等。

6. 乾薑製附片湯

【**組方**】乾薑、製附片各12克，肉桂、麻黃各6克，川芎3克。

【**製法**】將諸藥擇淨，研細，放入鍋中，浸泡片刻，水煎取汁飲服，每日1劑。

【**功用**】疏風散寒，通竅活絡。適用於中風半身不遂，二便失利，口眼喎斜等。

7. 小續命湯

【**組方**】麻黃、防己、人參、黃芩、肉桂、白芍藥、甘草、川芎、杏仁各3克，防風5克，製附片9克，生薑15克。

【**製法**】將諸藥擇淨，研細，先將麻黃水煎3沸去沫，再納諸藥，水煎取汁飲服，每日1劑。

【**功用**】益氣扶正，溫經通絡。適用於中風肢體不遂，口目不正，舌強不能語，神情混亂等。

8. 麻桂續命湯

【**組方**】麻黃、肉桂、甘草各6克，生薑15克，人參、川芎、白朮、製附片、防己、白芍藥、黃芩各3克，防風5克。

【**製法**】將諸藥擇淨，研細，放入鍋中，浸泡片刻，水煎取汁飲服，每日1劑。

【功用】疏風散寒，通竅活絡。適用於中風冒昧不知痛處，拘急不得轉側，四肢緩急，大小便失禁。

9. 大續命湯

【組方】麻黃24克，石膏12克，肉桂、乾薑、川芎各6克，當歸、黃芩各3克，杏仁15克，荊瀝60毫升。

【製法】將諸藥擇淨，研細，先將麻黃水煎取汁，再納諸藥，水煎取汁，納入荊瀝調勻飲服，每日1劑。

【功用】溫經通絡，化痰開竅。適用於中風喑啞，肢體不遂。

10. 獨活麻黃湯

【組方】獨活、麻黃各9克，川芎、防風、當歸、葛根、生薑、肉桂、茯苓、製附片、細辛、甘草各3克。

【製法】將諸藥擇淨，研細，同放鍋中，加清水適量，浸泡片刻，水煎取汁飲服，每日1劑。

【功用】疏風散寒，通絡化痰。適用於中風喑啞，肢體不遂等。

11. 麻芎續命湯

【組方】麻黃、川芎各9克，乾薑、石膏、人參、當歸、肉桂、甘草各3克，杏仁15克。

【製法】將諸藥擇淨，研細，同放鍋中，加清水適量，浸泡片刻，水煎取汁飲服，每日1劑。

【功用】益氣養血，通絡化痰。適用於產婦及老人中風喑啞，肢體不遂等。

12. 西州續命湯

【組方】麻黃18克，石膏12克，肉桂6克，甘草、川芎、乾薑、黃芩、當歸各3克，杏仁12克。

【製法】將諸藥擇淨，研細，先將麻黃水煎取汁，再納諸藥，水煎取汁飲服，每日1劑。

【功用】溫經通絡，化痰開竅。適用於中風肢體不遂，口不能言，冒昧不識人，拘急背痛不得轉側等。

13. 大續命散

【組方】麻黃、製烏頭、防風、肉桂、甘草、蜀椒、杏仁、石膏、人參、白芍藥、當歸、竹茹、黃芩、茯苓、乾薑各3克。

【製法】將諸藥擇淨，研細即成。每次9克，每日2次，溫黃酒適量送服。

【功用】溫經散寒，化痰通絡。適用於中風肢體偏枯不仁，手足拘急疼痛，不得伸屈，頭眩，盜汗，陽痿，婦人帶下無子，或悲愁哭泣等。

14. 續命煮散

【組方】麻黃、川芎、獨活、防己、甘草、杏仁各9克，肉桂、製附片、茯苓、升麻、細辛、人參、防風各6克，石膏15克，白朮12克。

【製法】將諸藥擇淨，研細，布包，加生薑12克，水煎取汁，分3次服，每日1劑。

【功用】溫經散寒，化痰通絡。適用於中風言語謇澀，四肢搖曳等。

15. 大八風湯

【組方】當歸、五味子、升麻各5克，製烏頭、黃芩、白芍藥、遠志、獨活、防風、川芎、麻黃、秦艽、石斛、人參、黃蓍、紫菀、石膏、茯苓各3克，杏仁15克，甘草、肉桂、乾薑各6克，大豆30克。

【製法】將諸藥擇淨，研細，同放鍋中，加清水8份，黃酒2份，浸泡片刻，煎汁，分次飲服，每日1劑。

【功用】益氣養血，通絡化痰。適用於中風頑痹，手腳不遂，身體偏枯，或神情恍惚，多語善忘，有時恐怖，或肢節疼痛，頭眩煩悶。或腰脊強直不得俯仰，腹滿不食，咳嗽等。

16. 八風散

【組方】麻黃、白朮各48克，羌活144克，黃芩63克，大黃24克，天花粉、甘草、蔓荊子、製附片、白芷、防風、白芍藥、天門冬、石膏各30克，山茱萸、食茱萸、羊躑躅各90克，茵芋42克，白附子15克，細辛、乾薑、肉桂各15克，雄黃、朱砂、丹參各18克。

【製法】將諸藥擇淨，研細即成。每次9克，溫黃酒適量送服，第1個月每日1次，第2個月每日2次，連續100日。

【功用】溫經散寒，化痰通絡。適用於中風半身不遂，曆節疼痛，肌肉枯燥，皮膚時動，或筋緩急痛，目眩，恍惚，妄言倒錯等。

17. 二瀝飲

【組方】荊瀝、竹瀝各300毫升，地骨皮、麥門冬各30克，豆豉12克，人參、茯苓、梔子仁、黃芩、川芎、肉桂、細辛、杏仁、防風、白鮮皮各6克，生薑、石膏、甘草各9克。

【製法】將諸藥擇淨，研細，同放鍋中，加清水適量，浸泡片刻，水煎取汁，納入荊瀝、竹瀝調勻，分次飲服，每日1劑。

【功用】清熱化痰，開竅通絡。適用於中風肢體不遂，神識恍惚，煩悶等。

18. 地黃煎

【組方】生地黃汁100毫升，地骨皮汁150毫升，薑汁、酥油各90毫升，荊瀝、竹瀝各150毫升，天門冬、人參各24克，茯苓18克，大黃、梔子仁各12克。

【製法】將諸藥擇淨，研細備用。先取地黃等藥汁煎沸，再納諸藥煮沸，候溫即成。每次9克，每日3次飲服，或沖飲。

【功用】清熱化痰，開竅通絡。適用於中風，心胸煩悶等。

19. 黃芩藍葉湯

【組方】黃芩、乾藍葉、白芍藥、鼠尾草各9克，梔子仁、葛根各18克，羚羊角15克，豆豉30克。

【製法】將諸藥擇淨，研細，同放鍋中，加清水適量，浸泡片刻，水煎取汁飲服，每日1劑。

【功用】清熱化痰，開竅通絡。適用於中風，心胸煩悶等。

20. 骨皮玉竹湯

【組方】地骨皮、玉竹、丹參、黃蓍、麥門冬、澤瀉各9克，蜂蜜、薑汁各10毫升，生地汁60毫升。

【製法】將諸藥擇淨，研細，同放鍋中，加清水適量，浸泡片刻，水煎取汁，再納入三汁煮沸飲服，每日1劑。

【功用】滋陰清熱，化痰通絡。適用於中風，心胸煩悶等。

21. 半夏湯

【組方】半夏、大麻仁、生薑各30克,白芍藥、茯苓、五味子、肉桂、橘皮各9克。

【製法】將諸藥擇淨,研細,同放鍋中,加清水適量,浸泡片刻,水煎取汁飲服,每日1劑。

【功用】溫中下氣。適用於中風,語聲憂懼,舌本捲縮,瞋喜無度,神情恍惚,脘腹脹滿等。

22. 當歸丸

【組方】當歸、酸棗仁、乾薑各24克,川芎、乾地黃、製附片各18克,黃蓍、地骨皮各21克,大棗20枚,吳茱萸15克,甘草、秦椒葉、厚朴、秦芃各12克,肉桂、防風、製附片、白朮各15克。

【製法】將諸藥擇淨,研細,蜜丸即成。每次9克,每日2次,溫開水適量送服。

【功用】補脾安胃、調氣止痛。適用於中風,身重不舉,言語不利等。

23. 防風湯

【組方】防風、川芎、白芷、牛膝、狗脊、萆薢、白朮各3克,羌活、葛根、製附片、杏仁各6克,薏苡仁、石膏、肉桂各9克,麻黃12克,生薑15克。

【製法】將諸藥擇淨,研細,同放鍋中,加清水適量,浸泡片刻,水煎取汁飲服,每日1劑。

【功用】疏風散寒,活血通絡。適用於中風肢體不遂。

24. 仲景三黃湯

【組方】麻黃4克,黃芩2克,黃蓍、細辛各1克,

獨活3克。

【製法】將諸藥擇淨，研細，同放鍋中，加清水適量，浸泡片刻，水煎取汁飲服，每日1劑。

【功用】疏風散寒，清熱除煩。適用於中風手足拘攣，百節疼痛，煩熱心亂，惡寒，經日不欲飲食等。

25. 竹瀝湯

【組方】竹瀝100毫升，生葛汁100毫升，生薑汁30毫升。

【製法】將諸藥調勻飲服，每日1劑。

【功用】清熱除煩，化痰開竅。適用於中風痰壅，四肢不收，心神恍惚，不知人不能言等。

26. 竹瀝葛汁湯

【組方】竹瀝100毫升，生葛汁50毫升，川芎、防己、製附片、人參、白芍藥、黃芩、甘草、肉桂各3克，生薑12克，羚羊角6克，石膏18克，杏仁15克，麻黃、防風各5克。

【製法】將諸藥擇淨，研細，同放鍋中，加清水適量，浸泡片刻，水煎取汁，納入竹瀝、葛汁調勻飲服，每日1劑。

【功用】疏風散寒，清熱除煩。適用於中風痰壅，四肢不收，心神恍惚，不知人不能言等。

27. 竹瀝防風湯

【組方】竹瀝200毫升，防風、升麻、羚羊角、防己、肉桂、川芎各6克，麻黃9克。

【製法】將諸藥擇淨，研細，同放鍋中，加清水適量，浸泡片刻，水煎取汁，納入竹瀝調勻飲服，每日1劑。

【功用】疏風散寒，清熱除煩。適用於中風痰壅，四肢不收，心神恍惚，不知人不能言等。

28. 竹瀝甘草湯

【組方】竹瀝60毫升，甘草、人參、川芎、獨活、升麻各3克，防風、麻黃、白芍藥各5克，生薑、羚羊角、防己、石膏、肉桂、黃芩、白朮各6克，附子12克。

【製法】將諸藥擇淨，研細，同放鍋中，加清水適量，浸泡片刻，水煎取汁，納入竹瀝調勻飲服，每日1劑。

【功用】疏風散寒，清熱除煩。適用於中風痰壅，四肢不收，心神恍惚，不知人不能言等。

29. 二防煮散

【組方】防風、防己、獨活、秦艽、黃耆、白芍藥、人參、白朮、茯神、川芎、遠志、升麻、石斛、牛膝、羚羊角、丹參、甘草、厚樸、天門冬、五加皮、地骨皮、黃芩、肉桂各3克，乾地黃、橘皮、生薑、麻黃各9克，檳榔、藁本、杜仲、烏犀角（代）各6克，薏苡仁30克，石膏18克。

【製法】將諸藥擇淨，研細備用。每次9克，水煎取汁飲服，每日2次。

【功用】疏風通絡，益氣養血。適用於中風。常服此方可預防中風。

30. 川芎湯

【組方】川芎5克，黃芩、石膏、當歸、秦艽、麻黃、肉桂、乾薑、甘草各3克，杏仁12克。

【製法】將諸藥擇淨，研細，同放鍋中，加清水適量，浸泡片刻，水煎取汁飲服，每日1劑。

【功用】疏風散寒，活血通竅。適用於中風，四肢不仁，善笑不息等。

31. 荊瀝湯

【組方】荊瀝、竹瀝、生薑汁各30毫升。

【製法】將諸藥調勻飲服，每日1劑。

【功用】清熱除煩，化痰開竅。適用於中風痰壅，四肢不收，心神恍惚，不知人不能言等。

32. 獨活煮散

【組方】獨活24克，川芎、白芍藥、茯苓、防風、防己、葛根各3克，羚羊角、當歸、人參、肉桂、麥門冬、石膏各12克，磁石30克，甘草、白朮各9克。

【製法】將諸藥擇淨，研細，分為24份，每份加入生薑、生地黃各30克，杏仁9克，水煎服，每日3次。

【功用】清熱化痰，活血通絡。適用於中風痰壅，不能言語等。

33. 五補丸

【組方】防風、人參、肉蓯蓉、乾地黃、羚羊角、麥門冬、天門冬各5克，白芍藥、獨活、乾薑、白朮、丹參、山茱萸、甘草、茯神、升麻、黃蓍、甘菊花、地骨皮、石斛、牛膝、五加皮、山藥各4克，秦芁、川芎、肉桂、防己、生薑屑、黃芩各3克，製附片2克，石膏、寒水石各9克。

【製法】將諸藥擇淨，研細，蜜丸即成。每次9克，每日3次，生薑蜜湯送服。

【功用】益氣養血，調和陰陽。適用於中風，低熱時作等。

34. 獨活湯

【組方】獨活12克，肉桂、白芍藥、天花粉、葛根各6克，生薑18克，甘草9克。

【製法】將諸藥擇淨，研細，同放鍋中，加清水適量，浸泡片刻，水煎取汁飲服，每日1劑。

【功用】疏風散寒，活血通竅。適用於中風，口不能言，四肢不收、手足搖曳等。

35. 防桂麻黃湯

【組方】防己、肉桂、麻黃各6克，葛根9克，甘草、防風、白芍藥各3克，生薑12克。

【製法】將諸藥擇淨，研細，同放鍋中，加清水適量，浸泡片刻，水煎取汁飲服，每日1劑。

【功用】疏風散寒，活血通竅。適用於中風口不能言等。

36. 大竹瀝湯

【組方】竹瀝適量，獨活、白芍藥、防風、茵芋、甘草、白朮、葛根、細辛、黃芩、川芎各6克，肉桂、防己、人參、石膏、麻黃各3克，生薑、茯苓各9克，製烏頭6克。

【製法】將諸藥擇淨，研細，放入鍋中，浸泡片刻，水煎取汁，加竹瀝適量調勻飲服，每日1劑。

【功用】清熱化痰，活血通絡。適用於中風，口噤不能言，四肢緩縱，偏痹攣急，恍惚恚怒無常，手足不遂等。

三、中醫外治方

1. 芥醋方

【組方】芥子30克，白醋100毫升。

【製法】將芥子擇淨,與白醋同放鍋中,浸泡片刻,水煎沸,以布浸漬敷於頭部,每日3次。

【功用】活血通竅。適用於中風口噤不知人等。

2. 穴灸法

【組穴】人中(位於上唇中線的垂直溝)、大椎(在後正中線上,第7頸椎椎棘下凹陷中)、肝俞(在背部,當第9胸椎棘突下,旁開1.5寸)。

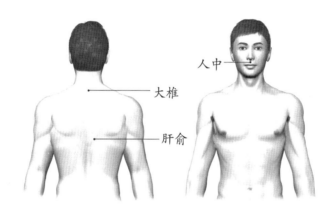

大椎

肝俞

人中

【灸法】先灸鼻下人中,次灸大椎、肝俞,各灸50壯。

【功用】活血通絡。適用於中風,口噤不語等。

3. 蠶砂熨

【組方】蠶砂適量。

【製法】將蠶砂擇淨,放鍋中炒熱,布包熱熨患處,布包冷則更換,每日3次。

【功用】活血通絡。適用於中風半身不遂等。

痹 證

痹證是指氣血為病邪阻閉而引起的疾病，凡人體肌表、經絡遭受風寒濕邪侵襲後，使氣血運行不暢而引起筋骨、肌肉、關節等處的疼痛、酸楚、重著、麻木和關節腫大、屈伸不利等症，統稱為痹證。其包括現代醫學的風濕性、類風濕性、損傷性、增生性關節炎等，可選用下列《千金方》養生調補方。

一、飲食治療方

1. 四汁飲

【組方】葛根汁、生地汁、蜂蜜各100毫升，麥門冬汁50毫升。

【製法】將諸藥汁混勻，煮沸，分3次飲服，每日1劑。

【功用】清熱除煩。適用於痹證，酸痛煩熱時作等。

2. 虎骨釀酒

【組方】虎骨（代）1具，大米、酒麴各適量。

【製法】將虎骨炙令黃焦，碎如雀頭大，與大米、酒麴如常法釀酒即成。每次50毫升，每日3次。

【功用】補益肝腎，活血祛風。適用於痹證，骨虛酸疼，手足不適，失眠等。

3. 虎骨白芍藥散

【組方】虎骨（代）12克，白芍藥50克，生地250克。

【製法】將諸藥擇淨，以黃酒適量，浸漬3宿，而後取出諸藥曬乾，復入酒中再浸，以酒盡為度。取出諸藥研

細備用。每次9克,每日3次,溫黃酒適量送服。

【功用】補益肝腎,補髓填精。適用於痹證,骨髓疼痛等。

4. 地黃汁酒

【組方】地黃汁10份,黃酒2份。

【製法】將二藥混勻,煮沸,每次50毫升,每日3次飲服。

【功用】補益肝腎,補髓填精。適用於痹證,骨髓冷痛等。

5. 虎骨浸酒

【組方】虎骨(代)1具。

【製法】將虎骨炙令黃焦,研細,加黃酒適量浸泡1週即成,每次隨意飲服,不拘時。

【功用】補益肝腎,強健筋骨。適用於痹證,骨髓疼痛等。

6. 小黃酒

【組方】黃蓍、製附片、川椒、防風、牛膝、細辛、肉桂、獨活、白朮、川芎、甘草各9克,秦艽、製烏頭、大黃、葛根、乾薑、山茱萸各6克,當歸8克。

【製法】將諸藥擇淨,研細,布包,以白酒適量浸漬7日即成。每次50毫升,每日3次飲服。二次酒盡後,取藥末曬乾,每次6克,每日3次,溫黃酒適量送服。

【功用】祛風除濕,散寒止痛。適用於痹證,四肢偏枯,兩腳痿弱,手不能上頭,或小腹疼痛,脅下攣急,脅痛,多夢,悲愁不樂,恍惚善忘,或久坐腰痛,耳聾,目眩頭重,婦人產後諸疾等。

7. 黃蓍酒

【組方】黃蓍、秦艽、川椒、乾薑、獨活、白朮、川
芎、肉蓯蓉、細辛、牛膝各9克，葛根、當歸各11克，甘
草9克，山茱萸、肉桂各6克，石菖蒲8克，柏子仁、白附
子、鐘乳、防風各6克，大黃3克，製烏頭、石斛各6克，
石楠3克，製附片9克。

【製法】將諸藥擇淨，研細，布包，以白酒適量浸漬
7日即成。每次50毫升，每日3次飲服。

【功用】補益氣血，祛風除濕。適用於痹證，腳疼痿
弱，短氣等。

8. 鐘乳酒

【組方】鐘乳24克，丹參18克，石斛、杜仲、天門
冬各15克，牛膝、防風、黃蓍、川芎、當歸各12克，製附
片、肉桂、秦艽、乾薑各9克，山茱萸、薏苡仁各30克。

【製法】將諸藥擇淨，研細，布包，以白酒適量浸漬
7日即成。每次50毫升，每日3次飲服。

【功用】補益氣血，祛風除濕。適用於痹證，腳疼冷
痛，羸瘦攣弱，不能行走等。

9. 茵芋酒

【組方】茵芋、製烏頭、石楠、製附片、細辛、獨
活、防風、川椒、玉竹、卷柏、肉桂、白附子、秦艽、防
己各3克，羊躑躅6克。

【製法】將諸藥擇淨，研細，布包，以白酒適量浸漬
7日即成。每次50毫升，每日3次飲服。

【功用】補益氣血，祛風除濕。適用於痹證，目眩，
目無所見，或中風，口噤不開，半身偏死，拘急痹痛，不

能動搖，歷節腫痛，骨中酸疼，手不能上頭，足不得屈伸，不能躡履，行欲傾跛，或皮中如有蟲啄，瘙癢，甚者狂走等。

10. 秦艽酒

【組方】秦艽、天門冬、五加皮、牛膝、製附片、肉桂各9克，巴戟肉、杜仲、石楠、細辛各6克，獨活15克，薏苡仁3克。

【製法】將諸藥擇淨，研細，布包，以白酒適量浸漬7日即成。每次50毫升，每日3次飲服。

【功用】補益氣血，祛風除濕。適用於痹證，手臂不收，腿腳疼弱，或有拘急攣縮屈指，偏枯痿弱，麻木不仁等。

11. 附片牛膝酒

【組方】製附片、牛膝、丹參、山茱萸、接骨木、杜仲、石斛各12克，防風、乾薑、川椒、細辛、獨活、秦艽、肉桂、川芎、當歸、白朮、茵芋各9克，五加皮15克，薏苡仁30克。

【製法】將諸藥擇淨，研細，布包，以黃酒適量浸漬7日即成。每次50毫升，每日3次飲服。

【功用】補益氣血，祛風除濕。適用於痹證，麻木不仁，腳弱不能行等。

12. 松葉釀酒

【組方】松葉適量。

【製法】將松葉擇淨，研細，水煎取汁，同米飯、酒麴釀酒即成。每次50毫升，每日3次飲服。

【功用】祛風除濕。適用於痹證，腳弱不能行。

13. 松葉浸酒

【組方】松葉適量。

【製法】將松葉擇淨，研細，同白酒適量浸泡1週即成。每次50毫升，每日3次飲服。

【功用】祛風除濕。適用於痹證，腳弱不能行。

14. 松膏飲

【組方】松脂膏適量。

【製法】將松脂煉50次，再用黃酒煮10次備用。取煉後的松脂酥、酒煮後的松脂各等量調勻即成。每次10毫升，每日3次，溫黃酒適量調勻送服。

【功用】祛風除濕。適用於痹證，百節酸痛，不可忍等。

15. 松膏酒

【組方】松脂膏1份，白酒3份。

【製法】將松脂膏擇淨，同白酒浸泡1週即成。每次50毫升，每日3次飲服。

【功用】除濕利痹，活血通絡。適用於風濕痹痛等。

16. 松節酒

【組方】松節、豬椒葉各等量，柏子仁、製附片、萆薢、川芎各15克，秦艽18克，人參、茵芋各12克，防風30克，磁石36克，獨活45克。

【製法】將諸藥擇淨，研細備用。取松節、豬椒葉水煎取汁，加大米、酒麴釀酒。將藥末與松節酒調勻，密封浸泡1週即成。每次50毫升，每日3次飲服。

【功用】祛風除濕。適用於痹證，四肢疼痛等。

17. 製附片酒

【組方】製附片適量。

【製法】將製附片擇淨，研細，同白酒適量浸泡1週即成。每次30毫升，每日3次飲服。

【功用】溫腎助陽，散寒止痛。適用於痹證，畏寒肢冷，納差食少，胃寒嘔吐，腰膝冷痛等。

18. 麻子酒

【組方】胡麻仁適量。

【製法】將胡麻仁研細，水煎取汁，加大米、酒麴釀酒，取上層清酒，隨性飲服。

【功用】補益肝腎。適用於痹證，肢體關節疼痛，虛勞，婦人帶下，月水不調等。服之令人肥健。

19. 鬼箭羽酒

【組方】海藻、茯苓、防風、獨活、製附片、白朮各9克，大黃15克，鬼箭羽、當歸各6克。

【製法】將諸藥擇淨，研細，同白酒適量浸泡1週即成。每次30毫升，每日3次飲服。

【功用】疏風除濕，散寒止痛。適用於風痹，行走無定，腫或如盤大，或如甌，或著腹背，或著臂，或著腳等。

20. 白薟薏苡湯

【組方】白薟、薏苡仁、白芍藥、肉桂、酸棗仁、牛膝、乾薑、甘草各18克，製附片12克。

【製法】將諸藥擇淨，研細，同白酒適量浸泡一宿，煎沸飲服，每次100毫升，每日3次飲服。

【功用】疏風除濕，散寒止痛。適用於痹證拘攣，不可屈伸等。

21. 枸杞石菖蒲酒

【組方】石菖蒲1份，枸杞根2份。

【製法】將二藥擇淨，研細，水煎取汁，加大米、酒麴釀酒，隨意飲服。

【功用】補益肝腎，疏風通絡。適用於風痹，四肢不遂，行步不正，口急及四體不得屈伸等。

22. 石膏湯

【組方】石膏150克，雞子2枚，甘草30克，麻黃9克，杏仁15克。

【製法】將諸藥擇淨，研細備用。先取雞蛋打入水中調勻，再納諸藥，浸泡片刻，水煎取汁飲服，每日1劑。

【功用】清熱解毒，消腫止痛。適用於痹證，關節腫痛等。

二、中藥內服方

1. 石斛萬病散

【組方】防風、茯苓、菊花、細辛、川椒、乾薑、雲母、肉蓯蓉、人參、乾地黃、製附片、石斛、杜仲、遠志、菟絲子、白附子、萆薢、肉桂、牛膝、蛇床子、白朮、山藥、巴戟天、石菖蒲、川斷、山茱萸各3克，五味子2克。

【製法】將諸藥擇淨，研細備用。每次9克，每日3次，溫黃酒適量送服。

【功用】祛風除濕。適用於痹證，腰腿疼痛不遂等。

2. 豆豉地黃散

【組方】豆豉2份，生地黃8份。

【製法】將諸藥擇淨，研細備用。每次18克，每日2

次，溫黃酒適量送服。

【功用】祛風除濕。適用於痹證，骨節疼痛，虛熱等。

3. 天門冬散

【組方】天門冬適量。

【製法】將天門冬擇淨，研細備用。每次9克，每日3次，溫黃酒適量送服。

【功用】養陰清熱。適用於痹證，手足心熱等。

4. 防風湯

【組方】防風、白朮、知母、肉桂各12克，川芎、白芍藥、杏仁、甘草各9克，半夏、生薑各15克。

【製法】將諸藥擇淨，研細，放入鍋中，加清水適量，浸泡片刻，水煎取汁飲服，每日1劑。

【功用】祛風除濕，消腫止痛。適用於痹證，肢節腫痛，按之皮陷，頭眩短氣，煩悶欲吐等。

5. 羌活湯

【組方】羌活、肉桂、白芍藥、葛根、麻黃、乾地黃各9克，甘草6克，生薑15克。

【製法】將諸藥擇淨，研細，放入鍋中，加清水5份，黃酒2份，浸泡片刻，水煎取汁飲服，每日1劑。

【功用】祛風除濕，散寒止痛。適用於痹證，肢節疼痛、四肢緩弱不遂，產後感冒等。

6. 防己湯

【組方】防己、茯苓、白朮、肉桂、生薑各12克，甘草9克，人參6克，製烏頭12克。

【製法】將諸藥擇淨，研細，放入鍋中，加清水10

份，黃酒1份，浸泡片刻，水煎取汁飲服，每日1劑。

【功用】祛風除濕，散寒止痛。適用於痹證，四肢疼痛等。

7. 附片乾薑湯

【組方】製附片、乾薑、白芍藥、茯苓、人參、甘草、肉桂各9克，白朮12克。

【製法】將諸藥擇淨，研細，放入鍋中，加清水適量，浸泡片刻，水煎取汁飲服，每日1劑。

【功用】祛風除濕，溫經止痛。適用於痹證，體痛欲折、肉如錐刺等。

8. 石楠湯

【組方】石楠、乾薑、黃芩、細辛、人參各3克，肉桂、麻黃、當歸、川芎各5克，甘草6克，乾地黃2克，吳茱萸4克。

【製法】將諸藥擇淨，研細，放入鍋中，加清水6份、黃酒3份，浸泡片刻，水煎取汁飲服，每日1劑。

【功用】祛風除濕，溫經止痛。適用於痹證，皮膚中如蟲行，腰脊強直，手足拘攣，隱疹時作，或面目腫起，口噤不能言等。

9. 大棗湯

【組方】大棗15枚，製附片12克，甘草30克，黃蓍12克，生薑6克，麻黃15克。

【製法】將諸藥擇淨，研細，放入鍋中，加清水適量，浸泡片刻，水煎取汁飲服，每日1劑。

【功用】祛風除濕，溫經止痛。適用於痹證，肢節疼痛等。

10. 犀角湯

【組方】犀角（代）6克，羚羊角3克，前胡、黃芩、梔子仁、射干各9克，大黃、升麻各12克，豆豉30克。

【製法】將諸藥擇淨，研細，放入鍋中，加清水適量，浸泡片刻，水煎取汁飲服，每日1劑。

【功用】清熱解毒，消腫止痛。適用於痹證，熱毒流入四肢，關節腫痛等。

11. 茱萸散

【組方】吳茱萸、乾薑、白薇、牡荊子、製白附子、製附片、狗脊、乾漆、山藥、秦艽、防風各2克。

【製法】將諸藥擇淨，研細備用。每次9克，溫開水適量送服，每日3次。

【功用】祛風除濕，通絡止痛。適用於風痹，腳跛偏枯，半身不遂，晝夜呻吟，疼痛不止等。

12. 防己黃蓍湯

【組方】甘草6克，黃蓍15克，防己12克，生薑、白朮各9克，大棗12枚。

【製法】將諸藥擇淨，研細，放入鍋中，加清水適量，浸泡片刻，水煎取汁飲服，每日1劑。

【功用】疏風解表，祛風除濕。適用於痹證，身重，汗出惡風，脈浮等。

13. 萆薢山藥丸

【組方】萆薢、山藥、牛膝、澤瀉各6克，白朮、地膚子各2克，乾漆、螬蟲、車前子、狗脊、製附片、茵芋各1克，山茱萸2克，乾地黃8克。

【製法】將諸藥擇淨，研細，蜜丸即成。每次9克，

每日3次，溫黃酒適量送服。

【功用】疏風解表，祛風除濕。適用於風痹，疼痛游走無定處等。

14. 防風甘草湯

【組方】防風、甘草、黃芩、肉桂、當歸、茯苓各3克，秦艽、葛根各6克，生薑15克，大棗30枚，杏仁12克。

【製法】將諸藥擇淨，研細，放入鍋中，加黃酒、清水各等量，煎沸取汁，分3次服，每日1劑。

【功用】疏風解表，祛風除濕。適用於痹證。

15. 白薟散

【組方】白薟5克，製附片10克。

【製法】將諸藥擇淨，研細即成。每次3克，每日3次，溫黃酒適量送服。

【功用】疏風解表，祛風除濕。適用於風痹，肢體腫痛，屈伸不利等。

16. 獨活寄生湯

【組方】獨活9克，寄生、杜仲、牛膝、細辛、秦艽、茯苓、肉桂、防風、川芎、乾地黃、人參、甘草、當歸、白芍藥各6克。

【製法】將諸藥擇淨，研細，放入鍋中，加清水適量，浸泡片刻，水煎取汁飲服，每日1劑。

【功用】補益肝腎，祛風除濕。適用於痹證，腰背疼痛，腳膝冷重等。

消 渴

消渴，即糖尿病，是一種由遺傳基因決定的全身性慢性代謝性疾病，係由於體內胰島素的相對或絕對不足而引起糖、脂肪及蛋白質代謝的紊亂所致，其主要特點是高血糖及糖尿。本病早期無明顯症狀，典型表現為「三多一少」，即多尿、多飲、多食、消瘦，嚴重時可發生酮症酸中毒，常見的併發症及伴隨症有急性感染、肺結核、動脈粥樣硬化、腎和視網膜等微血管病變及神經病變。

中醫認為，本病多為燥熱陰虛，精液不足所為，當以滋陰清熱，補腎益精為治，在常規治療的基礎上，配合中藥療法，對消渴有一定療效，可選用下列《千金方》養生調補方。

一、飲食治療方

1. 豆豉飲

【組方】豆豉適量。

【製法】將豆豉擇淨，研細，放入鍋中，加清水適量，水煎取汁，不拘時飲服。

【功用】養陰生津，除煩止渴。適用於消渴。

2. 粟米飲

【組方】粟米適量。

【製法】將粟米擇淨，研細，放入鍋中，加清水適量，水煎取汁，不拘時飲服。

【功用】養陰生津，除煩止渴。適用於消渴。

3. 枸杞子飲

【組方】枸杞子適量。

【製法】將枸杞子擇淨，研細，放入鍋中，加清水適量，水煎取汁，不拘時飲服。

【功用】養陰生津。適用於消渴，四體羸瘦等。

4. 增損腎瀝湯

【組方】羊腎1具，遠志、人參、澤瀉、肉桂、當歸、茯苓、龍骨、乾地黃、黃芩、甘草、川芎各6克，麥門冬30克，五味子15克，生薑18克，大棗20枚。

【製法】將諸藥擇淨，研細備用。先取羊腎，去臊腺洗淨，放入鍋中，加清水適量，水煎取汁，納入諸藥，煎沸飲服，每日1劑。羊腎取出切片調味服食。

【功用】補益肝腎，養陰生津。適用於消渴，小便頻多，腰痛等。

5. 羊肺羊肉羹

【組方】羊肺1具，羊肉、食鹽、豆豉、調味品各適量。

【製法】將羊肺、羊肉洗淨，切塊，同入鍋中，加清水適量煮沸後，調入食鹽、豆豉、調味品等，煮至肉熟服食，2日1劑。

【功用】補腎填精益氣。適用於消渴，小便頻數而尿多。

6. 豬肚丸

【組方】豬肚1具，黃連、高粱米各15克，天花粉、茯神各12克，知母9克，麥門冬6克。

【製法】將諸藥擇淨，研細備用。豬肚洗淨，納諸藥於豬肚中，紮緊，蒸爛，趁熱搗丸，或加蜜和丸即成。每次20克，每日3次，溫開水適量送服。

【功用】清熱生津。適用於消渴。

7. 花粉牛脂飲

【組方】天花粉、牛脂各適量。

【製法】將天花粉擇淨，水煎取汁，加牛脂適量煮沸飲服，每日3次。

【功用】清熱生津。適用於消渴。

二、中藥內服方

1. 青葙子丸

【組方】青葙子15克，黃芩、天花粉、苦參各3克，黃柏6克，龍膽草、梔子仁、黃連各9克。

【製法】將諸藥擇淨，研細，蜜丸即成。每次9克，每日3次，溫開水適量送服。

【功用】清熱生津。適用於火熱內蘊，煩渴等。

2. 生地黃煎

【組方】生地黃汁、生麥門冬汁、蜂蜜各60毫升，豆豉、遠志各60克，人參、白朮、茯苓、白芍藥、乾地黃各9克，甘草6克，石膏18克，玉竹12克。

【製法】將諸藥擇淨，研細，放入鍋中，加清水適量，浸泡片刻，水煎取汁，納入生地黃汁、生麥門冬汁、蜂蜜等，煮沸，分4次飲服，每日1劑。

【功用】健脾益氣，養陰生津。適用於消渴，消瘦等。

3. 麥門冬茯苓湯

【組方】麥門冬、茯苓、黃連、石膏、玉竹各8克，人參、龍膽草、黃芩各6克，升麻4克，枳實、枸杞子、天花粉、生薑各10克。

【製法】將諸藥擇淨，研細，蜜丸即成。以茅根30克、粟米15克，水煎取汁，送服9克，每日2次。

【功用】清熱生津，除煩止渴。適用於胃熱煩渴，大便秘結，小便短少等。

4. 花粉生薑湯

【組方】天花粉、生薑各15克，生麥門冬、蘆根各60克，茅根90克。

【製法】將諸藥擇淨，研細，放入鍋中，加清水適量，浸泡片刻，水煎取汁飲服，每日1劑。

【功用】養陰生津。適用於消渴。

5. 茯神湯

【組方】茯神6克，知母、玉竹各12克，天花粉、生麥門冬各15克，生地黃18克，小麥60克，淡竹葉90克，大棗20枚。

【製法】將諸藥擇淨，研細備用。先將小麥、竹葉水煎取汁，再納入諸藥煎取汁，分4次飲服。

【功用】泄熱止渴。適用於胃腑實熱，引飲常渴等。

6. 黃耆茯神湯

【組方】黃耆、茯神、天花粉、甘草、麥門冬各9克，乾地黃15克。

【製法】將諸藥擇淨，研細，放入鍋中，加清水適量，浸泡片刻，水煎取汁飲服，每日1劑。

【功用】益氣養陰，生津止渴。適用於消渴。

7. 浮萍丸

【組方】乾浮萍、天花粉各等量。

【製法】將諸藥擇淨，研細，以乳和丸即成。每次9

克,每日3次,空腹溫開水適量送服。

【功用】清熱生津。適用於消渴。

8. 黃連丸

【組方】黃連、生地黃各等量。

【製法】將二藥擇淨,研細,蜜丸即成。每次9克,每日3次,溫黃酒適量送服。

【功用】清熱生津。適用於消渴。

9. 天花粉方

【組方】天花粉適量。

【製法】將天花粉適量,研細備用,或蜜丸。每次9克,每日4次,溫開水適量送服,或調入粥、牛奶中服食。

【功用】清熱生津。適用於消渴。

10. 枸杞湯

【組方】枸杞枝葉30克,黃連、天花粉、甘草、石膏各9克。

【製法】將諸藥擇淨,研細,放入鍋中,加清水適量,水煎取汁,不拘時飲服。

【功用】養陰清熱,止渴生津。適用於消渴。

11. 茯神丸方

【組方】茯神、黃耆、人參、麥門冬、甘草、黃連、知母、天花粉各9克,菟絲子12克,肉蓯蓉、乾地黃、石膏各18克。

【製法】將諸藥擇淨,研細,加牛膽汁10毫升,和蜜為丸即成。每次12克,每日2次,茅根湯送服。

【功用】益氣養陰,清熱生津。適用於消渴,小便頻數等。

12. 酸棗丸

【組方】酸棗仁45克，安石榴子15克，覆盆子、葛根各9克，天花粉、茯苓各11克，肉桂4克，烏梅50枚，麥門冬12克，蜂蜜適量。

【製法】將諸藥擇淨，研細，蜜丸即成。每次適量，口中含化，不限晝夜，以口中有津液為度。

【功用】生津止渴。適用於消渴口乾。

13. 鹿角散

【組方】鹿角適量。

【製法】將鹿角炙焦，研細備用。每次6克，每日2次，溫黃酒適量送服。

【功用】補益肝腎。適用於消渴，夜尿頻多等。

14. 天葵根湯

【組方】天葵根15克。

【製法】將天葵根擇淨，研細，放入鍋中，加清水適量，浸泡片刻，水煎取汁飲服，每日1劑。

【功用】清熱生津。適用於消渴。

15. 竹葉甘草湯

【組方】小麥、地骨皮各30克，竹葉90克，甘草9克，天花粉、生薑各15克，麥門冬、茯苓各12克，大棗30枚。

【製法】將諸藥擇淨，備用。先將小麥水煎取汁，再納入諸藥，煎汁飲服，每日1劑。

【功用】清熱養陰，生津止渴。適用於消渴，口乾，小便頻數等。

16. 竹葉骨皮湯

【組方】竹葉60克，地骨皮、生地黃各30克，麥門冬45克，石膏、天花粉各24克，茯神、玉竹、知母、生薑各12克，大棗30枚。

【製法】將諸藥擇淨，研細，放入鍋中，加清水適量，浸泡片刻，水煎取汁飲服，每日1劑。

【功用】清熱生津。適用於消渴，引飲不止，時或發熱等。

17. 地黃丸

【組方】生地黃汁、生天花粉汁各200毫升，生羊脂300毫升，白蜜400毫升，黃連30克。

【製法】將黃連擇淨，研細，與諸藥同入鍋中，煎如膏狀，製丸即成。每次9克，每日2次，溫開水適量送服。

【功用】清熱止渴生津。適用於消渴，面黃，手足黃，咽中乾燥，短氣，脈數等。

18. 榆白皮飲

【組方】榆白皮適量。

【製法】將榆白皮擇淨，水煎取汁飲服，每日1劑。

【功用】清熱生津。適用於消渴，小便頻數等。

19. 麥門冬地黃湯

【組方】麥門冬、乾地黃各24克，乾薑12克，續斷、蒺藜子、肉桂各9克，甘草3克。

【製法】將諸藥擇淨，研細，放入鍋中，加清水適量，浸泡片刻，水煎取汁飲服，每日1劑。

【功用】補腎養陰，清熱生津。適用於消渴，小便不禁，或如血色等。

20. 鹿茸肉桂散

【組方】鹿茸20克，肉桂30克，製附片15克，澤瀉9克，羊躑躅、韭子各30克。

【製法】將諸藥擇淨，研細即成。每次3克，每日3次，米湯適量送服。

【功用】補益肝腎。適用於消渴。

21. 黃耆湯

【組方】黃耆、肉桂、白芍藥、當歸、甘草、生薑各6克，黃芩、乾地黃、麥門冬各3克，大棗30枚。

【製法】將諸藥擇淨，研細，放入鍋中，加清水適量，浸泡片刻，水煎取汁飲服，每日1劑。

【功用】補中益氣，養陰生津。適用於消渴，虛勞少氣，小便頻數等。

22. 棘刺丸

【組方】棘刺（酸棗刺）、石龍芮、巴戟天各6克，厚朴、麥門冬、菟絲子、萆薢、柏子仁、玉竹、小草（遠志苗）、乾地黃、細辛、杜仲、牛膝、肉蓯蓉、石斛、肉桂、防葵各3克，製烏頭2克。

【製法】將諸藥擇淨，研細，蜜丸即成。每次9克，每日3次，溫開水適量送服。

【功用】補腎益精。適用於消渴，尿如脂膏，男子百病，小便過多失精等。

23. 茯苓澤瀉湯

【組方】茯苓24克，澤瀉12克，白朮、肉桂、生薑各12克，甘草3克，小麥90克。

【製法】將諸藥擇淨，研細備用。先煮小麥水煎取

汁，納入諸藥，煎汁飲服，每日1劑。

【功用】溫陽益腎。適用於消渴，反胃而吐等。

24. 葛根湯

【組方】葛根30克，人參、甘草各3克，竹葉15克。

【製法】將諸藥擇淨，研細，放入鍋中，加清水適量，浸泡片刻，水煎取汁飲服，每日1劑。

【功用】益氣養陰，生津除煩。適用於消渴，熱病後虛熱，口渴，四肢煩疼等。

25. 骨填煎

【組方】茯苓、菟絲子、當歸、山茱萸、牛膝、五味子、製附片、巴戟天、石膏、麥門冬各9克，石韋、人參、肉蓯蓉、肉桂各12克，大豆捲30克，天門冬15克。

【製法】將諸藥擇淨，研細。取生地黃、天花粉各300克搗爛取汁，文火煎減半時，納入藥末，加白蜜、牛髓適量，文火煎如膏狀即成。每次30毫升，每日3次，沖飲或調入稀粥中服食。

【功用】補腎益氣，生津止渴。適用於消渴，虛勞。

26. 茯神煮散

【組方】茯神、肉蓯蓉、玉竹各12克，生石斛、黃連各24克，天花粉、丹參各15克，甘草、五味子、知母、當歸、人參各9克，小麥90克。

【製法】將諸藥擇淨，研細，放入鍋中，加清水適量，浸泡片刻，水煎取汁飲服，每日1劑。

【功用】養陰清熱，生津除煩。適用於消渴，虛熱，四肢羸乏，渴熱不止等。

27. 枸杞湯

【組方】地骨皮150克，麥門冬90克，小麥60克。

【製法】將諸藥擇淨，研細，放入鍋中，加清水適量，浸泡片刻，水煎取汁飲服，每日1劑。

【功用】養陰清熱，生津除煩。適用於消渴，虛勞，口中苦渴，骨節煩熱或寒等。

28. 八味腎氣丸

【組方】生地黃24克，山茱萸、山藥各12克，牡丹皮、茯苓、澤瀉各9克，肉桂、製附片各6克。

【製法】將諸藥擇淨，研細，蜜丸即成。每次9克，每日3次，溫黃酒適量送服。

【功用】補腎益氣，生津止渴。適用於虛勞不足，大渴欲飲水，腰痛，小腹拘急，小便不利等。

癭病（甲狀腺疾病）

癭病，是以頸前喉結兩旁結塊腫大為主要臨床特徵的一類疾病，類似於現代醫學中具有甲狀腺腫大表現的一類疾病，如單純性甲狀腺腫大、甲狀腺功能亢進、甲狀腺腫瘤以及慢性淋巴細胞性甲狀腺炎等疾病。

中醫認為，本病多為情志內傷，飲食及水土失宜等，導致氣滯、痰凝、血瘀壅結頸前所為，當以理氣化痰，消癭散結為治，可選用下列《千金方》養生調補方。

一、飲食治療方

1. 昆布方

【組方】昆布適量。

【製法】將昆布洗淨，切如指大，醋漬24小時即成。

每次適量含咽，不拘時。

【功用】消癭散結。適用於癭瘤。

2. 五癭丸方

【組方】鹿靨適量。

【製法】將鹿靨擇淨，酒浸24小時，炙乾，含咽，不拘時。

【功用】消癭散結。適用於五癭（石癭、氣癭、勞癭、土癭、憂癭）。

二、中藥內服方

1. 海藻散

【組方】海藻、海蛤、龍膽、通草、昆布、礬石、松蘿各3克，小麥麴4克，半夏2克。

【製法】將諸藥擇淨，研細即成。每次9克，每日3次，溫黃酒適量送服。

【功用】消癭散結。適用於五癭等。

2. 昆布松蘿海藻散

【組方】昆布、松蘿、海藻各9克，海蛤、肉桂、通草、白薇各6克。

【製法】將諸藥擇淨，研細即成。每次9克，每日3次，溫黃酒適量送服。

【功用】消癭散結。適用於五癭等。

3. 海藻海蛤散

【組方】海藻、海蛤各9克，昆布、半夏、細辛、土瓜根、松蘿各3克，通草、白薇、龍膽各6克。

【製法】將諸藥擇淨，研細即成。每次9克，每日3次，溫黃酒適量送服。

【功用】消瘦散結。適用於五瘦等。

4. 海藻麥麴散

【組方】海藻、小麥麴各等量。

【製法】將諸藥擇淨，以3年陳醋浸1日，曝乾，研細即成。每次9克，每日3次，溫黃酒適量送服。

【功用】消瘦散結。適用於五瘦等。

5. 昆布海藻丸

【組方】昆布、肉桂各3克，水柳鬚3克，海藻、乾薑各6克，羊靨7枚。

【製法】將諸藥擇淨，研細，蜜丸即成。每次3克含咽，每日4次。

【功用】消瘦散結。適用於瘦瘤。

血證（各種出血）

凡血液不循常道，上溢於口鼻諸竅，下出於二陰，或滲於肌膚的疾患，統稱血證。現代醫學中許多急、慢性疾病所引起的出血如吐血、牙齦出血、大便出血、痔瘡出血等，均屬於本病的範疇。

中醫認為，本病多為燥熱內盛，化火動血所為，當以清熱涼血，寧絡止血為治，可選用下列《千金方》養生調補方。

一、飲食治療方

1. 澤蘭湯

【組方】澤蘭、飴糖各30克，肉桂、桑根白皮、人參、遠志各6克，生薑15克，麻仁30克。

【製法】將諸藥擇淨，研細，放入鍋中，加黃酒適

量，煎汁，納入飴糖調勻飲服，每日4次，日3夜1，每日1劑。

【功用】活血化瘀，益氣止血。適用於胸脅攣痛欲嘔血，時寒時熱，小便赤黃等。

2. 生地黃湯

【組方】生地黃5份，黃酒1份。

【製法】將生地黃洗淨，搗汁，與黃酒調勻，煮沸頓服，每日3次。

【功用】涼血止血。適用於吐血等。

3. 生地蜜飲

【組方】生地黃15份，白蜜1份。

【製法】將生地黃洗淨，搗汁，與白蜜調勻，煮沸飲服，每日1劑。

【功用】涼血止血。適用於吐血，胸痛等。

4. 荊葉汁酒飲

【組方】鮮荊芥葉適量。

【製法】將鮮芥葉擇淨，搗爛取汁，加半量黃酒調勻飲服，每日3次。

【功用】清熱涼血。適用於九竅出血。

二、中藥內服方

1. 大黃黃連瀉心湯

【組方】大黃6克，黃連、黃芩各3克。

【製法】將諸藥擇淨，研細，放入鍋中，加清水適量，浸泡片刻，水煎取汁飲服，每日1劑。

【功用】清心瀉火，涼血止血。適用於心火亢盛，吐血，衄血等。

2. 黃土湯

【組方】黃土（伏龍肝）60克，肉桂、乾薑、當歸、白芍藥、白芷、甘草、阿膠、川芎各3克，生地黃6克，細辛2克，吳茱萸30克。

【製法】將諸藥擇淨，研細，放入鍋中，加清水3份，黃酒7份，水煎取汁，納入阿膠烊化，分3次飲服，每日1劑。

【功用】溫陽止血。適用於吐血，衄血，大便下血等。

3. 紅豆散

【組方】紅豆90克，當歸9克。

【製法】將二藥擇淨，研細備用。每次9克，每日3次，溫開水適量送服。

【功用】消腫止血。適用於大便下血等。《千金方》黑豆麵諸下血先見血後見便為遠血，宜服黃土湯。先見便後見血，宜服紅豆散方。

4. 龍肝草芩湯

【組方】伏龍肝15克，甘草、生地黃、白朮、阿膠、黃芩各9克。

【製法】將諸藥擇淨，研細，放入鍋中，加清水適量，浸泡片刻，水煎取汁，納入阿膠烊化，分3次飲服，每日1劑。

【功用】清熱涼血。適用於吐血，衄血。

5. 飴糖大棗湯

【組方】飴糖100毫升，白芍藥、半夏、生薑、生地黃各9克，大棗15枚。

【製法】將諸藥擇淨，研細，放入鍋中，加清水適量，浸泡片刻，水煎取汁，納入飴糖，調勻飲服，每日1劑。

【功用】益氣養血，養血止血。適用於虛勞內傷，寒熱嘔逆，吐血等。

6. 石膏厚朴湯

【組方】石膏12克，厚朴9克，麻黃、生薑、五味子、半夏、杏仁各9克，小麥30克。

【製法】將諸藥擇淨，研細，先將麻黃水煎取汁，再納諸藥同煎，取汁飲服，每日1劑。

【功用】理氣止血。適用於呃逆，唾血等。

7. 阿膠甘草人參湯

【組方】白芍藥、乾薑、茯苓、肉桂、當歸、大黃、芒硝各9克，阿膠、甘草、人參各6克，麻黃3克，乾地黃12克，虻蟲、水蛭各15克，大棗20枚，桃仁10克。

【製法】將諸藥擇淨，研細，放入鍋中，加清水適量，浸泡片刻，水煎取汁，納入阿膠烊化，分5次飲服，日3夜2，每日1劑。

【功用】活血化瘀，養血止血。適用於吐血，胸中塞痛等。

8. 蒲黃犀角湯

【組方】蒲黃、犀角（代）、天花粉、甘草各6克，葛根、桑寄生各9克。

【製法】將諸藥擇淨，研細，放入鍋中，加清水適量，浸泡片刻，水煎取汁飲服，每日1劑。

【功用】清熱解毒，涼血止血。適用於吐血，乾嘔，

心煩等。

9. 肉桂散

【組方】肉桂適量。

【製法】將肉桂擇淨，研細備用。每次9克，溫開水適量送服，日夜可20服。

【功用】溫陽止血，引火歸源。適用於吐血。

10. 側柏葉湯

【組方】側柏葉適量。

【製法】將柏葉擇淨，放入鍋中，加清水適量，浸泡片刻，水煎取汁飲服，每日1劑。

【功用】涼血止血。適用於吐血。

11. 生地大黃湯

【組方】生地黃汁、大黃末各適量。

【製法】將生地黃汁煮沸，納入大黃末9克調勻，空腹頓服，每日3次。

【功用】清熱瀉火，涼血止血。適用於吐血，尿血，大便帶血等。

12. 犀角地黃湯

【組方】犀角（代）3克，生地黃24克，白芍藥9克，牡丹皮6克。

【製法】將諸藥擇淨，研細，放入鍋中，加清水適量，浸泡片刻，水煎取汁飲服，每日1劑。

【功用】清熱解毒，涼血止血。適用於熱毒內盛所致的鼻衄，吐血不盡，大便黑，面黃等。

13. 犀角三黃湯

【組方】犀角（代）3克，生地黃24克，黃芩、白芍

藥各9克,牡丹皮、大黃各6克。

【製法】將諸藥擇淨,研細,放入鍋中,加清水適量,浸泡片刻,水煎取汁飲服,每日1劑。

【功用】清熱解毒,涼血止血。適用於鼻衄,吐血,喜妄如狂等。

14. 茯龍竹茹湯

【組方】伏龍肝、生竹茹各30克,白芍藥、當歸、黃芩、川芎、甘草各6克,生地黃60克。

【製法】將諸藥擇淨,研細備用。先將竹茹水煎取汁,再納入諸藥煎取汁,分3次飲服,每日1劑。

【功用】清熱涼血。適用於五臟熱結,吐血,衄血等。

15. 當歸湯

【組方】當歸、乾薑、白芍藥、阿膠各6克,黃芩9克。

【製法】將諸藥擇淨,研細,放入鍋中,加清水適量,浸泡片刻,水煎取汁,納入阿膠烊化飲服,每日1劑。

【功用】養血止血。適用於衄血,吐血。

16. 黃蓍止血湯

【組方】黃蓍、白芍藥、川芎、甘草各12克,生薑30克。

【製法】將諸藥擇淨,研細,以黃酒適量浸1宿,而後再加入等量清水,水煎取汁,分4次飲服,日3夜1,每日1劑。

【功用】健脾益氣,升陽止血。適用於虛勞,崩中,

吐血，下血，短氣欲絕，面黑如漆等。

17. 竹茹湯

【組方】竹茹60克，甘草、川芎、黃芩、當歸各5克，白芍藥、白朮、人參、肉桂各3克。

【製法】將諸藥擇淨，研細，以黃酒適量浸1宿，而後再加入清水適量水煎取汁，分4次飲服，日3夜1，每日1劑。

【功用】清熱涼血。適用於吐血，衄血，大小便下血等。

18. 荊汁酒飲

【組方】荊瀝汁適量。

【製法】將荊瀝取汁，加半量黃酒調勻飲服，每日3次。

【功用】清熱涼血。適用於九竅出血。

19. 荷汁飲

【組方】鮮荷根適量。

【製法】將鮮荷根洗淨，搗爛取汁飲服，每日3次。

【功用】清熱涼血。適用於吐血，痔瘡出血，女子腰腹痛，大便出血等。

20. 生地黃湯

【組方】生地黃30克，大棗15枚，阿膠、甘草各9克。

【製法】將諸藥擇淨，研細，放入鍋中，加清水適量，浸泡片刻，水煎取汁，納入阿膠烊化，分4次飲服，日3夜1，每日1劑。

【功用】清熱涼血。適用於憂恚嘔血，煩滿少氣，胸

痛等。

21. 堅中湯

【組方】飴糖100毫升,白芍藥、半夏、生薑、甘草各9克,肉桂6克,大棗15枚。

【製法】將諸藥擇淨,研細,放入鍋中,加清水適量,浸泡片刻,水煎取汁,納入飴糖,調勻飲服,每日1劑。

【功用】益氣養血,溫陽止血。適用於虛勞內傷,寒熱嘔逆,吐血等。

22. 乾地黃丸

【組方】乾地黃9克,當歸、乾薑、麥門冬、甘草、黃芩各6克,厚朴、枳實、防風、大黃、細辛、乾漆、白朮各3克,茯苓15克,前胡4克,人參4克,虻蟲、水蛭各12克。

【製法】將諸藥擇淨,研細,蜜丸即成。每次6克,每日3次,溫開水適量送服。

【功用】補中益氣,活血養血。適用於虛勞,胸腹煩滿疼痛,瘀血往來,納差食少等。

23. 麥門冬湯

【組方】麥門冬、白朮各12克,甘草3克,牡蠣、白芍藥、阿膠各9克,大棗20枚。

【製法】將諸藥擇淨,研細,放入鍋中,加清水適量,浸泡片刻,水煎取汁,納入阿膠烊化飲服,每日1劑。

【功用】養陰清熱,收斂止血。適用於各種出血。

汗證（自汗、盜汗）

汗證是指陰陽失調，營衛不和，腠理開闔不利而引起汗液外泄的病證。根據臨床表現，一般分為自汗、盜汗、脫汗、戰汗、黃汗等，臨床以自汗、盜汗多見。

肺氣不足，肌表疏鬆，衛外不固，腠理開泄，或陰液不足，虛火內擾，心液不藏，皆可發生汗證。故前人有「自汗屬陽虛，盜汗屬陰虛」之說，其時時汗出，動則益甚者為自汗，睡中汗出，醒來即止者為盜汗，當以補脾益肺，養陰清熱為治，可選用下列《千金方》養生調補方。

一、飲食治療方

1. 牛脂飲

【組方】牛脂、黃酒各適量。

【製法】將牛脂洗淨，切細，放入黃酒中煮沸飲服，每日2次。

【功用】補肺益氣。適用於汗證。

2. 羊脂飲

【組方】羊脂、黃酒各適量。

【製法】將羊脂洗淨，切細，放入黃酒中煮沸飲服，每日2次。

【功用】補肺益氣。適用於汗證。

3. 韭菜根飲

【組方】韭菜根適量。

【製法】將韭菜根擇淨，切細，加清水適量，水煎取汁，頓服。

【功用】溫陽益氣。適用於盜汗。

4. 豆豉酒飲

【組方】豆豉30克，黃酒200毫升。

【製法】將豆豉擇淨，與黃酒煮沸飲服，每日1劑。

【功用】健脾益氣。適用於汗出異常。

5. 黃蓍芍藥肉桂湯

【組方】黃蓍15克，白芍藥、肉桂各9克。

【製法】將諸藥擇淨，研細，放入鍋中，加食醋適量，浸泡片刻，煎取汁飲服，每日1劑。

【功用】養陰益氣止汗。適用於黃汗。

二、中藥內服方

1. 杜仲牡蠣散

【組方】杜仲、牡蠣各等量。

【製法】將二藥擇淨，研細即成。每次9克，每日1次，臨睡時以溫開水適量送服。

【功用】補腎益氣，收斂止汗。適用於汗出異常。

2. 生地黃飲

【組方】生地黃90克。

【製法】將生地黃擇淨，研細，水煎取汁，分3次飲服，每日1劑。

【功用】養陰清熱。適用於盜汗。

3. 白朮葉飲

【組方】白朮葉適量。

【製法】將白朮葉擇淨，切細，水煎取汁飲服，每日3次。

【功用】健脾益氣。適用於自汗。

4. 白朮飲

【組方】白朮9克。

【製法】將白朮擇淨，研細，水煎取汁飲服，每日1劑。

【功用】健脾益氣。適用於自汗。

5. 牡蠣散

【組方】牡蠣、白朮、防風各9克。

【製法】將諸藥擇淨，研細即成。每次9克，每日2次，溫開水適量送服。

【功用】健脾益氣，收斂止汗。適用於臥即盜汗，頭痛等。

6. 解風痹湯

【組方】麻黃、防風、枳實、細辛、白朮各9克，生薑、製附片各12克，甘草、肉桂各6克，石膏24克。

【製法】將諸藥擇淨，研細備用。先取麻黃煎汁，再下諸藥煎沸，分3次飲服，每日1劑。

【功用】清熱利濕。適用於汗證，濕熱痹證，汗出如黃染等。

7. 西州續命湯

【組方】麻黃、生薑各9克，當歸、石膏各6克，川芎、肉桂、甘草、黃芩、防風、白芍藥各3克，杏仁12克。

【製法】將諸藥擇淨，研細備用。先取麻黃煎汁，再下諸藥煎沸，分4次飲服，每日1劑。

【功用】清熱利濕。適用於汗證，或痹證麻木不仁，四肢急痛等。

三、中醫外治方

1. 牡蠣撲粉

【組方】牡蠣、雷丸、麻黃根各9克，乾薑、甘草各3克，米粉60克。

【製法】將諸藥擇淨，研細備用，隨汗處時時撒粉外撲，不拘時。

【功用】收斂止汗。適用於汗證。

虛　勞

虛勞，又稱虛損，是以臟腑功能衰退，氣血陰陽虧損，五臟虛弱為主要臨床表現的多種慢性虛弱症候的總稱。

中醫認為，本病多為稟賦薄弱、後天失養及外感內傷等多種原因引起，導致氣血虧虛，陰陽失調所為，當以補益氣血，調理陰陽為治，在常規治療時，配合中醫藥療法，可提高臨床療效。可選用下列《千金方》養生調補方。

一、飲食治療方

1. 豬油酒方

【組方】豬油、薑汁各120毫升。

【製法】將二藥擇淨，放鍋中煮沸，納入黃酒50毫升，再煎沸即成，分3次飲服，每日1劑。

【功用】溫中散寒。適用於虛勞，中焦虛寒，毛悴色夭等。

2. 牛乳飲

【組方】新鮮牛乳適量。

【製法】取7歲以下5歲以上黃牛乳100毫升，加清水適量煎沸飲服，每日2次。

【功用】補脾益氣。適用於虛勞。

3. 虎骨酒補方

【組方】虎骨（代）30克，丹參24克，乾地黃21克，地骨皮、乾薑、川芎各12克，豬椒根、白朮、五加皮、枳實各15克。

【製法】將諸藥擇淨，研細布包，放入白酒中，浸泡4日即成。每次50毫升，每日3次飲服。

【功用】補益肝腎。適用於虛勞，口苦，關節疼痛，筋攣縮，煩悶等。

4. 五加酒

【組方】五加皮、地骨皮各等量。

【製法】將諸藥擇淨，研細，水煎取汁，加酒麴、大米，如常釀法釀酒即成。隨意飲服。

【功用】補益肝腎。適用於虛勞不足。

5. 小鹿骨煎

【組方】鹿骨1具，地骨皮60克。

【製法】將二藥擇淨，分別水煎取汁，各取等量合煎取汁飲服，每日2次。

【功用】補益肝腎。適用於虛勞。

6. 地黃小煎

【組方】乾地黃末30克，胡麻油50毫升，蜂蜜200毫升，豬脂30克。

【製法】將諸藥擇淨，放入鍋中同煎，制丸即成。每次9克，每日3次，溫開水適量送服。

【功用】健脾益氣。適用於五勞七傷，羸瘦乾削等。

7. 陸抗膏

【組方】牛髓、羊脂各2份，酥油、生薑汁、白蜜各3份。

【製法】將諸藥治淨，先將酥煎沸，再納入薑汁、白蜜、羊脂、牛髓等，文火熬如膏狀即成。每次20毫升，每日3次，溫黃酒適量調勻飲服。

【功用】補益肝腎，健脾補虛。適用於虛勞，消瘦，虛損不足，風濕痹痛等。

8. 枸杞煎

【組方】枸杞子適量。

【製法】取枸杞子1份，黃酒6份，同入鍋中煮沸。取出枸杞子，曬乾，研末，納前藥酒製丸即成。每次12克，每日2次，用前藥酒送服。

【功用】補虛益氣。適用於虛弱。久服輕身不老。

9. 桃仁煎方

【組方】核桃仁、蜂蜜各30克，酥油15克，胡麻仁30克，牛乳400毫升，生地黃300克。

【製法】將核桃仁、胡麻仁研細，生地黃搗汁，與蜂蜜、酥油、牛乳同入鍋中，煎沸飲服，每日1劑。

【功用】補益肝腎。適用於虛勞。

10. 羊頭蹄湯

【組方】白羊頭蹄1具，胡椒、蓽茇、乾薑各3克，蔥白30克，豆豉90克，調味品適量。

【製法】將羊頭蹄治淨，放入鍋中，煮至半熟，再納諸藥及調味品，同煮至羊頭蹄熟後服食，每日1劑。

【功用】補益肝腎，溫中健脾。適用於五勞七傷。

11. 羊肚白朮湯

【組方】羊肚1具，白朮30克。

【製法】將羊肚洗淨，納入白朮，放入鍋中，加清水適量，文火燉至羊肚熟後，飲湯，2日1劑。羊肚可取出切片調味佐餐服食。

【功用】健脾益氣，以臟補臟。適用於虛勞。

12. 豬油煎

【組方】豬油適量。

【製法】將豬油洗淨，切細，放鍋中煎取30毫升，納蔥白1莖煎黃，晨起空腹飲服。

【功用】健脾補肺。適用於虛勞，消瘦等。

13. 羊肝羹

【組方】羊肝1具，羊脊膂肉1條，酒麴末15克，地骨皮300克，調味品適量。

【製法】將諸物治淨，羊肝、羊肉切塊。先將地骨皮水煎取汁，納入羊肝、羊肉、酒麴末等，文火煮至羊肝、羊肉熟後，加調味品，再煮一二沸即成，2日1劑。

【功用】補益肝腎，健脾益氣。適用於虛勞。

14. 豬肚補虛方

【組方】豬肚1具，人參15克，蜀椒3克，乾薑11克，蔥白5莖，大米、調味品各適量。

【製法】將豬肚洗淨，諸藥擇淨，研細，與大米等同入豬肚中，紮緊，放鍋中煮熟服食，2日1劑。

【功用】健脾益氣。適用於虛勞。

15. 萆薢麥門冬酒

【組方】萆薢、麥門冬、生地、肉桂、杜仲、大棗肉各30克。

【製法】將諸藥擇淨,研細,放入酒中,浸泡1週即成。每次30毫升,每日3次飲服。

【功用】補益肝腎。適用於虛勞,陰陽失度,傷筋損脈,噓吸短氣,漏溢瀉下,小便赤黃,陰下濕癢,腰脊如折等。

16. 秦艽牛膝酒

【組方】秦艽、牛膝、川芎、防風、肉桂、獨活、茯苓各12克,乾薑、麥門冬、地骨皮各9克,製附片、杜仲各15克,石斛18克,丹參24克,五加皮、薏苡仁各30克,胡麻仁60克。

【製法】將諸藥擇淨,研細,放入酒中,浸泡1週即成。每次30毫升,每日3次飲服。

【功用】補益肝腎。適用於腎勞虛冷,腰痛等。

17. 麥門冬大棗方

【組方】麥門冬6克,大棗30枚。

【製法】將二藥擇淨,加蜂蜜適量調勻,放米飯上蒸熟,時時含服。

【功用】養陰益氣。適用於虛勞口乾。

18. 羊脂酒棗

【組方】羊脂、大棗、黃酒各適量。

【製法】將大棗擇淨,與羊脂同放入黃酒中,合漬7日,取大棗時時服食。

【功用】健脾益氣。適用於虛勞。

19. 茯苓酥

【組方】茯苓、蜂蜜、白酒各適量。

【製法】將茯苓擇淨，研細，加蜂蜜、白酒適量同浸，冬月50日、夏月21日，酥浮於酒上，取酥陰乾，如常法服食。茯苓酒如常法飲服。

【功用】健脾益氣。適用於虛勞，主除萬病，久服延年。

20. 杏仁酥

【組方】杏仁、蜂蜜、白酒各適量。

【製法】將杏仁擇淨，研細，加白酒適量調勻，再加等量蜂蜜煎沸，放入瓶中如上法浸泡，冬月50日、夏月21日，酥浮於酒上，取酥陰乾，如常法服食。杏仁酒如常法飲服。

【功用】補肺益氣。適用於諸風，虛勞，主除萬病。

二、中藥內服方

1. 竹葉黃芩湯

【組方】竹葉60克，黃芩、茯苓各9克，甘草、麥門冬、大黃各6克，生薑18克，白芍藥12克，生地黃15克。

【製法】將諸藥擇淨，研細，放入鍋中，加清水適量，浸泡片刻，水煎取汁飲服，每日1劑。

【功用】清熱養陰，補腎益氣。適用於虛勞，眼視無明，齒焦髮落，形衰體痛，虛熱時作等。

2. 生地麥門冬湯

【組方】生地黃汁200毫升，麥門冬汁、蜂蜜各100毫升，竹瀝10毫升，石膏24克，人參、川芎、肉桂、甘草、黃芩、麻黃各9克，當歸12克。

【製法】將諸藥擇淨，後8味研細，水煎取汁，納入生地黃等汁，煮沸即成，分4次飲服，日3夜1，每日1劑。

【功用】補益肝腎。適用於虛勞，虛熱時作，遍身煩疼，骨中疼痛，煩悶等。

3. 遠志人參湯

【組方】茯苓12克，甘草、白芍藥、肉桂、乾薑各9克，遠志、人參各6克，大棗5枚。

【製法】將諸藥擇淨，放入鍋中，加清水適量，浸泡片刻，水煎取汁飲服，每日1劑。

【功用】健脾益氣，寧心安神。適用於五勞（肺勞、肝勞、心勞、脾勞、腎勞）六極（氣極、脈極、筋極、肉極、骨極、精極），消瘦，心悸等。

4. 自然琥珀散

【組方】琥珀30克，蕪菁子、胡麻子、車前子、蛇床子、菟絲子、枸杞子、麥門冬各30克，橘皮、肉蓯蓉、松脂、牡蠣各12克，松子、柏子、蘇子各9克，肉桂、石韋、石斛、滑石、茯苓、川芎、人參、杜蘅、續斷、遠志、當歸、牛膝、牡丹各9克，通草11克。

【製法】將諸藥擇淨，研細即成。每次9克，日3夜1，動物乳適量送服。

【功用】補益肝腎，防老抗衰。適用於虛勞百病，陰痿，精清力不足，大小便不利如淋狀，精少餘瀝，腰脊痛，四肢重，咽乾口燥，食無常味，乏力，遠視不明，驚悸不安，上氣喘悶等。常服令人強性輕身，益氣消穀，能食，耐寒暑，百病除癒……老而更少，髮白反黑，齒落重生。

5. 酸棗榆葉丸

【組方】酸棗仁、榆葉各等量。

【製法】將二藥擇淨，研細，蜜丸即成。每次9克，每日2次，溫開水適量送服。

【功用】養肝益腎。適用於虛勞，失眠多夢等。

6. 豆豉薤白湯

【組方】豆豉30克，薤白30克。

【製法】將二藥擇淨，放入鍋中，加清水適量，浸泡片刻，水煎取汁飲服，每日1劑。

【功用】健脾補肺。適用於虛勞。

7. 牛髓丸

【組方】牛髓、羊髓、白蜜、酥油、棗膏各100毫升，茯苓、麥門冬、川芎、肉桂、當歸、甘草、羌活各3克，乾薑、乾地黃各4克，人參、五味子、防風各3克，細辛2克，白朮5克。

【製法】將諸藥擇淨，研細，同入鍋中煎沸，做丸即成。每次9克，每日2次，溫黃酒適量送服。

【功用】補益肝腎，健脾益氣。適用於虛勞，百病虛瘠羸乏等。

8. 三仁九子丸

【組方】酸棗仁、柏子仁、薏苡仁、蛇床子、枸杞子、五味子、菟絲子、菊花子、覆盆子、蔓荊子、地膚子、胡麻子、乾地黃、山藥、肉桂各9克，肉蓯蓉6克。

【製法】將諸藥擇淨，研細，蜜丸即成。每次9克，每日3次，溫黃酒適量送服。

【功用】溫陽補腎。適用於五勞七傷。

9. 建中湯

【組方】膠飴24克，黃耆、乾薑、當歸各9克，人參、半夏、橘皮、白芍藥、甘草各6克，製附片3克，大棗15枚。

【製法】將諸藥擇淨，研細，放入鍋中，加清水適量，浸泡片刻，水煎取汁，納入膠飴煮沸飲服，每日1劑。

【功用】益氣養血，溫中助陽。適用於五勞七傷，小腹急痛，膀胱虛滿，手足逆冷，食飲苦吐酸痰，嘔逆，泄下少氣，目眩耳聾，口焦，小便清長等。

10. 前胡建中湯

【組方】前胡6克，黃耆、白芍藥、當歸、茯苓、肉桂各6克，甘草3克，人參、半夏、白砂糖各18克，生薑24克。

【製法】將諸藥擇淨，研細，放入鍋中，加清水適量，浸泡片刻，水煎取汁，納入白砂糖調勻飲服，每日1劑。

【功用】益氣養血，溫陽健脾。適用於虛勞羸劣，寒熱嘔逆，小便赤痛，頭目眩暈等。

11. 樂令建中湯

【組方】黃耆、人參、橘皮、當歸、肉桂、細辛、前胡、白芍藥、甘草、茯苓、麥門冬各3克，半夏8克，生薑15克，大棗20枚。

【製法】將諸藥擇淨，研細，放入鍋中，加清水適量，浸泡片刻，水煎取汁，納入白砂糖調勻飲服，每日1劑。

【功用】益氣養血，溫陽健脾。適用於虛勞少氣，心

胸淡冷，時驚惕，心中悸動，手足逆冷，體常自汗，五臟六腑虛損，腸鳴風濕等。

12. 大建中湯

【組方】川椒6克，半夏15克，生薑3片，甘草6克，人參9克，飴糖150毫升。

【製法】將諸藥擇淨，研細，放入鍋中，加清水適量，浸泡片刻，水煎取汁，納入飴糖調勻飲服，每日1劑。

【功用】益氣養血，溫中健脾。適用於虛勞，腹中冷痛，善夢失精，氣短目眩，多忘等。

13. 生薑白芍湯

【組方】生薑、白芍藥、乾地黃、甘草、川芎各15克，大棗30枚。

【製法】將諸藥擇淨，研細，放入鍋中，加清水適量，浸泡片刻，水煎取汁飲服，每日1劑。

【功用】益氣養血，溫中健脾。適用於五勞七傷（食傷、憂傷、飲傷、房室傷、饑傷、勞傷、經絡營衛氣傷），虛羸不足，面目黧黑，手足疼痛，久立腰疼，起即目眩，腹中疼痛等。

14. 五補丸

【組方】杜仲、巴戟天各6克，人參、五加皮、五味子、製附片、牛膝、防風、遠志、石斛、山藥、狗脊各4克，生地黃、肉蓯蓉各12克，鹿茸15克，菟絲子、茯苓各5克，覆盆子、石龍芮各8克，萆薢、蛇床子、石楠、白朮各3克，天門冬7克。

【製法】將諸藥擇淨，研細，蜜丸即成。每次9克，

每日3次，溫黃酒適量送服。

【功用】溫陽補腎。適用於腎氣虛損，五勞七傷，腰腿酸疼，肢節苦痛，目暗不明，心中喜忘，恍惚不定，夜臥多夢，口乾，食不得味，心常不樂，多有恚怒，房室不舉，心腹脹滿，四體疼痹，口吐酸水，小腹冷氣，尿有餘瀝，大便不利等。

15. 無比山藥丸（中成藥）

【組方】山藥6克，肉蓯蓉12克，五味子、菟絲子、杜仲各9克，牛膝、山茱萸肉、生地黃、澤瀉、茯神、巴戟天、赤石脂各3克。

【製法】將諸藥擇淨，研細，蜜丸即成。每次9克，每日3次，溫黃酒適量送服。

【功用】溫陽補腎。適用於虛勞百損等。

16. 大山藥丸

【組方】山藥、製附片、人參、澤瀉各8克，天門冬、生地黃、黃芩、當歸各10克，乾漆、杏仁、阿膠各2克，白朮、白蘞、白芍藥、石膏、前胡各3克，桔梗、乾薑、肉桂各4克，大黃6克，五味子16克，甘草20克，大豆捲5克，大棗30克。

【製法】將諸藥擇淨，研細，蜜丸即成。每次9克，每日3次，溫黃酒適量送服。

【功用】溫陽補腎。適用於男子女人虛損傷絕，頭目眩，骨節煩疼，飲食減少，羸瘦百病等。

癲　癇

癲癇是一種發作性神志異常的疾病，又名「羊癇

風」，其特徵為發作性精神恍惚，甚則突然仆倒，昏不知人，口吐涎沫，兩目上視，四肢抽搐。或口中如做豬羊叫聲，移時蘇醒。忽發忽止，醒後一如常人為其特點，表現有大發作、小發作、局限性發作與精神運動性發作四種。

本病之形成，大抵由於七情失調，先天不足，飲食不節，勞逸過度，或他病之後，臟腑失調，痰濁阻滯，氣機逆亂，風陽內動所致，而尤以痰邪作祟最為重要。豁痰熄風，順氣開竅為治療大法，可選用下列《千金方》養生調補方。

一、飲食治療方

1. 川芎湯

【組方】川芎、藁本、竹茹各15克。

【製法】將諸藥擇淨，研細，放入鍋中，加黃酒適量，煎煮10～15分鐘，取汁頓服，每日1劑。

【功用】祛風化痰。適用於癲癇引脅牽痛，嘔吐，耳如蟬鳴等。

2. 天門冬釀酒

【組方】天門冬適量。

【製法】將天門冬搗爛，水煎取汁，納酒麴、大米釀酒即成。每次50毫升，每日3次飲服。

【功用】祛風化痰。適用於癲癇，五勞七傷，耳聾，頭風，四肢拘攣等。久服身輕延年，齒落更生，白髮變黑髮。

二、中藥內服方

1. 天門冬散

【組方】天門冬適量。

【製法】將天門冬去皮心，曝乾，研細即成。每次9克，每日3次，溫黃酒適量送服。

【功用】祛風化痰。適用於癲癇，虛勞。

2. 地黃門冬飲

【組方】生地黃3份，天門冬1份。

【製法】將二藥擇淨，研細，搗汁飲服，每日2次。

【功用】養陰化痰。適用於癲癇，手足心熱，時或妄言等。

3. 續命風引湯

【組方】麻黃、川芎、石膏、人參、防風各9克，甘草、肉桂、獨活各6克，防己、白附子、當歸各3克，杏仁12克，生薑3片。

【製法】將諸藥擇淨，研細，放入鍋中，加清水10份，黃酒3份，浸泡片刻，水煎取汁，分4次飲服，日3夜1，每日1劑。

【功用】祛風化痰。適用於中風，癲眩不知人，狂言舌腫等。

4. 紫石煮散

【組方】大黃、乾薑、龍骨各56克，桂枝42克，甘草、牡蠣各28克，寒水石、滑石、赤石脂、白石脂、紫石脂、石膏各84克。

【製法】將上藥擇淨，研細備用。每次9克，每日3次，水煎取汁飲服。

【功用】清熱息風，鎮驚安神。適用於癲癇，風癇，突然仆臥倒地，筋脈拘急，兩目上視，喉中痰鳴，神志不清，舌紅苔黃膩，脈滑等。

狂 證

狂證多因五志過極，或先天遺傳所致，以痰火瘀血，閉塞心竅，神機錯亂為基本病機，臨床以精神亢奮，狂躁不安，罵詈毀物，動而多怒，甚至持刀殺人為特徵的一種常見多發的精神病。以青壯年罹患者為多。類似於現代醫學的精神分裂症與情感障礙中的躁狂症等。

中醫認為，七情內傷、飲食不節和先天遺傳是本病主要致病因素，而痰火瘀血閉塞心腦，陰陽失調，形神失控是其病機所在。

其病位在心腦，與肝膽脾有密切關係。其病性初起多以實證為主，如痰火擾心；繼則火熱灼血為瘀，煉液為痰而多見痰結血瘀、瘀血阻竅；日久而多本虛標實，如火盛傷陰耗氣，心腎不交等。當以清熱化痰，鎮靜安神為治，可選用下列《千金方》養生調補方。

1. 乾地黃丸

【組方】乾地黃、山茱萸、天門冬、肉桂、續斷各5克，柏子仁、杜仲、牛膝、肉蓯蓉、茯苓、製附片、鐘乳各6克，松脂、遠志、乾薑各4克，石菖蒲、山藥、甘草各3克。

【製法】將上藥擇淨，研細，蜜丸即成。每次9克，每日3次，溫黃酒適量送服。

【功用】補腎益氣，養心安神。適用於腎虛呻吟，喜怒無常，腰背冷痛等。

2. 半夏湯

【組方】半夏、生薑各9克，黃芩3克，生地黃15

克,遠志、茯苓各6克,秫米30克,酸棗仁15克。

【製法】將諸藥擇淨,研細備用。先取秫米水煎取汁,納入諸藥再煎,取汁飲服,每日1劑。

【功用】清熱化痰。適用於狂證,大便秘結等。

3. 羌活補髓丸

【組方】羌活、川芎、當歸各9克,肉桂6克,人參12克,大棗肉、羊髓、酥油各30克,牛髓、胡麻仁各60克。

【製法】將諸藥擇淨,研細,與大棗肉、羊髓、酥油、牛髓、胡麻仁等燉沸如膏,製丸即成。每次9克,每日2次,溫黃酒適量送服。

【功用】補腦益髓。適用於狂證,髓虛腦痛不安,心神不寧等。

4. 柴胡發洩湯

【組方】柴胡、升麻、黃芩、細辛、枳實、梔子仁、芒硝各9克,淡竹葉、生地黃各30克,澤瀉12克。

【製法】將諸藥擇淨,放入鍋中,加清水適量,浸泡片刻,水煎取汁,納入芒硝調勻,分3次飲服,每日1劑。

【功用】清熱泄肝。適用於狂證。

5. 防己地黃湯

【組方】防己、甘草各6克,肉桂、防風各9克,生地黃15克。

【製法】將諸藥擇淨,放入鍋中,加清水適量,浸泡片刻,水煎取汁飲服,每日1劑。

【功用】疏風清熱。適用於言語狂錯,眼目霍霍或言

見鬼，精神錯亂等。

6. 百合知母湯

【組方】百合、知母各10克。

【製法】將二藥擇淨，放入鍋中，加清水適量，浸泡片刻，水煎取汁飲服，每日1劑。

【功用】清熱養陰開竅。適用於狂證，坐臥不安，神志不清，胡言亂語等。

7. 百合雞子湯

【組方】百合10克，雞子清1枚。

【製法】將百合擇淨，放入鍋中，加清水適量，浸泡片刻，水煎取汁，加入雞子清調勻，分2次飲服，每日1劑。

【功用】滋陰養胃，降逆除煩。適用於狂證，坐臥不安，神志不清，胡言亂語等。

8. 百合代赭湯

【組方】百合10克，代赭石30克，滑石90克。

【製法】將百合擇淨，放入鍋中，加清水適量，浸泡片刻，水煎取汁。如法再煎代赭石、滑石，取液。二液合併，再煎沸，分2次飲服，每日1劑。

【功用】滋陰養胃，降逆除煩。適用於狂證，坐臥不安，神志不清，胡言亂語等。

9. 百合地黃湯

【組方】百合10克，生地黃汁150毫升。

【製法】將百合擇淨，放入鍋中，加清水適量，浸泡片刻，水煎取汁，加入生地黃汁煮沸，分2次飲服，每日1劑。

【功用】滋陰養胃，降逆除煩。適用於狂證，坐臥不安，神志不清，胡言亂語等。

10. 竹瀝湯

【組方】淡竹瀝、生地黃汁各100毫升，石膏24克，白芍藥、白朮、梔子仁、人參各9克，赤石脂、紫菀、知母、茯神各6克。

【製法】將諸藥擇淨，研細，放入鍋中，加清水適量，浸泡片刻，水煎取汁，納入竹瀝、生地黃汁再煎沸即成，取汁飲服，每日1劑。

【功用】清心化痰。適用於心經實熱，多夢易驚，喜笑恐懼，心悸不安等。

11. 安心煮散

【組方】白芍藥、遠志、生薑各6克，茯苓、知母、赤石脂、麥門冬、紫菀、石膏各5克，人參3克，肉桂、麻黃、黃芩各4克，玉竹4克，甘草1克。

【製法】將諸藥擇淨，研細備用。先取淡竹葉30克，水煎取汁，納入藥末9克，煎沸飲服，每日2次。

【功用】清心化痰。適用於狂證，心煩滿悶，驚恐不安等。

12. 茯苓補心湯

【組方】茯苓12克，肉桂、甘草各6克，紫石英、人參各3克，麥門冬9克，大棗20枚，紅豆14枚。

【製法】將諸藥擇淨，研細，放入鍋中，加清水適量，浸泡片刻，水煎取汁飲服，每日1劑。

【功用】養心益氣。適用於心氣不足，善悲愁恚怒，衄血，面黃煩悶，五心熱，或獨語不覺，咽喉痛，舌本

強，冷汗出等。

13. 半夏補心湯

【組方】半夏18克，生薑15克，茯苓、肉桂、枳實、橘皮各9克，白朮12克，防風、遠志各6克。

【製法】將諸藥擇淨，研細，放入鍋中，加清水適量，浸泡片刻，水煎取汁飲服，每日1劑。

【功用】養心益氣。適用於心氣不足，心中脹滿悲憂，或夢時作等。

14. 大補心湯

【組方】黃芩、製附片各3克，甘草、茯苓、麥門冬、乾地黃、肉桂、阿膠各9克，半夏、遠志、石膏各12克，生薑18克，飴糖100毫升，大棗20枚。

【製法】將諸藥擇淨，研細，放入鍋中，加清水適量，浸泡片刻，水煎取汁，納入飴糖、阿膠烊化飲服，每日1劑。

【功用】養心益氣。適用於虛損不足，心氣弱悸或時妄語，肢軟乏力，顏色不榮等。

15. 補心丸

【組方】當歸、防風、川芎、製附片、白芍藥、甘草、蜀椒、乾薑、細辛、肉桂、半夏、厚朴、大黃、豬苓各3克，茯苓、遠志各6克。

【製法】將諸藥擇淨，研細蜜丸即成。每次9克，每日3次，溫黃酒適量送服。

【功用】養心安神。適用於五臟虧虛，恐怖如魘狀，婦人產後諸疾，月經不調等。

16. 鼉甲湯

【組方】鼉甲7枚，甘草、白薇、貝母、黃芩各6克，麻黃、白朮、白芍藥各8克，防風9克，凝水石、肉桂、茯苓、知母各12克，石膏18克。

【製法】將諸藥擇淨，研細，放入鍋中，加清水適量，浸泡片刻，水煎取汁飲服，日3夜1，每日1劑。

【功用】清熱除煩，寧心安神。適用於夢寐寤時涕泣，不欲聞人聲，乍寒乍熱，腰脊強痛，腹中拘急不欲飲食，婦人月經不利，肌體羸瘦，小便不利等。

17. 茯神湯

【組方】茯神、茯苓、石菖蒲、人參各9克，紅豆12克。

【製法】將諸藥擇淨，研細，放入鍋中，加清水適量，浸泡片刻，水煎取汁飲服，每日1劑。

【功用】養心安神。適用於狂證，時或妄語，心悸，恍惚不定等。

18. 人參湯

【組方】人參、防風、製烏頭、乾薑、天花粉、澤瀉、豬脊、遠志、製附片、黃芩、獨活各5克，秦艽、牡蠣、山茱萸、五味子、前胡、細辛、石膏、川芎、蜀椒、牛膝、甘草、石楠、肉桂、桑白皮、麻黃、竹茹、白朮、橘皮各2克，鬼箭羽、茯苓各6克。

【製法】將諸藥擇淨，研細，放入鍋中，加清水、黃酒各等量，煎沸取汁飲服，每日5次，日3夜2，每日1劑。

【功用】健脾益氣。適用於狂證，往來發作，有時或無時等。

19. 苦參丸

【組方】苦參適量。

【製法】將苦參擇淨，研細，蜜丸即成。每次9克，每日3次，溫開水適量送服。

【功用】清熱除煩。適用於狂證。

20. 麻黃人參湯

【組方】麻黃9克，人參、肉桂、白朮各6克，白芍藥、甘草、防己、黃芩、川芎、當歸各3克。

【製法】將諸藥擇淨，研細，放入鍋中，加清水適量，浸泡片刻，水煎取汁飲服，每日1劑。

【功用】疏風清熱，養心安神。適用於狂證，或歌，或哭，或大笑，言語無所不及等。

21. 排風湯

【組方】白鮮皮、白朮、白芍藥、肉桂、川芎、當歸、杏仁、防風、甘草各6克，獨活、麻黃、茯苓各9克，生薑12克。

【製法】將諸藥擇淨，研細，放入鍋中，加清水適量，浸泡片刻，水煎取汁飲服，每日1劑。

【功用】安心定志，聰耳明目。適用於狂證，狂言妄語，精神錯亂等。

22. 小八風散

【組方】白附子、當歸、人參各5克，製附片、天門冬、防風、蜀椒、獨活各4克，製烏頭、秦艽、細辛、白朮、乾薑各3克，麻黃、五味子、桔梗、山茱萸、柴胡、莽草、白芷各2克。

【製法】將諸藥擇淨，研細即成。每次9克，每日3

次，溫黃酒適量送服。

【功用】安心定志，疏風化痰。適用於狂證，迷惑如醉，狂言妄語，驚悸恐怖，恍惚見鬼，喜怒悲憂，煩滿顛倒，短氣不得語，語則失忘，或心痛徹背，不嗜飲食，惡風，汗出，頭重水腫，頸項強直，四肢不遂不仁偏枯，攣掣不得屈伸等。

健忘症

健忘症，又稱暫時性記憶障礙，就是大腦的思考能力（檢索能力）暫時出現了障礙所致。健忘症屬於腦部疾患，由於生理和遺傳的原因，男性的發病率明顯高於女性，主要分為器質性健忘和功能性健忘兩大類。

器質性健忘：就是由於大腦皮層記憶神經出了毛病，包括腦腫瘤、腦外傷、腦炎等，造成記憶力減退或喪失；某些全身性嚴重疾病，如內分泌功能障礙、營養不良、慢性中毒等，也會損害大腦造成健忘。

功能性健忘：是指大腦皮層記憶功能出了問題。成年人由於肩負工作重任，精力往往不易集中，學了東西，記憶在大腦皮層的特定部位常常紮得不深，不如青少年時期，這類引起的健忘稱之為功能性健忘。

中醫認為，本病多因腎精不足，大腦失養所為，當以補腎益氣，生精聰腦為治，可選用下列《千金方》養生調補方。

1. 枕中方

【組方】龜甲、龍骨、石菖蒲、遠志各等量。

【製法】將諸藥擇淨，研細備用。每次9克，每日3

次，溫黃酒適量送服。

【功用】養心益智。適用於健忘證。常服令人聰明。

2. 石菖蒲散

【組方】石菖蒲2克，遠志7克，茯苓、茯神、人參各5克。

【製法】將諸藥擇淨，研細備用。每次9克，每日3次，日2夜1，溫黃酒適量送服。

【功用】養心益智。適用於健忘症。常服令人不忘。

3. 開心散

【組方】石菖蒲3克，遠志、人參各5克，茯苓6克。

【製法】將諸藥擇淨，研細備用。每次9克，每日3次，溫開水適量送服。

【功用】養心益智。適用於健忘症。

4. 蒲遠茯苓散

【組方】石菖蒲、遠志、茯苓各2克，續斷、肉蓯蓉各6克。

【製法】將諸藥擇淨，研細備用。每次9克，每日3次，溫黃酒適量送服。

【功用】養心益智。適用於健忘症。

5. 石菖蒲益智丸

【組方】石菖蒲、製附片、遠志、人參、桔梗、牛膝各5克，茯苓7克，肉桂3克。

【製法】將諸藥擇淨，研細，蜜丸即成。每次9克，每日3次，日2夜1，溫開水適量送服。

【功用】安神定志，聰耳明目。適用於善忘恍惚，積聚等。

6. 養命開心益智方

【組方】乾地黃、人參、茯苓各6克，遠志、肉蓯蓉、菟絲子各9克，蛇床子1克。

【製法】將諸藥擇淨，研細備用。每次9克，每日2次，溫開水適量送服。

【功用】養心益智。適用於健忘症。

7. 八味散方

【組方】天門冬、肉桂、茯苓各3克，乾地黃、石菖蒲、遠志、石韋、五味子各2克。

【製法】將諸藥擇淨，研細備用。每次9克，每日3次，溫黃酒或溫開水適量送服。

【功用】養心益智。適用於健忘症。

8. 治健忘方

【組方】天門冬、遠志、茯苓、乾地黃各等量。

【製法】將諸藥擇淨，研細，蜜丸即成。每次9克，每日3次，溫黃酒或溫開水適量送服。

【功用】養心益智。適用於健忘症。

9. 聰明益智方

【組方】龍骨、虎骨（代）、遠志各等量。

【製法】將諸藥擇淨，研細備用。每次9克，每日2次，溫開水適量送服。

【功用】養心益智。適用於健忘症。

10. 石菖蒲散

【組方】石菖蒲適量。

【製法】在7月7日取石菖蒲擇淨，研細備用。每次18克，每日1次，溫黃酒適量送服。

【功用】養心益智。適用於健忘症。常服耳目聰明不忘。

酒精中毒

急性酒精（乙醇）中毒，俗稱酒醉，係由一次飲入過量的酒精或酒類飲料，引起的中樞神經系統由興奮轉為抑制的狀態。各種酒類飲料中均含有不同濃度的酒精，其中白酒中含量最高，可達 50％～60％，啤酒中僅含酒精 2％～5％，大多數成人致死量為純酒精 250～500 毫升。

中醫認為，本病多為攝入酒精過量所為，當以清熱解毒，宣肺醒神為治，可選用下列《千金方》養生調補方。

一、飲食治療方

1. 竹茹雞蛋湯

【組方】竹茹15克，雞蛋2枚。

【製法】將竹茹擇淨，水煎取汁，納入雞蛋調勻煮沸即成，頓服。

【功用】解酒清熱。適用於飲酒頭痛。

2. 大豆湯

【組方】大豆適量。

【製法】將大豆擇淨，放入鍋中煮沸，取汁飲服，不拘時。

【功用】養氣養陰。適用於醉酒。

3. 桑葚酒汁

【組方】桑葚適量。

【製法】將桑葚擇淨，與黃酒、蜂蜜適量同漬一週即成。每次取漬汁適量飲服。

【功用】養陰生津。適用於醉酒。

4. 蔥豉湯

【組方】蔥白、豆豉各等量。

【製法】將諸藥擇淨，研細，放入鍋中，加清水適量，浸泡片刻，水煎取汁飲服，每日1劑。

【功用】健脾開胃。適用於醉酒，噁心乾嘔，食慾不振等。

二、中藥內服方

1. 茅根汁飲

【組方】鮮茅根適量。

【製法】將茅根洗淨，搗汁，每次150毫升，每日3次飲服。

【功用】清熱生津。適用於醉酒。

2. 酸棗茯苓湯

【組方】白芍藥、人參、白薇、天花粉、枳實、知母各6克，甘草3克，生地黃24克，酸棗仁18克，茯苓9克。

【製法】將諸藥擇淨，研細，放入鍋中，加清水適量，浸泡片刻，水煎取汁飲服，每日1劑。

【功用】健脾開胃。適用於醉酒，心悸，時或胡言亂語等。

3. 火麻仁方

【組方】火麻仁18克，黃芩6克。

【製法】將二藥擇淨，研細，蜜丸即成。每次適量，含嚥。

【功用】清熱解毒。適用於連月飲酒，咽喉潰爛，舌上生瘡等。

4. 葛汁飲

【組方】鮮葛根適量。

【製法】將鮮葛根榨汁，不拘時飲服，酒醒止。

【功用】清熱解酒。適用於酒醉不醒等。

5. 麻甘五味湯

【組方】麻黃12克，甘草、五味子各9克，杏仁12克，生薑15克，淡竹葉30克。

【製法】將諸藥擇淨，研細備用。先將麻黃水煎取汁，再納入諸藥，煎沸，分3次飲服，每日1劑。

【功用】清熱宣肺。適用於酒後肺熱咳嗽，目青氣喘等。

6. 瀉肺散

【組方】五味子、百部各8克，茯苓、製附片、肉蓯蓉、石斛、當歸、遠志、川續斷各3克，細辛、甘草各4克，防風、川椒、紫菀、肉桂、乾薑、款冬花各5克，桃仁、杏仁各9克。

【製法】將諸藥擇淨，研細備用。每次9克，每日3次，溫黃酒適量送服。

【功用】瀉肺清熱，化痰解酒。適用於酒後勞倦或受寒，面目黃腫，起即頭眩，咳逆上氣，心悸，不能飲食，或吐膿血，胸痛引背，欲嘔等。

三、飲酒令人不醉方

1. 二仁散

【組方】柏子仁、麻子仁各6克。

【製法】將二藥擇淨，研細，飲酒前頓服。

【功用】健脾解酒。

2. 二花散

【組方】葛花、小豆花各等量。

【製法】將二藥擇淨，研細，飲酒前頓服 15 克，飲時進葛根汁，或芹菜汁，或枇杷葉飲等，並能倍酒。

【功用】清熱解酒。

3. 菊花散

【組方】菊花適量。

【製法】將 9 月 9 日菊花擇淨，研細，飲酒前頓服 15 克，並能倍酒。

【功用】清肝解酒。

4. 小豆花葉散

【組方】小豆花葉適量。

【製法】將小豆花葉擇淨，研細，飲酒前頓服 15 克，並能倍酒。

【功用】清肝解酒。

噎 膈

噎膈是由於食管乾澀，食管、賁門狹窄所致的以咽下食物梗塞不順，甚則食物不能下嚥到胃，食入即吐為主要臨床表現的一類病證。

噎即梗塞，指吞咽食物時梗塞不順；膈即格拒，指食管阻塞，食物不能下嚥到胃，食入即吐。類似於現代醫學的食管癌、賁門癌，以及食管炎、賁門痙攣、食管憩室、彌漫性食管痙攣等疾病。

中醫認為，本病多為七情內傷，痰濁阻滯所為，當以理氣開鬱，化痰消瘀為治，可選用下列《千金方》養生調

補方。

1. 五噎丸

【組方】乾薑、川椒、吳茱萸、肉桂、人參各5克，細辛、白朮、茯苓、製附片各4克，橘皮6克。

【製法】將諸藥擇淨，研細，蜜丸即成。每次9克，每日3次，溫黃酒適量送服。

【功用】溫中下氣。適用於噎膈，胸中久寒，嘔逆逆氣，飲食不下，結氣不消等。

2. 人參紫菀丸

【組方】人參、半夏、肉桂、防風、小草（遠志苗）、製附片、細辛、甘草各6克，紫菀、乾薑、吳茱萸、白芍藥、製烏頭各3克，枳實9克。

【製法】將諸藥擇淨，研細，蜜丸即成。每次9克，每日3次，溫黃酒適量送服。

【功用】健脾理氣。適用於噎膈。

3. 竹茹湯

【組方】竹茹、細辛各6克，甘草、生薑、通草、人參、茯苓、肉桂、麻黃、五味子各3克。

【製法】將諸藥擇淨，研細備用。先將竹茹水煎取汁，再納入諸藥，煎沸，分3次飲服，每日1劑。

【功用】溫中健脾行氣。適用於噎膈，噎聲不出等。

4. 乾薑湯

【組方】乾薑、石膏各12克，人參、肉桂、天花粉、甘草各3克，半夏、小麥各9克，吳茱萸18克，紅豆30粒。

【製法】將諸藥擇淨，研細備用。先將黃酒1份，清水2份煮大棗20枚，而後去渣，納入諸藥再煮沸即成，分

3次飲服,每日1劑。

【功用】溫中化痰,健脾理氣。適用於飲食輒噎等。

5. 通氣湯

【組方】半夏24克,生薑18克,肉桂9克,大棗30枚。

【製法】將諸藥擇淨,研細,放入鍋中,加清水適量,浸泡片刻,水煎取汁,分5次飲服,日3夜2,每日1劑。

【功用】理氣開胃。適用於胸滿氣噎等。

6. 羚羊角湯

【組方】羚羊角、通草、橘皮各6克,吳茱萸、厚朴、乾薑各9克,製烏頭12克。

【製法】將諸藥擇淨,研細,放入鍋中,加清水適量,浸泡片刻,水煎取汁飲服,每日1劑。

【功用】理氣開胃。適用於氣噎不通,不得食等。

7. 杏仁肉桂丸

【組方】杏仁、肉桂各等量。

【製法】將諸藥擇淨,研細,蜜丸即成。每次適量,稍稍咽之,飯前彌佳。

【功用】理氣開胃。適用於噎膈等。

食物中毒

食物中毒是由於進食被細菌及其毒素污染的食物,或攝食含有毒素的動植物如毒蕈、河豚等引起的急性中毒性疾病。變質食品、污染水源是主要傳染源,不潔手、餐具和帶菌蒼蠅是主要傳播途徑。

本病潛伏期短，可集體發病。表現為起病急驟，伴有腹痛、腹瀉、嘔吐等急性腸胃炎症狀，常有畏寒、發熱，嚴重吐瀉可引起脫水、酸中毒和休克。

本病處理主要是對症和支持治療，重症可用抗生素，及時糾正水、電解質紊亂和酸中毒，肉毒中毒者可及早給予肉毒抗毒血清。在常規治療的同時，可選用下列《千金方》養生調補方。

1. 苦參湯

【組方】苦參9克。

【製法】將諸藥擇淨，研細，加黃酒適量煎沸，頓服，取吐癒。

【功用】清熱解毒。適用於食物中毒，心胸煩滿等。

2. 生韭汁飲

【組方】韭菜適量。

【製法】將韭菜擇淨，研細，榨汁，頓服，不拘時。

【功用】和胃止吐。適用於食物中毒。

3. 甘草汁飲

【組方】生甘草適量。

【製法】將甘草擇淨，放入鍋中，加清水適量，浸泡片刻，水煎取汁飲服，每日1劑。

【功用】清熱解毒，和胃止吐。適用於食物中毒。

4. 蘆根汁飲

【組方】鮮蘆根適量。

【製法】將鮮蘆根擇淨，放入鍋中，加清水適量，浸泡片刻，水煎取汁飲服，每日1劑。或將蘆根榨汁飲服，不拘時。

【功用】清熱生津，和胃止吐。適用於食物中毒。

5. 冬瓜汁飲

【組方】冬瓜適量。

【製法】將冬瓜擇淨，放入鍋中，加清水適量，浸泡片刻，水煎取汁飲服，每日1劑。或將冬瓜如常法煮熟服食，不拘時。

【功用】清熱生津，和胃止吐。適用於食蟹中毒。

6. 豆豉飲

【組方】豆豉60克，生麥門冬、蔥白各24克。

【製法】將諸藥擇淨，研細，放入鍋中，加清水適量，浸泡片刻，水煎取汁飲服，每日1劑。

【功用】和胃止吐。適用於食物、藥物中毒。

小兒發熱

健康人體溫通常維持在37℃或稍低的水平（此指口腔溫度，肛門溫度比此高0.3～0.5℃，腋下體溫比此約低0.5℃），每日波動不超過1℃。嬰幼兒由於大腦皮層發育尚未完全，體溫調節中樞未臻完善，故微小的刺激就容易引起發熱。

小兒發熱為兒科常見急重症之一，其中以小兒上呼吸道感染最為常見，若不及時處理，甚者可危及小兒生命。中醫認為，小兒乃「稚陰稚陽」之體，臟腑嬌嫩，易虛易實，且小兒「肝常有餘，脾常不足」，故外感風溫邪毒，病邪侵襲易化熱化火，而現發熱諸症。當以疏風解表，宣肺清熱為治，可選用下列《千金方》養生調補方。

一、中藥內服方

1. 麥門冬湯

【組方】麥門冬、石膏、寒水石、甘草各2克，肉桂1克。

【製法】將諸藥擇淨，研細，放入鍋中，加清水適量，浸泡片刻，水煎取汁飲服，每日1劑。

【功用】清熱瀉火。適用於小兒感冒，鼻衄，發熱，時或嘔吐等。

2. 四物解肌湯

【組方】白芍藥、黃芩、升麻、葛根各2克。

【製法】將諸藥擇淨，研細，放入鍋中，加清水適量，浸泡片刻，水煎取汁飲服，每日1劑。

【功用】解肌清熱。適用於小兒感冒，發熱。

3. 麻黃湯

【組方】麻黃、生薑、黃芩各3克，甘草、肉桂、石膏、白芍藥各2克，杏仁6克。

【製法】將諸藥擇淨，研細，放入鍋中，加清水適量，浸泡片刻，水煎取汁飲服，每日1劑。

【功用】疏風散寒，宣肺清熱。適用於小兒感冒，發熱，咳嗽，頭面熱等。

4. 葛根竹瀝湯

【組方】葛根汁、淡竹瀝各50毫升。

【製法】將二藥擇淨，調勻，放入鍋中，煮沸飲服，每日2次。

【功用】清熱化痰。適用於小兒感冒，發熱。

5. 五味子湯

【組方】五味子、甘草、當歸各2克,麥門冬、黃連、黃芩、大黃、前胡、芒硝各1克,石膏3克。

【製法】將諸藥擇淨,研細,放入鍋中,加清水適量,浸泡片刻,水煎取汁,納入芒硝調勻飲服,每日1劑。

【功用】宣肺清熱。適用於小兒感冒,發熱,病久不除,瘥後復劇,瘦瘠骨立者。

6. 犀角飲子

【組方】犀角(代)2克,茯神3克,麥門冬5克,甘草、白朮各1克,龍齒3克。

【製法】將諸藥擇淨,研細,放入鍋中,加清水適量,浸泡片刻,水煎取汁飲服,每日1劑。

【功用】清心泄熱。適用於小兒感冒,發熱。

7. 李根湯

【組方】李根、肉桂、芒硝各2克,麥門冬、甘草各3克。

【製法】將諸藥擇淨,研細,放入鍋中,加清水適量,浸泡片刻,水煎取汁,納入芒硝調勻飲服,每日1劑。

【功用】清肺泄熱。適用於小兒感冒,發熱。

8. 大黃湯

【組方】大黃、甘草、芒硝各2克,肉桂1克,石膏3克,大棗5枚。

【製法】將諸藥擇淨,研細,放入鍋中,加清水適量,浸泡片刻,水煎取汁,納入芒硝調勻飲服,每日1劑。

【功用】清肺泄熱。適用於小兒感冒,發熱時作,體

瘦。

9. 二黃湯

【組方】大黃、黃芩、甘草、麥門冬、芒硝各2克，石膏3克，肉桂1克。

【製法】將諸藥擇淨，研細，放入鍋中，加清水適量，浸泡片刻，水煎取汁，納入芒硝調勻飲服，每日1劑。

【功用】清肺泄熱。適用於小兒感冒，發熱，短氣，納食不香等。

10. 蜀漆湯

【組方】蜀漆、甘草、知母、龍骨、牡蠣各2克。

【製法】將諸藥擇淨，研細，放入鍋中，加清水適量，浸泡片刻，水煎取汁飲服，每日1劑。

【功用】疏風清熱。適用於小兒感冒，發熱。

11. 竹葉湯

【組方】竹葉、小麥各15克，柴胡、麥門冬、人參、甘草各2克，茯苓3克，黃芩4克。

【製法】將諸藥擇淨，研細，先取竹葉、小麥，水煎取汁，再下諸藥，煎汁飲服，每日1劑。

【功用】疏風清熱。適用於小兒夏月感冒，寒熱來往，或患下痢，色或白或黃等。

12. 竹葉小麥湯

【組方】竹葉30克，小麥15克，甘草、黃芩、天花粉、澤瀉、茯苓、知母、白朮、大黃各3克，肉桂1克，生薑5克，人參、麥門冬、半夏各6克，當歸2克。

【製法】將諸藥擇淨，研細，先取竹葉、小麥，水煎取汁，再下諸藥，煎汁飲服，每日1劑。

【功用】疏風清熱。適用於小兒感冒，發熱，腹中急滿，呼吸不利，或有微腫，納差食少，手足逆冷等。

13. 大黃滑石湯

【組方】大黃3克，滑石、肉桂各6克，牡蠣、人參、龍骨、凝水石、白石脂、硝石、黃芩、天花粉、甘草各2克。

【製法】將諸藥擇淨，研細，放入鍋中，加清水適量，浸泡片刻，水煎取汁飲服，每日1劑。

【功用】疏風清熱。適用於小兒感冒，壯熱，寒熱往來，時作驚悸等。

14. 調中湯

【組方】葛根、黃芩、茯苓、桔梗、白芍藥、白朮、槁本、大黃、甘草各3克。

【製法】將諸藥擇淨，研細，放入鍋中，加清水適量，浸泡片刻，水煎取汁飲服，每日1劑。

【功用】調中清熱。適用於小兒感冒，發熱，或下痢，小腹脹痛，脈洪大或急數等。

15. 生地黃湯

【組方】生地黃、肉桂各6克。

【製法】將二藥擇淨，研細，放入鍋中，加清水適量，浸泡片刻，水煎取汁飲服，每日1劑。

【功用】清熱散寒。適用於小兒感冒，寒熱往來，腹痛等。

二、中醫外治方

1. 莽草浴湯

【組方】莽草24克，牡蠣12克，雷丸30枚，大黃3

克，蛇床子18克。

【製法】將諸藥擇淨，研細，放入鍋中，加清水適量，浸泡片刻，水煎取汁，放入浴盆中，候溫洗浴，每日2次，每次10～30分鐘，每日1劑。

【功用】疏風清熱。適用於小兒感冒，發熱。

2. 莽草丹參肉桂湯

【組方】莽草、丹參、肉桂各9克，石菖蒲24克，雷丸18克，蛇床子6克。

【製法】將諸藥擇淨，研細，放入鍋中，加清水適量，浸泡片刻，水煎取汁，放入浴盆中，候溫洗浴，每日2次，每次10～30分鐘，每日1劑。

【功用】疏風清熱。適用於小兒感冒，發熱。

3. 雷丸浴湯

【組方】雷丸20枚，大黃12克，黃芩3克，苦參、石膏各9克，丹參6克。

【製法】將諸藥擇淨，研細，放入鍋中，加清水適量，浸泡片刻，水煎取汁，放入浴盆中，候溫洗浴，每日2次，每次10～30分鐘，每日1劑。

【功用】疏風清熱。適用於小兒感冒，寒熱時作等。

4. 李葉浴湯

【組方】李葉適量。

【製法】將李葉擇淨，研細，放入鍋中，加清水適量，浸泡片刻，水煎取汁，放入浴盆中，候溫洗浴，每日2次，每次10～30分鐘，每日1劑。

【功用】疏風清熱。適用於小兒發熱。

5. 柳枝浴湯

【組方】柳枝適量。

【製法】將柳枝擇淨，研細，放入鍋中，加清水適量，浸泡片刻，水煎取汁，放入浴盆中，候溫洗浴，每日2次，每次10～30分鐘，每日1劑。

【功用】疏風清熱。適用於小兒感冒，乍寒乍熱等。

6. 青木香浴湯

【組方】青木香12克，麻子仁、竹葉各30克，虎骨15克，白芷9克。

【製法】將諸藥擇淨，研細，放入鍋中，加清水適量，浸泡片刻，水煎取汁，放入浴盆中，候溫洗浴，每日2次，每次10～30分鐘，每日1劑。

【功用】疏風清熱。適用於小兒感冒，壯熱，消瘦等。

7. 十二物寒水石散

【組方】寒水石、芒硝、滑石、石膏、赤石脂、木香、大黃、甘草、黃芩、防風、川芎、麻黃根各3克。

【製法】將諸藥擇淨，研細混勻備用。小兒發熱時，每次取藥粉適量外撲患兒胸腹背部，每日3次。

【功用】清熱解毒。適用於小兒發熱。

8. 桃葉浴湯

【組方】桃葉適量。

【製法】將桃葉擇淨，研細，放入鍋中，加清水適量，浸泡片刻，水煎取汁，放入浴盆中，候溫洗浴，每日5次，每次5～15分鐘，每日1劑。

【功用】疏風清熱。適用於小兒發熱。

小兒驚風

驚風即為驚厥，它是兒科急症中常見病症之一，是以頻繁抽搐和神志不清為特徵的一種症候，又稱「抽風」。臨床表現常為意識突然喪失，眼球上翻、凝視或斜視，面肌及四肢強直性或陣發性痙攣，或不停地抽動，一般經數秒或數分鐘，自行緩解，也可反覆發作或持續狀態，驚厥時間過長可造成腦細胞長期缺氧性損害。

中醫認為，本病多為外感邪毒，熱入心包，心神被憂所致。當以清熱平肝，鎮驚安神為治，在常規緊急救治的同時，可配合選用下列《千金方》養生調補方。

一、中藥內服方

1. 升麻湯

【組方】升麻、白薇、麻黃、玉竹、柴胡、甘草各2克，黃芩3克，朴硝、大黃、鉤藤各1克。

【製法】將諸藥擇淨，研細，先將麻黃水煎沸，再納諸藥，水煎取汁飲服，每日1劑。

【功用】疏風清熱。適用於小兒感冒，身熱面赤，口燥，心腹堅急，大小便不利，或口瘡者，或因壯熱，四肢攣掣等。

2. 龍膽湯

【組方】龍膽、鉤藤皮、柴胡、黃芩、桔梗、白芍藥、茯苓、甘草各1克，蜣螂2枚，大黃3克。

【製法】將諸藥擇淨，研細，放入鍋中，加清水適量，浸泡片刻，水煎取汁飲服，每日1劑。

【功用】清熱止驚。適用於小兒感冒，寒熱時作，四

肢驚掣等。

3. 大黃湯

【組方】大黃、人參、細辛、乾薑、當歸、陳皮各1克。

【製法】將諸藥擇淨，研細，放入鍋中，加清水適量，浸泡片刻，水煎取汁飲服，每日1劑。

【功用】清熱止驚。適用於小兒感冒，驚悸時作，積聚，腹痛等。

4. 白鮮皮湯

【組方】白鮮皮2克，蚱蟬2枚，大黃4克，甘草、鈎藤皮、細辛各2克，牛黃1克，蛇蛻皮3克。

【製法】將諸藥擇淨，研細，放入鍋中，加清水適量，浸泡片刻，水煎取汁，納入牛黃調勻飲服，每日1劑。

【功用】清熱止驚。適用於小兒感冒，驚癇時作，胸中有痰等。

二、中醫外治方

1. 丹參赤膏

【組方】丹參、雷丸、芒硝、戎鹽、大黃各6克。

【製法】將諸藥擇淨，研細，放入鍋中，以米醋適量浸一宿，取出，以豬脂適量煎沸，去滓，納芒硝調勻即成。每次適量，取藥膏摩胸口、胃脘部，每日2次。

【功用】清熱解毒。適用於發熱，驚悸等。

2. 五物甘草生摩膏

【組方】甘草、防風各3克，白朮、桔梗各2克，雷丸8克。

【製法】將諸藥擇淨，研細，放入鍋中，以豬脂煎藥為膏即成。每次適量，取藥膏摩小兒百遍。平素早起常以膏摩囟上及手足心，可防止小兒感冒。

【功用】疏風清熱。適用於小兒壯熱，或中大風，手足驚掣等。

小兒佝僂病

佝僂病，俗稱軟骨病，屬現代醫學維生素D缺乏症範疇，臨床以骨骼生長發育障礙及肌肉鬆弛、易驚、多汗等為特徵。

本病屬中醫「五遲」、「五軟」範疇，多為脾腎虧虛，筋骨不健所為，當以補腎健脾，強筋壯骨為治，可選用下列《千金方》養生調補方。

1. 半夏熨湯

【組方】半夏、生薑、川芎各30克，細辛9克，肉桂15克，製烏頭6克。

【製法】將諸藥擇淨，研細，以米醋適量浸漬片刻，煮沸，取汁，以棉花1片浸藥中，適寒溫以熨囟上，冷則更換，每日早晚各3～4次，連續20天。

【功用】補腎壯骨。適用於小兒佝僂病，囟門不合，體瘦色黃，到四五歲仍不能行走者。

2. 生蟹足敷方

【組方】生蟹足、白蘞各適量。

【製法】將二藥擇淨，搗爛，以乳汁調勻外敷囟門，包紮固定，每日更換。

【功用】補腎壯骨。適用於小兒佝僂病，囟門不合。

3. 三物細辛敷方

【組方】細辛、肉桂各3克，乾薑2克。

【製法】將諸藥擇淨，研細，以乳汁調勻外敷囟門，包紮固定，每日更換。

【功用】補腎壯骨。適用於小兒佝僂病，囟門不合。

4. 防風糊

【組方】防風5克，柏子仁、白及各3克。

【製法】將諸藥擇淨，研細，以乳汁調勻外敷囟門，包紮固定，每日更換。

【功用】補腎壯骨。適用於小兒佝僂病，囟門不合。

小兒咳嗽

咳嗽是一種反射性的動作，也是保護性的動作，藉以將呼吸道的異物或留在呼吸道的分泌物排出。炎症、異物或刺激性氣體等對呼吸道的刺激，通常由迷走神經傳到咳嗽中樞，反射性地引起咳嗽。咳嗽是小兒肺系疾患中一個常見的症候，尤多見於3歲以下的嬰幼兒。

中醫認為，小兒形氣未充，肌膚柔弱，衛外功能較差，且小兒寒暖不知自調，故易為風、寒、熱等外邪刺激侵襲而發生咳嗽。臨床所見，小兒咳嗽以外感咳嗽多見，當以宣肺理氣，疏散外邪為治，可選用下列《千金方》養生調補方。

1. 竹瀝湯

【組方】竹瀝50毫升，黃芩4克，茵芋、防己、羚羊角、白朮各1克，大黃6克，麻黃、白薇、桑寄生、萆薢、甘草各2克。

【製法】將諸藥擇淨，研細，放入鍋中，加清水適量，浸泡片刻，水煎取汁，納入竹瀝煮沸飲服，每日1劑。

【功用】清熱化痰，宣肺止咳。適用於小兒咳嗽。

2. 紫菀湯

【組方】紫菀、杏仁、黃芩、當歸、甘草、橘皮、青木香、麻黃、肉桂各1克，大黃3克。

【製法】將諸藥擇淨，研細，放入鍋中，加清水適量，浸泡片刻，水煎取汁飲服，每日1劑。

【功用】疏風散寒，宣肺止咳。適用於小兒風寒咳嗽，或上氣咽喉鳴氣逆，或鼻塞，流清涕等。

3. 五味子湯

【組方】五味子、當歸各2克，麻黃、乾薑、肉桂、人參、紫菀、甘草各3克，款冬花、細辛各1克，大棗3枚。

【製法】將諸藥擇淨，研細，放入鍋中，加清水適量，浸泡片刻，水煎取汁飲服，每日1劑。

【功用】疏風散寒，宣肺止咳。適用於小兒風寒襲肺，上氣氣逆，面青，喘迫咳嗽，晝夜不息，食入則吐等。

4. 竹瀝飲

【組方】竹瀝適量。

【製法】將竹瀝煮沸即成。每次10毫升，每日5次。

【功用】清熱化痰。適用於小兒咳逆短氣，咳嗽痰稠，嗽出臭膿等。

5. 射干湯

【組方】射干、麻黃、紫菀、甘草、生薑各3克，半夏2克，肉桂6克，大棗20枚。

【製法】將諸藥擇淨，研細，放入鍋中，加清水適量，浸泡片刻，水煎取汁，納入蜂蜜適量煮沸，分3次飲服，每日1劑。

【功用】疏風散寒，宣肺止咳。適用於小兒咳逆，喘息，喉鳴等。

6. 半夏冬花湯

【組方】半夏12克，款冬花、紫菀、肉桂、生薑、細辛、阿膠、甘草各6克，蜂蜜10毫升。

【製法】將諸藥擇淨，研細，先將半夏水煎取汁，再納諸藥煮沸飲服，每日1劑。

【功用】疏風散寒，宣肺止咳。適用於小兒咳逆，喘息，喉鳴等。

7. 八味生薑煎

【組方】生薑21克，乾薑12克，肉桂6克，甘草、款冬花、紫菀各9克，杏仁18克，蜂蜜100毫升。

【製法】將諸藥擇淨，研細，同煎如飴。每次適量含咽之，日4～5次。

【功用】疏風散寒，宣肺止咳。適用於小兒咳嗽。

8. 石菖蒲丸

【組方】石菖蒲、川椒、製烏頭、杏仁、礬石、細辛、皂莢各1克，款冬花、乾薑、肉桂、紫菀各3克，吳茱萸12克。

【製法】將諸藥擇淨，研細，蜜丸即成。每次3克，每日3次，溫開水適量送服。

【功用】疏風散寒，宣肺止咳。適用於小兒暴冷咳嗽，積風冷嗽，氣逆喘鳴等。

9. 桂枝甘草湯

【組方】桂枝2克，甘草8克，紫菀2克，麥門冬5克。

【製法】將諸藥擇淨，研細，放入鍋中，加清水適量，浸泡片刻，水煎取汁，以綿著湯中，捉綿擠藥至兒口中，不拘時，每日1劑。

【功用】疏風散寒，宣肺止咳。適用於新生兒卒得謦咳，吐乳，嘔逆，暴嗽，晝夜不得息等。

10. 麻黃湯

【組方】麻黃12克，甘草3克，肉桂6克，五味子24克，半夏、生薑各6克。

【製法】將諸藥擇淨，研細，放入鍋中，加清水適量，浸泡片刻，水煎取汁飲服，每日1劑。

【功用】疏風散寒，宣肺止咳。適用於小兒咳嗽。

小兒腹痛

腹痛是小兒常見的症候，涉及的範圍較廣，許多內外科疾病均可出現腹痛的症狀，本文所討論的腹痛是指無外科急腹症的一類機能性腹痛。

中醫認為，小兒腹痛多為感受寒邪，內傷乳食，臟腑虛冷，蟲積氣滯等原因所致，當以散寒理氣，消食導滯，溫中補虛，消積殺蟲為治，可選用下列《千金方》養生調補方。

1. 牛黃丸

【組方】牛黃0.1克，製附片6克，珍珠、巴豆、杏仁各3克。

【製法】將諸藥擇淨，研細，共搗為末，蜜丸即成。

每次0.3～0.6克，每日2次，溫開水適量送服。

【功用】清熱化痰。適用於小兒宿乳不消，腹痛，驚啼等。

2. 芫花丸

【組方】芫花、黃芩各3克，大黃、雄黃各8克。

【製法】將諸藥擇淨，研細，蜜丸即成。每次0.3～0.6克，每日2次，溫開水適量送服。

【功用】清熱化痰。適用於小兒心下痞，痰癖結聚，腹大脹滿，身體壯熱，不欲哺乳等。

3. 珍珠丸

【組方】珍珠2克，麥門冬3克，蕤仁200枚，巴豆40枚。

【製法】將諸藥擇淨，研細，蜜丸即成。每次1～2克，每日2次，溫開水適量送服。

【功用】清熱化痰，開胃消食。適用於小兒痰實結聚，宿癖羸露，不能飲食等。久服使小兒肥白，甚驗。

4. 鱉甲丸

【組方】鱉甲、白芍藥、大黃各4克，茯苓、柴胡、乾薑各3克，肉桂1克，全蠍、蟬蛻各20枚。

【製法】將諸藥擇淨，研細，蜜丸即成。每次1～2克，每日2次，溫開水適量送服。

【功用】疏肝行氣，活血散結。適用於腹中結堅，脅下有疹，手足煩熱等。

5. 鱉頭丸

【組方】鱉頭1枚，橘皮、虻蟲、全蠍、桃仁各2克。

【製法】將諸藥擇淨，研細，蜜丸即成。每次1～2克，每日2次，溫開水適量送服。

【功用】疏肝行氣，活血散結。適用於小兒痞氣，脅下腹中積聚堅痛等。

小兒嘔吐

小兒因身體發育機制不健全，胃腸道和神經反射功能不穩定，進食後常會因各種原因而出現嘔吐，多表現為進食後嘔吐，還伴有消瘦、厭食等症狀。

中醫認為，小兒肝常有餘，脾常不足。脾主運化，胃主受納，脾胃虧虛，運化失司，水穀停滯，清濁不分，上進則為嘔吐，下注則成腹瀉；加之小兒飲食不知節制，飲食過量，宿食內停，或過食肥甘厚膩之品，呆胃滯脾，或多食生冷，誤食不潔之物，損傷脾胃，傳導失職，升降失調而發生嘔吐、腹瀉，故健脾消積為治療大法，可選用下列《千金方》養生調補方。

一、飲食治療方

1. 薑汁牛乳飲

【組方】生薑汁、牛乳各40毫升。

【製法】將二味調勻，煎沸，分2次飲服，每日1劑。

【功用】溫中和胃。適用於小兒嘔吐。

2. 牛乳飲

【組方】牛乳40毫升。

【製法】將牛乳調勻，煎沸，分3次飲服，每日1劑。

【功用】溫中和胃。適用於小兒嘔吐。

二、中醫外治方

1. 伏龍肝方

【組方】伏龍肝、食鹽各適量。

【製法】將二味擇淨，研細，放鍋中炒熱，布包，熱熨脘腹部，每次10分鐘，每日2次。

【功用】溫中散寒。適用於小兒嘔吐。

小兒口瘡

凡口頰、舌邊、上顎等口腔黏膜任何部位，單發或多發圓形或橢圓形白色潰爛小瘡，並見紅腫疼痛間發熱者，皆稱口瘡。

本病常因過食辛辣或刺激性食物，外感風熱之邪，口腔不潔，黏膜破損後邪毒乘機入侵；或久病體虛或勞傷過度，陰津虧損，腎陰不足，水不濟火，虛火上炎而致發病。睡眠不足、疲勞、情緒不好等也可引起復發或使病情加重。實者當以清熱解毒瀉火，虛者當以滋陰降火，引火歸源為治，可選用下列《千金方》養生調補方。

一、中藥內服方

1. 大青黃連湯

【組方】大青葉3克，黃連2克。

【製法】將二藥擇淨，研細，放入鍋中，加清水適量，浸泡片刻，水煎取汁飲服，每日1劑。

【功用】清熱利濕。適用於小兒口瘡，不得吮乳等。

2. 蜜漬甘草

【組方】蜂蜜、甘草、臘月豬脂各適量。

【製法】將甘草擇淨，研細，與蜂蜜、豬脂同入鍋中，煎如飴狀即成。每次取如棗大，含咽，每日3次。

【功用】清熱解毒。適用於小兒口瘡。

二、中醫外用方

1. 黍米汁方

【組方】黍米適量。

【製法】將黍米洗淨，水煎取汁，每次適量，取汁外搽患處，不拘時。

【功用】除濕斂瘡。適用於小兒口瘡。

2. 柘根方

【組方】柘根適量。

【製法】將柘根擇淨，水煎取汁，每次適量，取汁外搽患處，不拘時。

【功用】清心瀉火，除濕斂瘡。適用於小兒心熱，口舌生瘡，重舌鵝口等。

3. 蛇蛻散

【組方】蛇蛻適量。

【製法】將蛇蛻擇淨，研細備用。每次適量，取藥粉外塗患處，不拘時。

【功用】清熱利濕。適用於小兒口瘡。

4. 黃柏竹瀝方

【組方】黃柏、竹瀝各適量。

【製法】將黃柏擇淨，浸入竹瀝中，24小時即成。每次取藥液適量，外搽患處，不拘時。

【功用】清熱利濕。適用於小兒口瘡。

5. 礬石醋液

【組方】礬石30克，米醋適量。

【製法】將礬石研細，調入醋中浸泡24小時即成，每次取藥液適量外搽患兒雙足心湧泉穴，不拘時。

【功用】引熱下行。適用於小兒口瘡。

小兒厭食症

厭食症即食慾不振，厭食。隨著食慾明顯減退，體重下降，毛髮增多，表情淡漠，精神渙散，學習成績退步，體溫下降，心率慢，血壓偏低，女孩可引起閉經或月經延遲，心臟變小等。

本病屬中醫「疳積」範疇，多為乳食積滯，損傷脾胃，運化失司所為，當以健脾益胃、消食導滯為治，中藥方對小兒疳積所致的厭食症有明顯療效，可選用下列《千金方》養生調補方。

一、飲食治療方

1. 肉桂橘皮湯

【組方】肉桂、人參各2克，橘皮9克，黍米30克，薤白15克。

【製法】將諸藥擇淨，研細，放入鍋中，加清水適量，浸泡片刻，水煎取汁，加黍米煮熟飲服，每日1劑。

【功用】健脾開胃。適用於小兒不欲飲食，呃逆等。

二、中藥內服方

1. 芒硝紫丸

【組方】芒硝、大黃各12克，半夏、甘遂各6克，代赭石3克，巴豆30克，杏仁15枚。

【製法】將諸藥擇淨，研細，同搗為膏，加蜂蜜適量為丸即成。每次3克，每日2次，溫開水適量送服。

【功用】健脾消食。適用於小兒宿食，往來寒熱，不欲飲食，消瘦等。

2. 白芍栀子湯

【組方】白芍藥、栀子、知母、大黃各6克，柴胡4克，升麻、黃連、黃芩各8克，竹葉30克，桔梗5克，細辛1克。

【製法】將諸藥擇淨，研細，放入鍋中，加清水適量，浸泡片刻，水煎取汁飲服，每日1劑。

【功用】疏肝清熱，開胃消食。適用於小兒熱結痰實，不欲飲食等。

3. 柴胡枳實湯

【組方】白芍藥、栀子、知母、大黃各6克，柴胡4克，升麻、黃芩各8克，竹葉30克，細辛1克，枳實、杏仁各5克。

【製法】將諸藥擇淨，研細，放入鍋中，加清水適量，浸泡片刻，水煎取汁飲服，每日1劑。

【功用】疏肝清熱，行氣開胃。適用於小兒熱結痰實，不欲飲食等。

4. 大黃柴胡湯

【組方】大黃、柴胡、黃芩、枳實各5克，升麻、白芍藥、知母、栀子各8克，生薑2片，杏仁6克，竹葉30克。

【製法】將諸藥擇淨，研細，放入鍋中，加清水適量，浸泡片刻，水煎取汁飲服，每日1劑。

【功用】疏肝清熱，宣肺化痰。適用於小兒熱結多痰，食飲減少等。

5. 牛黃雙丸

【組方】牛黃、甘遂各2克，珍珠1克，杏仁、白芍藥、黃芩各3克，巴豆10枚。

【製法】將諸藥擇淨，研細，蜜丸即成。每次3克，每日2次，溫開水適量送服。

【功用】清熱化痰，通腑消脹。適用於小兒結實，乳食不消，心腹疼痛等。

6. 牛黃鱉甲丸

【組方】牛黃、厚朴、茯苓、肉桂、白芍藥、乾薑各3克，麥麴、柴胡、大黃、鱉甲、枳實、川芎各6克。

【製法】將諸藥擇淨，研細，蜜丸即成。每次3克，每日3次，溫開水適量送服。

【功用】清熱化痰，行氣健脾。適用於小兒發熱，食不消化，噁心嘔吐等。

7. 地黃丸

【組方】乾地黃、大黃各4克，茯苓、當歸、柴胡、杏仁各2克。

【製法】將諸藥擇淨，研細，蜜丸即成。每次3克，每日3次，溫開水適量送服。

【功用】疏肝清熱，養陰益胃。適用於少兒胃氣不調，食慾不振，消瘦等。

8. 甘草丸

【組方】甘草適量。

【製法】將甘草擇淨，研細，蜜丸即成。每次3克，

每日3次，溫開水適量送服。

【功用】健脾益胃。適用於小兒形體消瘦，食慾不振等。

小兒遺尿

遺尿又稱尿床，是指3歲以上的小兒，睡眠中小便自遺，醒後方覺的一種病證。3歲以下的嬰幼兒，由於智力發育未臻完善，排尿的正常習慣尚未形成，或者貪玩少睡，精神過度疲勞等，均可引起暫時遺尿，這些都不屬於病態；若3歲以上的幼兒，尚不能自控排尿，每睡必遺，形成慣例，則應視為病態。本病若經久不癒，可影響小兒的精神和生活。

中醫認為，本病多為腎氣不足，下元虛寒，或病後體虛，肺脾不足所為，當以培元補腎，健脾益肺為治，可選用下列《千金方》養生調補方。

一、中藥內服方

1. 瞿麥石韋丸

【組方】瞿麥、石韋、龍膽、皂莢、肉桂各2克，雞腸草、人參各4克，車前子8克。

【製法】將諸藥擇淨，研細，蜜丸即成。每次3克，每日3次，溫開水適量送服。

【功用】清熱利濕。適用於小兒遺尿。

2. 小豆葉汁

【組方】小豆葉適量。

【製法】將小豆葉擇淨，搗汁飲服，每次適量，每日3次。

【功用】健脾益氣。適用於小兒遺尿。

3. 雞腸散

【組方】雞腸適量。

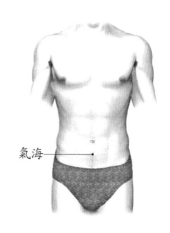

氣海

【製法】將雞腸擇淨，研細即成。每次9克，每日3次，溫開水適量送服。或將雞腸末調入稀粥中服食。

【功用】溫腎益氣。適用於小兒遺尿。

二、中醫外治方

1. 隔薑灸法

【取穴】氣海穴（臍下1.5寸處）。

【方法】取生薑1片放置於氣海穴(臍下2橫指處)，再放艾葉或艾炷適量，點燃，每次15分鐘，每日1～2次。

【功用】溫腎益氣。適用於小兒遺尿。

小兒夜啼

小兒白天如常，入夜則啼哭，或每夜定時啼哭者稱為夜啼。本病多見於3個月以內的幼小嬰兒。若因傷食、停食、饑餓、尿布浸濕、皮帶過緊、皮膚瘙癢等引起者，不屬本病範疇。

小兒夜啼常以脾寒、心熱、驚駭等為發病原因，分別採用溫脾散寒、清心導滯、鎮驚安神等治療，可選用下列《千金方》養生調補方。

1. 龍骨丸

【組方】龍骨1克，牡蠣、川大黃各3克，黃芩2克，蚱蟬2枚，牛黃1克。

【製法】將諸藥擇淨，研細，蜜丸即成。每次1克，每晚1次，溫開水適量送服。

【功用】清熱安神。適用於小兒五驚夜啼等。

2. 一物前胡丸

【組方】前胡適量。

【製法】將前胡擇淨，研細，蜜丸即成。每次1克，每日3次，溫開水適量送服。

【功用】宣肺理氣。適用於小兒夜啼等。

3. 千金湯

【組方】川椒、牡蠣各2克。

【製法】將二藥擇淨，研細，放入鍋中，加清水適量，浸泡片刻，水煎取汁飲服，每日1劑。

【功用】和胃安神。適用於驚啼。

4. 川芎散

【組方】川芎、白朮、防己各3克。

【製法】將諸藥擇淨，研細即成。每次2克，以母乳適量調勻送服。同時取藥末適量，放於患兒肚臍中，外以敷料包紮固定，並摩兒頭及脊，每日1次。

【功用】和胃安神。適用於小兒夜啼，至明即安寐等。

陽　痿

陽痿是指青壯年男子未到性慾衰退時期，臨房陰莖不

能勃起，或勃而不堅，或堅而不久，以致不能完成正常性生活者，是男子性功能障礙中最為常見的病症之一，也是老年臨床常見病之一。據國內1980—1995年47種醫學期刊男科疾病文獻分析，其在男科十大疾病中發病率位居榜首。統計資料表明，陽痿患者占男性性功能障礙的37%～42%。

本病多為功能性病變，屬器質性病變者較少。歷代醫家認為其多與心、肝、脾、腎四臟功能有關，思慮憂鬱，損傷心脾、陽道不振，或房室不節，陰精虧虛，命火不足，或驚恐傷腎等，均可出現此症，當以健脾益腎，寧心安神為治，可選用下列《千金方》養生調補方。

一、飲食治療方

1. 巴戟天酒

【組方】巴戟天、牛膝各50克，地骨皮、麥門冬、地黃、防風各100克。

【製法】將諸藥擇淨，布包，與白酒同漬，春7日，秋冬14日即成。每次30毫升，每日3次。

【功用】溫陽補腎。適用於虛贏陽道不舉，五勞七傷等。

2. 巴戟牛膝酒

【組方】巴戟天、牛膝各50克。

【製法】將二藥擇淨，研細，加白酒適量浸泡1週即成。每次30毫升，每日3次。

【功用】溫陽補腎。適用於虛贏陽道不舉，五勞七傷等。

3. 磁石酒

【組方】磁石適量。

【製法】將磁石擇淨，布包，與白酒同漬1週即成。每次30毫升，每日3次。

【功用】溫腎益氣。適用於陽痿。

4. 陽起石酒

【組方】陽起石適量。

【製法】將陽起石擇淨，布包，與白酒同漬1週即成。每次30毫升，每日3次。

【功用】溫腎壯陽。適用於腎陽不足所致的腎虛陽痿，遺精，女子宮冷不孕，腰膝冷痛等。

二、中藥內服方

1. 琥珀散

【組方】琥珀6克，石韋、乾薑、滑石、牡丹皮、茯苓、川芎、石斛、續斷、當歸、人參、遠志、肉桂各9克，肉蓯蓉、松脂、牡蒙（紫參）、橘皮各12克，松子、柏子仁、荏子各50克，車前子、菟絲子、覆盆子各30克，枸杞子3克，牛膝9克，通草42克，胡麻子、蕪菁子、蛇床子、麥門冬各18克。

【製法】將諸藥擇淨，研細即成。每次9克，每日4次，日3夜1，溫開水適量送服。

【功用】溫陽補腎。適用於虛勞百病，陽痿精清，氣力不足，大小便不利如淋，精少餘瀝，腰脊痛，四肢重，咽乾口燥，飲食無味，乏氣少力，遠視，驚悸不安，上氣悶滿等。

2. 三仁九子丸

【組方】酸棗仁、柏子仁、薏苡仁、蛇床子、枸杞子、五味子、菟絲子、菊花子、覆盆子、蔓荊子、地膚子、胡麻子、乾地黃、山藥、肉桂各9克，肉蓯蓉6克。

【製法】將諸藥擇淨，研細，蜜丸即成。每次9克，每日3次，溫黃酒適量送服。

【功用】溫陽補腎。適用於腎勞，陽痿，五勞七傷等。

3. 肉蓯蓉散

【組方】肉蓯蓉、五味子、遠志、甘草各30克，生地黃30千克，楮實子、慎火草（景天）、乾漆各15克。

【製法】將諸藥擇淨，研細，以地黃搗汁浸漬24小時，取出曬乾，研細即成。每次9克，每日3次，溫黃酒適量送服。

【功用】輕身益氣，強骨補髓。適用於陽痿。

4. 禿雞散

【組方】蛇床子、菟絲子、五味子、遠志、防風、巴戟天、杜仲、肉蓯蓉各等量。

【製法】將諸藥擇淨，研細即成。每次9克，每日2次，溫黃酒適量送服。

【功用】溫陽補腎。適用於陽痿。

5. 製附片散

【組方】製附片、五味子、遠志各3克，肉蓯蓉8克，蛇床子、菟絲子各18克。

【製法】將諸藥擇淨，研細即成。每次9克，每日2次，溫黃酒適量送服。

【功用】溫陽補腎。適用於五勞七傷，陽痿不起衰損者。

6. 牡蒙三子散

【組方】牡蒙（紫參）、菟絲子、蛇床子、肉蓯蓉、柏子仁各6克。

【製法】將諸藥擇淨，研細即成。每次9克，每日3次，溫黃酒適量送服。

【功用】溫陽補腎。適用於陰下濕癢生瘡，失精陽痿等。

7. 蓯蓉鐘乳散

【組方】肉蓯蓉、鐘乳、蛇床子、遠志、續斷、山藥、鹿茸各9克。

【製法】將諸藥擇淨，研細即成。每次9克，每日2次，溫黃酒適量送服。

【功用】溫陽補腎。適用於陽痿精薄而冷等。

8. 雄蠶蛾散

【組方】雄蠶蛾10枚，巴戟天、蛇床子、製附片、山藥、五味子、石斛、肉蓯蓉各3克，菟絲子、牛膝、遠志各2克。

【製法】將諸藥擇淨，研細即成。每次9克，每日2次，溫黃酒適量送服。

【功用】溫陽補腎。適用於五勞七傷，房事不振等。

9. 石硫黃散

【組方】石硫黃、白石英、鹿茸、遠志、蛇床子、五味子、製附片、僵蠶、白馬莖、菟絲子、玉竹各等量。

【製法】將諸藥擇淨，研細即成。每次9克，每日2

次，溫黃酒適量送服。

【功用】溫陽補腎。適用於房勞虛損，陽痿等。

10. 蘿摩散

【組方】蘿摩18克，五味子、酸棗仁、柏子仁、乾地黃、地骨皮各9克。

【製法】將諸藥擇淨，研細即成。每次9克，每日2次，溫黃酒適量送服。

【功用】溫陽補腎。適用於房勞虛損，陽痿等。

11. 車前子莖葉散

【組方】車前子莖葉適量。

【製法】將車前子莖葉擇淨，研細即成。每次9克，每日2次，溫黃酒適量送服。

【功用】清熱利濕。適用於濕熱下注，陽痿，小便淋澀等。

12. 枸杞附片散

【組方】枸杞子50克，製附片9克，肉蓯蓉、石斛、乾薑、菟絲子、遠志、續斷各15克，乾地黃30克。

【製法】將諸藥擇淨，研細即成。每次9克，每日2次，溫黃酒適量送服。

【功用】溫陽補腎。適用於陽痿等。

13. 巴戟菟絲散

【組方】巴戟天、菟絲子、杜仲、桑螵蛸、石斛各等量。

【製法】將諸藥擇淨，研細即成。每次9克，每日1次，溫黃酒適量送服。

【功用】溫陽補腎。適用於腰背痛，陽痿少精，小便

餘瀝失精，囊下濕癢、虛乏等。常服令人充實肌膚肥悅。

14. 山藥巴戟散

【組方】山藥、巴戟天、山茱萸、丹參、人參各5克，蛇床子、五味子各4克，製附片、細辛各3克，肉桂2克，乾地黃7克。

【製法】將諸藥擇淨，研細即成。每次9克，每日3次，日2夜1，溫黃酒適量送服。

【功用】溫陽補腎。適用於陽痿等。

15. 二子散

【組方】五味子、蛇床子各6克，續斷、牛膝各9克，車前子、肉蓯蓉各12克。

【製法】將諸藥擇淨，研細即成。每次9克，每日2次，溫黃酒適量送服。

【功用】溫陽補腎。適用於陽痿等。

16. 杜仲散

【組方】杜仲、蛇床子、五味子、乾地黃各6克，肉蓯蓉、遠志各8克，防己、巴戟天各7克，菟絲子2克。

【製法】將諸藥擇淨，研細即成。每次9克，每日3次，溫黃酒適量送服。

【功用】益氣補虛。適用於男子羸瘦短氣，五臟痿損、腰痛不能房室等。

17. 肉蓯蓉散

【組方】肉蓯蓉、續斷、蛇床子各8克，製附片、山藥、五味子各7克，遠志6克，乾地黃、巴戟天各5克。

【製法】將諸藥擇淨，研細即成。每次9克，每日3次，溫黃酒適量送服。

【功用】補虛益陽。適用於陽氣不足，陰囊濕癢，尿有餘瀝，漏泄虛損，陽具不起等。

18. 白馬莖丸

【組方】白馬莖、赤石脂、石韋、製附片、遠志、山茱萸、石菖蒲、蛇床子、山藥、杜仲、肉蓯蓉、柏子仁、石斛、續斷、牛膝、天花粉、細辛、防風各等量。

【製法】將諸藥擇淨，研細即成。每次9克，每日2次，溫黃酒適量送服。

【功用】補虛益陽。適用於陽痿，口乾，汗出失精，囊下濕癢，尿有餘瀝，睪丸時痛，膝冷脛酸，腹痛，腰痛等。

19. 雞肝丸

【組方】雄雞肝1具，鯉魚膽4枚，雀蛋適量。

【製法】將雄雞肝、鯉魚膽陰乾為末，雀蛋煮熟，去殼，與藥末和丸即成。每次9克，每日1次，溫黃酒適量送服。

【功用】溫陽補腎。適用於陽痿。

20. 菟絲雞肝丸

【組方】菟絲子30克，雄雞肝2具，雀蛋適量。

【製法】將菟絲子、雄雞肝擇淨，研細，雀蛋煮熟，去殼，與藥末和丸即成。每次9克，每日3次，溫黃酒適量送服。

【功用】溫陽補腎。適用於陽痿。

21. 二乾二石丸

【組方】乾漆、白朮、甘草、菟絲子、肉蓯蓉、牛膝、巴戟天、五味子、肉桂各9克，石楠、石龍芮各3克，乾地黃12克。

【製法】將諸藥擇淨，研細，蜜丸即成。每次9克，每日2次，溫黃酒適量送服。

【功用】溫陽補腎。適用於陽痿。

22. 原蠶蛾丸

【組方】原蠶蛾適量。

【製法】將原蠶蛾去頭、足、翅，擇淨，研細，蜜丸即成。每次9克，每日1次，臨睡時溫鹽湯適量送服。

【功用】溫陽補腎。適用於陽痿。

23. 天門冬方

【組方】天門冬適量。

【製法】將天門冬擇淨，研細，或蜜丸即成。每次9克，每日3次，溫黃酒適量送服。

【功用】養陰補腎。適用於陽痿。

24. 五味子方

【組方】五味子適量。

【製法】將五味子擇淨，研細，或蜜丸即成。每次9克，每日3次，溫黃酒適量送服。

【功用】補腎益氣。適用於陽痿。

25. 三子丸

【組方】菟絲子、蛇床子、五味子各等量。

【製法】將諸藥擇淨，研細，蜜丸即成。每次9克，每日3次，溫黃酒適量送服。

【功用】補腎益氣。適用於陽痿。

26. 三子杜蓉丸

【組方】菟絲子、蛇床子、五味子、杜仲、肉蓯蓉各等量。

【製法】將諸藥擇淨，研細，蜜丸即成。每次9克，每日3次，溫黃酒適量送服。

【功用】補腎益氣。適用於陽痿。

27. 慶雲散

【組方】覆盆子、五味子、菟絲子各30克，製附片3克，石斛、白朮各9克，桑寄生12克，天門冬9克，紫石英6克。

【製法】將諸藥擇淨，研細即成。每次9克，每日3次，溫黃酒適量送服。

【功用】補腎益氣。適用於丈夫陽氣不足，不能施化，施化無成等。

28. 十味腎氣丸

【組方】肉桂、牡丹皮、澤瀉、山藥、白芍藥各12克，玄參、茯苓、山茱萸各15克，製附片9克，乾地黃24克。

【製法】將諸藥擇淨，研細，蜜丸即成。每次9克，每日3次，溫黃酒適量送服。

【功用】補腎益氣。適用於陽痿。

29. 八味腎氣丸

【組方】乾地黃24克，澤瀉6克，肉桂6克，山藥12克，山茱萸12克，牡丹皮9克，茯苓9克，製附片6克。

【製法】將諸藥擇淨，研細，蜜丸即成。每次9克，每日3次，溫黃酒適量送服。

【功用】補腎益氣。適用於陽痿。

30. 大補益散

【組方】肉蓯蓉、乾棗肉、石斛各24克，枸杞子300

克，菟絲子、續斷、遠志各150克，製附片9克，乾地黃300克。

【製法】將諸藥擇淨，研細即成。每次9克，每日2次，溫黃酒適量送服。

【功用】補腎益氣。適用於陽痿。

31. 三石丸

【組方】白石英、陽起石、磁石、肉蓯蓉、菟絲子、乾地黃各8克，五味子、石斛、桔梗、白朮各6克，巴戟天、防風各3克，蛇床子2克，肉桂1克。

【製法】將諸藥擇淨，研細，蜜丸即成。每次9克，每日3次，溫黃酒適量送服。

【功用】補腎益氣。適用於陽痿。

三、中醫外治方

1. 蜂房糊

【組方】蜂房適量。

【製法】將蜂房擇淨，研細即成。每次適量，黃酒適量調勻外敷陰囊、陰莖處，每日1次。

【功用】補腎益氣。適用於陽痿，舉起不堅等。

2. 二子糊

【組方】蛇床子、菟絲子草適量。

【製法】將蛇床子擇淨，研細即成。每次適量，用菟絲子草汁適量調勻外敷陰囊、陰莖處，每日1次。

【功用】補腎益氣。適用於陽痿，舉起不堅等。

3. 蛇肉遠志糊

【組方】蛇床子、肉蓯蓉、遠志各3克，製附片1克。

【製法】將諸藥擇淨，研細即成。每次適量，用唾液適量調勻外敷陰莖、玉泉（在臍下4寸，腹中線上，仰臥取穴）處，每日1次。

【功用】補腎益氣。適用於陽痿，舉起不堅等。

4. 蛇床附片糊

【組方】蛇床子3克，製附片、遠志各2克，肉桂1克，無食子6克。

【製法】將諸藥擇淨，研細即成。每次適量，用唾液適量調勻外敷陰莖、玉泉（在臍下4寸，腹中線上，仰臥取穴）處，每日1次。

【功用】補腎益氣。適用於陽痿，舉起不堅等。

早　洩

早洩是指性生活時射精過早，甚或在陰莖尚未進入陰道之前或一經接觸立即射精的現象。早洩是男科常見病，在性功能障礙中高居第二位，不僅影響夫妻性生活的樂趣，還影響夫妻感情。

目前認為，早洩的發病原因與精神因素、情緒、心理等極為密切，如過分激動、緊張、興奮、焦慮、憂鬱、恐懼等，均可導致早洩。中醫認為，本病的病位在心、肝、脾、腎，主要病理機制為腎氣虧虛、陰虛火旺，心脾兩虛，肝經濕熱，當以補腎益氣，清熱利濕，養心健脾為治，可選用下列《千金方》養生調補方。

一、中藥內服方

1. 蓯蓉白朮散

【組方】肉蓯蓉、白朮、巴戟天、麥門冬、茯苓、甘

草、牛膝、五味子、杜仲各24克，車前子、乾薑各15克，生地黃50克。

【製法】將諸藥擇淨，研細即成。每次9克，每日3次，溫黃酒適量送服。

【功用】補腎益氣。適用於早洩，陽痿，腰脊疼痛等。

2. 人參湯

【組方】人參、當歸、白芍、甘草、肉桂、麥門冬、白糖、生薑各6克，前胡、橘皮、川椒、茯苓、五味子各3克，枳實9克，大棗15枚。

【製法】將諸藥擇淨，研細，放入鍋中，加清水適量，浸泡片刻，水煎取汁，納入白糖調勻飲服，每日1劑。

【功用】養肝益腎。適用於男子五勞七傷，胸中逆滿，嘔逆，兩脅下脹，小腹急痛等。

3. 內補散

【組方】生地黃、菟絲子、山茱萸肉各15克，遠志、巴戟天各2克，麥門冬、五味子、甘草、人參、肉蓯蓉、石斛、茯苓、肉桂、製附片各5克。

【製法】將諸藥擇淨，研細即成。每次9克，每日3次，溫黃酒適量送服。

【功用】補腎益氣。適用於男子五勞六絕（五勞者，其心傷者，令人善驚，妄怒無常。其脾傷者，令人腹滿喜噫，食後欲臥，面目萎黃。其肺傷者，令人少精，腰背痛，四肢厥逆。其肝傷者，令人少血，面黑。其腎傷者，有積聚，小腹腰背滿痹，咳唾，小便難。六絕者，手足疼痛，膝以下冷，腹中雷鳴，時時瀉痢，或閉或利，面目

腫，心下憒憒，不欲語，憎聞人聲等）。

二、中醫外治方

1. 蒺藜子湯

【組方】蒺藜子適量。

【製法】將蒺藜子擇淨，放入鍋中，加清水適量，浸泡片刻，水煎取汁，放入浴盆中洗浴，先薰後洗會陰部，每日1次，每日1劑。

【功用】溫腎益氣。適用於遺精，早洩。

遺　精

遺精有夢遺與滑精之分，做夢時的遺精稱為夢遺，無夢而遺精，甚至清醒時精液自出者，稱為滑精。成年未婚男子，或婚後夫妻分居者，每月遺精1～2次，屬正常生理現象。若未婚青年頻繁遺精，或婚後在有性生活的前提下仍經常遺精，或中老年男子白日滑精，並伴有頭暈乏力、失眠心悸、精神委靡、腰膝酸軟者，則為病態。

中醫認為，遺精多為腎虛下元不固，君相火旺，或濕熱下注，擾動精室所為，當以滋陰降火、清熱化濕、補腎填精為治，可選用下列《千金方》養生調補方。

一、飲食治療方

1. 韭子粥

【組方】韭菜子10克，大米100克，細鹽適量。

【製法】將韭菜子擇淨，研為細末備用。先將大米淘淨，加清水適量煮粥，待熟時，調入研細的韭子、細鹽等，煮為稀粥服食，每日1劑。

【功用】補腎助陽，固精止遺，健脾暖胃。適用於脾

腎陽虛所致的腹中冷痛，泄瀉或便秘，虛寒久痢，噎膈反胃，陽痿，早洩，遺精，白濁，小便頻數，小兒遺尿，女子白帶過多，腰膝酸冷，月經痛，崩漏不止等。

2. 禁精湯

【組方】韭子60克，粳米15克。

【製法】將二藥同入鍋中，炒熟，加黃酒適量煎沸飲服，每日3次，每日1劑。

【功用】補腎助陽，固精止遺。適用於遺精，失精羸瘦，疲乏少氣，目視不明等。

3. 二皮湯

【組方】石榴皮、桑白皮各等量。

【製法】將二藥擇淨，同入鍋中，加黃酒適量，水煎取汁飲服，每日1劑。

【功用】養陰益腎，收斂固澀。適用於遺精，早洩等。

4. 魚膠散

【組方】魚鰾膠適量。

【製法】將魚鰾膠擇淨，研細即成。每次9克，每日3次，溫黃酒適量送服。

【功用】養陰補腎。適用於遺精，早洩等。

5. 鹿角膠散

【組方】鹿角膠適量。

【製法】將鹿角膠擇淨，研細即成。每次9克，每日3次，溫黃酒適量送服。

【功用】溫陽補腎。適用於遺精，早洩等。

6. 羊骨湯

【組方】羊骨1具，飴糖150毫升，生地、白尤各90克，大棗20枚，桑皮、厚朴、阿膠、桑白皮各3克，肉桂24克，麥門冬、人參、白芍、生薑、甘草各9克。

【製法】將鹿角膠擇淨，研細即成。先煮羊骨，去渣取汁，納入諸藥，水煎取汁，再納入飴糖，熬膏即成。每次20毫升，每日3次，溫開水沖飲，或調入稀粥中服食。羊骨取出調味佐餐服食。

【功用】補腎益氣。適用於遺精，早洩。

二、中藥內服方

1. 鹿角丸

【組方】鹿角適量。

【製法】將鹿角擇淨，研細，蜜丸即成。每次6克，每日3次，溫開水適量送服。

【功用】補益肝腎。適用於遺精，虛勞少精等。

2. 棘刺丸

【組方】棘刺（酸棗刺）、乾薑、菟絲子各6克，天門冬、製烏頭、小草（遠志苗）、防葵、山藥、萆薢、細辛、石龍芮、枸杞子、巴戟天、玉竹、石斛、厚朴、牛膝、肉桂各3克。

【製法】將諸藥擇淨，研細，蜜丸即成。每次9克，每日2次，溫黃酒適量送服。

【功用】補益肝腎。適用於虛勞，諸氣不足，夢泄失精等。

3. 人參柏仁丸

【組方】人參、麥門冬、赤石脂、遠志、續斷、鹿茸

各5克，柏子仁、丹參、韭菜子各4克。茯苓、龍齒、磁石、肉蓯蓉各6克，乾地黃9克。

【製法】將諸藥擇淨，研細，蜜丸即成。每次9克，每日2次，溫黃酒適量送服。

【功用】補益肝腎。適用於夢中泄精，尿後餘瀝及尿精等。

4. 三子丸

【組方】菟絲子、車前子、韭菜子各30克，礬石、當歸各6克，川芎、製附片各9克，肉桂3克。

【製法】將諸藥擇淨，研細，蜜丸即成。每次6克，每日3次，溫黃酒適量送服。

【功用】補益肝腎。適用於小便白濁，夢遺泄精等。

5. 大棗韭子丸

【組方】大棗50枚，韭菜子30克，黃蓍、人參、甘草、乾薑、當歸、龍骨、半夏、白芍藥各6克。

【製法】將諸藥擇淨，研細，蜜丸即成。每次6克，每日3次，溫黃酒適量送服。

【功用】補腎益氣。適用於遺精等。

6. 韭子丸

【組方】韭菜子30克，甘草、肉桂、紫石英、禹餘糧、遠志、山茱萸、當歸、製附片、紫菀、山藥、細辛、茯苓、僵蠶、石菖蒲、人參、杜仲、白朮、乾薑、川芎、製附片、石斛、天門冬各5克，肉蓯蓉、黃蓍、菟絲子、乾地黃、蛇床子各6克，大棗50枚，牛髓、乾漆各12克。

【製法】將諸藥擇淨，研細，與牛髓、白蜜、棗膏共搗為丸即成。每次9克，每日3次，溫開水適量送服。

【功用】補腎益氣。適用於房室過度，精泄自出不禁，腰背不得屈伸，食不生肌，兩腳軟弱等。

7. 韭子麥門冬散

【組方】韭菜子、麥門冬各30克，菟絲子、車前子各6克，川芎、白龍骨各9克。

【製法】將諸藥擇淨，研細即成。每次9克，每日3次，溫黃酒適量送服。

【功用】補腎益氣。適用於小便失精，夢泄遺精等。

8. 棗仁湯

【組方】酸棗仁、黃耆、甘草、茯苓、白龍骨、牡蠣各6克，澤瀉、人參、白芍藥、肉桂各3克，生薑2片，半夏15克。

【製法】將諸藥擇淨，研細，放入鍋中，加清水適量，浸泡片刻，水煎取汁飲服，每日1劑。

【功用】養肝益腎。適用於虛勞，夢泄精，陽痿，驚惕忪悸，小腹裏急等。

9. 韭子散

【組方】韭菜子適量。

【製法】將韭菜子擇淨，研細即成。每次9克，每日3次，溫黃酒適量送服。

【功用】補腎益氣。適用於小便失精，夢泄遺精等。

10. 二石丸

【組方】赤石脂、白石脂各5克，生地黃3克，肉蓯蓉6克，赤雄雞腸、雞各2具，桑螵蛸、牡蠣、龍骨、川黃連各4克。

【製法】將諸藥擇淨，研細，雞腸、雞治淨，納諸

藥、雞腸於雞腹中，蒸熟，曝乾合搗為散即成。每次9克，每日3次，溫黃酒適量送服。

【功用】溫腎益氣。適用於下焦虛寒，小便頻數，漏精稠如白米泔等。

男子不育症

處於育齡的夫婦，同居兩年以上、性生活正常而未採用任何避孕措施，因男子方面的原因致使女子不能懷孕，稱為男子不育症。

中醫認為，本病多為腎氣虧虛，精液不足所為，當以補腎益氣，養陰生精為治，可選用下列《千金方》養生調補方。

1. 七子散

【組方】五味子、牡荊子、菟絲子、車前子、薪藿子、石斛、山藥、乾地黃、杜仲、鹿茸、遠志各10克，製附片、蛇床子、川芎各7.5克，山茱萸、製附片、人參、茯苓、黃耆、牛膝各4克，肉桂12克，巴戟天15克，肉蓯蓉12克，鐘乳粉10克。

【製法】將諸藥擇淨，研為細末即成。每次9克，每日2次，溫黃酒適量送服。不能飲酒者，蜜丸服亦可。

【功用】補益腎精。適用於男子虛羸，頭昏目眩，精氣衰少無子。

2. 腎氣丸

【組方】生地黃8克，遠志、防風、乾薑、牛膝、麥門冬、玉竹、山藥、石斛、細辛、地骨皮、甘草、製附片、肉桂、茯苓、山茱萸肉各3克，肉蓯蓉6克，鐘乳粉8

克,羊腎1具。

【製法】將諸藥擇淨,研為細末即成。每次9克,每日2次,溫黃酒適量送服。

【功用】補腎益精。適用於腎氣不足,腰疼陰寒,小便數,囊冷濕,尿有餘瀝,精自出,陽痿不起,忽忽喜悲等。

3. 地苓玄參丸

【組方】熟地黃、茯苓、玄參各15克,澤瀉、山藥、山茱萸、肉桂、白芍藥各12克,製附片9克。

【製法】將諸藥擇淨,研為細末即成。每次9克,每日2次,溫黃酒適量送服。

【功用】補腎益精。適用於腎氣不足,精少不育等。

強中症

強中症,是指陰莖異常勃起,長時間堅挺不倒者,又稱陽強。其臨床特點是:發病突然,陰莖海綿體持續性勃起,精流不止,時時如針刺,捏之則痛。本病可發於任何年齡的男性,但以青壯年居多。

中醫認為,本病的成因可分虛實兩端,虛者多因房事過度,腎陰耗損,陽氣亢盛,或妄服壯陽之品,消灼腎陰所致;實者多因濕熱下注,或跌撲損傷,致使瘀血停積陰部所致,當以養陰益腎、活血化瘀為治,可選用下列《千金方》養生調補方。

豬腎薺苨湯

【組方】豬腎1具,大豆30克,薺苨(甜桔梗)、人參、石膏各9克,茯神、磁石、知母、葛根、天花粉、黃

芩、甘草各6克。

【製法】將諸藥擇淨，研細備用。先將豬腎、大豆水煎取汁，再納諸藥，煎取汁，分3次飲服，每日1劑。豬腎、大棗可取出佐餐調味服食。

【功用】補腎養陰，清熱瀉火。適用於強中，陰莖長興盛，不交津液自出，或消渴病後發癰疽等。

縮陽症

縮陽症是以男性自感陰莖發麻、發涼，縮入腹內為主要特徵的一種急性病症，其發作急驟，具有一定的流行性。20世紀80年代以來，我國報導甚多，並顯示針灸和中藥治療本症有理想的效果。本病在國外，特別是在東南亞地區屢有發生，國外文獻稱之為「Koro」氏病。西醫認為本病屬於感應性精神病的一種，並稱之為焦急反應性癔病。

患者起病多急驟，發病前多先有不同程度的預期焦慮反應或瀕死感，有的伴氣促、胸悶、心悸、大汗等植物神經症狀，隨即出現陰部發麻、發涼、疼痛、抽搐感，自感陰莖正在縮小，處於極度恐懼狀態，往往緊緊抓住陰莖不放，大聲呼救，無羞恥感。

發作時間長短不一，短者10多分鐘，長者達一天左右。病情緩解後，患者多感疲倦乏力，心有餘悸，少數患者出現一段時間的頭暈、頭痛、失眠；部分病人事後對發作情況不能追憶，有些病人發病時有幻覺，如聞怪味、聽怪聲、看怪影等，90%患者夜間發作，少數病人可有復發，最多反覆發作達8次之多。

中醫認為，本病多為腎陽虛弱，感受寒邪，驚恐誘

發，致使腎虛肝寒，筋脈攣縮所為，當以溫陽補腎，暖肝散寒，舒筋活絡，調理心腎為治，可選用下列《千金方》養生調補方。

製烏頭湯

【組方】製烏頭15克，大棗10枚，炙甘草6克，白芍藥12克，肉桂18克，老薑30克。

【製法】將諸藥擇淨，研細，放入鍋中，加清水適量，水煎取汁飲服，每日1劑。

【功用】溫中散寒，行氣止痛。適用於寒疝腹中絞痛，拘急不得轉側，叫呼發作，有時使人陰縮，手足厥逆等。

急性睪丸炎

急性睪丸炎是男科常見病，發病率約占男科疾病的12％～18％，其主要臨床表現為發病較急，發熱惡寒，一側或兩側睪丸腫大疼痛，質地堅硬，壓痛明顯。

本病屬中醫「子癰」範疇，多為濕熱下注，熱毒結聚所為，當以清熱解毒，消腫止痛為治，可選用下列《千金方》養生調補方。

一、中醫內服方

1. 梔子湯

【組方】梔子仁、白芍藥、通草、石韋各9克，石膏15克，滑石24克，黃芩12克，生地、榆白皮、淡竹葉各30克。

【製法】將諸藥擇淨，研細，放入鍋中，加清水適量，浸泡片刻，水煎取汁飲服，每日1劑。

【功用】清熱利濕。適用於小腹脹滿，小便黃赤，未有餘瀝，數而少，莖中痛，陰囊生瘡等。

2. 丹牛煮散方

【組方】丹參、牛膝、葛根、杜仲、乾地黃、甘草、豬苓各8克，茯苓、遠志、黃芩各5克，五加皮、石膏各9克，羚羊角、生薑、橘皮各3克，淡竹茹15克。

【製法】將諸藥擇淨，研細即成。每次9克，水煎取汁飲服，每日3次。

【功用】清熱利濕，活血化瘀。適用於子癰，痛引腰脊，不可俯仰、屈伸等。

二、中醫外治方

麻黃根粉

【組方】麻黃根、石硫黃各9克，米粉15克。

【製法】將諸藥擇淨，研細即成。每次適量，取藥末外撒患處，或取清水調勻外敷患處，每日更換。

【功用】清熱解毒。適用於子癰，陰囊生瘡等。

癤　病

癤病是一個毛囊及其所屬皮脂腺的急性化膿性感染，常擴展到皮下組織，多發生於富有皮脂腺的頭、面、項、背等處。本病一年四季均可見，尤以夏季多見，常見於兒童。

中醫認為，本病多由內鬱濕火，外感風邪，蘊阻於皮膚所致，當以清熱解毒，消腫散結為治，可選用下列《千金方》養生調補方。

一、中藥內服方

1. 漏蘆湯

【組方】漏蘆、連翹、白薇、芒硝、甘草各1克，大黃12克，升麻、枳實、麻黃、黃芩各2克。

【製法】將諸藥擇淨，研細，放入鍋中，加清水適量，浸泡片刻，水煎取汁飲服，每日1劑。

【功用】清熱解毒。適用於小兒熱毒癰疽，丹毒，瘡癤等。

2. 五香連翹湯

【組方】青木香、薰陸香、雞舌香、沉香、麻黃、黃芩各1克，大黃6克，麝香（代）0.1克，連翹、海藻、射干、升麻、枳實各2克，竹瀝30毫升。

【製法】將諸藥擇淨，研細，放入鍋中，加清水適量，浸泡片刻，水煎取汁，納入麝香調勻飲服，每日1劑。

【功用】清熱解毒。適用於小兒癤腫，或附骨癰疽，白疹瘙癢不已等。

3. 連翹丸

【組方】連翹、桑白皮、白頭翁、牡丹、防風、黃柏、肉桂、香豉、獨活、秦艽各3克，海藻2克。

【製法】將諸藥擇淨，研細，蜜丸即成。每次3克，每日3次，溫開水適量送服。

【功用】清熱解毒，散結消腫。適用於小兒癤腫，頸項結核瘰癧等。

4. 蛇蛻皮湯

【組方】蛇蛻皮適量。

【製法】將蛇蛻皮擇淨，研細，放入鍋中，加清水適量，浸泡片刻，水煎取汁飲服，每日1劑。

【功用】清熱解毒。適用於癭腫。

5. 蒼耳汁飲

【組方】鮮蒼耳苗適量。

【製法】將鮮蒼耳苗擇淨，搗碎，取汁飲服，每日2次。藥渣加米醋適量調勻外敷患處，每日更換。

【功用】清熱解毒。適用於癭腫。

二、中醫外治方

1. 豆花散

【組方】小豆花適量。

【製法】將小豆花擇淨，研細即成。每次適量，加清水適量調勻，外敷患處，每日更換。

【功用】清熱解毒。適用於癭腫。

2. 蒼耳散

【組方】鮮蒼耳全草適量。

【製法】將鮮蒼耳全草擇淨，研細即成。每次適量，加米醋適量調勻，外敷患處，每日更換。

【功用】清熱解毒。適用於癭腫。

3. 蛇蛻皮散

【組方】蛇蛻皮適量。

【製法】將蛇蛻皮擇淨，研細即成。每次適量，以雞蛋清適量調勻，外敷患處，每日更換。

【功用】清熱解毒。適用於癭腫。

癰

　　癰是由多個相鄰的毛囊和皮脂腺的急性化膿性感染，或多個癤融合而成，好發於較粗厚的皮膚部位，如項、背部，多見於成年人，糖尿病患者更宜發生。

　　中醫認為，本病多為風熱毒邪侵襲，熱毒結聚，氣滯血瘀所為，當以清熱解毒，活血通絡，消癰散結為治，可選用下列《千金方》養生調補方。

一、飲食治療方

1. 豬蹄湯

　　【組方】豬蹄1具，黃蓍、黃連、白芍藥各9克，黃芩6克，薔薇根、野狼牙根各24克。

　　【製法】將諸藥擇淨，研細備用。先將豬蹄治淨，放入鍋中，加清水適量煮熟，去渣取汁，納入諸藥再煎取汁，薰洗患處，每日2次。豬蹄取出調味佐餐服食。

　　【功用】清熱解毒。適用於癰疽發背等。

2. 當歸川芎豬蹄湯

　　【組方】豬蹄1具，當歸、川芎、白芍藥、大黃、黃芩、獨活、莽草各3克。

　　【製法】將諸藥擇淨，研細備用。先將豬蹄治淨，放入鍋中，加清水適量煮熟，去渣取汁，納入諸藥再煎取汁，薰洗患處，拭乾敷麝香膏。豬蹄取出調味佐餐服食。

　　【功用】清熱解毒，消腫止痛。適用於癰疽發背等。

二、中藥內服方

1. 五香枳實湯

　　【組方】青木香1克，麝香（代）0.1克，雞舌香、薰

陸香、沉香、防風、秦艽、漏蘆各2克，升麻、黃芩、白蘞、麻黃各3克，枳實5克，大黃6克。

【製法】將諸藥擇淨，研細，放入鍋中，加清水適量，浸泡片刻，水煎取汁，納入麝香調勻飲服，每日1劑。

【功用】清熱解毒。適用於小兒癰癤，瘙癢滲液，或遍及身頭面等。

2. 五香連翹湯

【組方】青木香、沉香、丁香、薰陸香、連翹、射干、升麻、獨活、寄生、通草各6克，大黃9克，麝香（代）0.1克，竹瀝30毫升。

【製法】將諸藥擇淨，研細，放入鍋中，加清水適量，浸泡片刻，水煎取汁，納入麝香、竹瀝調勻飲服，每日1劑。

【功用】清熱解毒。適用於癰癤，惡核瘰癧等。

3. 黃耆竹葉湯

【組方】黃耆、甘草、黃芩、白芍藥、麥門冬各9克，當歸、人參、石膏、川芎、半夏、生地黃、竹葉各6克，生薑3片，大棗5枚。

【製法】將諸藥擇淨，研細備用。先取竹葉水煎取汁，再納入諸藥水煎取汁飲服，每日1劑。

【功用】清熱解毒。適用於癰疽發背等。

4. 王不留行散

【組方】王不留行9克，龍骨、當歸各6克，野葛皮2克，乾薑、肉桂各3克，天花粉5克。

【製法】將諸藥擇淨，研細備用。每次9克，每日3次，溫黃酒適量送服。

【功用】清熱解毒。適用於癰腫不潰等。

5. 木占斯散

【組方】木占斯（骨碎補）、人參、乾薑、肉桂、細辛、厚朴、敗醬草、防風、天花粉、桔梗、甘草各3克。

【製法】將諸藥擇淨，研細備用。每次9克，每日3次，溫黃酒適量送服。

【功用】清熱解毒。適用於癰疽發背，婦人乳癰、諸癬未潰等。

6. 排膿內塞散

【組方】防風、茯苓、白芷、桔梗、遠志、甘草、人參、川芎、當歸、黃耆各3克，厚朴6克，肉桂1克，製附片9克，紅豆15克。

【製法】將諸藥擇淨，研細備用。每次9克，每日4次，日3夜1，溫黃酒適量送服。

【功用】清熱解毒。適用於癰瘡熱退，膿血不止，疼痛時作等。

7. 大黃漏蘆湯

【組方】漏蘆、白及、黃芩、麻黃、白薇、枳實、升麻、白芍藥、甘草各6克，大黃9克。

【製法】將諸藥擇淨，研細，放入鍋中，加清水適量，浸泡片刻，水煎取汁飲服，每日1劑。

【功用】清熱解毒，消腫止痛。適用於癰疽，丹疹等。

8. 小竹瀝湯

【組方】淡竹瀝100毫升，射干、杏仁、獨活、枳實、白朮、防己、防風、秦艽、白芍藥、甘草、茵芋、茯

芩、黃芩、麻黃各6克。

【製法】將諸藥擇淨，研細，放入鍋中，加清水適量，浸泡片刻，水煎取汁，納入竹瀝調勻飲服，每日1劑。

【功用】清熱解毒，消腫止痛。適用於癰疽。

9. 白薇散方

【組方】白薇、防風、射干、白朮各6克，麻黃、秦艽、當歸、防己、製烏頭、青木香、天門冬、枳實、獨活、玉竹、山茱萸各4克，柴胡、白芷各3克，莽草、蜀椒各2克。

【製法】將諸藥擇淨，研細備用。每次9克，每日3次，溫開水適量送服。

【功用】清熱解毒。適用於癰疽。

10. 瞿麥散

【組方】瞿麥3克，白芍藥、肉桂、紅豆、麥門冬、川芎、黃蓍、當歸、白蘞各6克。

【製法】將諸藥擇淨，研細備用。每次9克，每日3次，溫黃酒適量送服。

【功用】清熱解毒，排膿止痛。適用於癰疽腫痛，小便不利等。

11. 瞿麥白芷散

【組方】瞿麥3克，白芍藥、紅豆、川芎、黃蓍、當歸、細辛、薏苡仁、白芷各6克。

【製法】將諸藥擇淨，研細備用。每次9克，每日3次，溫黃酒適量送服。

【功用】清熱解毒，排膿止痛。適用於諸癰潰及未潰，瘡中疼痛，膿血不絕等。

12. 薏苡仁散

【組方】薏苡仁、肉桂、白蘞、當歸、肉蓯蓉、乾薑各6克。

【製法】將諸藥擇淨，研細備用。每次9克，每日5次，日3夜2，溫黃酒適量送服。

【功用】清熱解毒，排膿止痛。適用於癰腫已潰，膿液清稀等。

13. 黃蓍茯苓湯

【組方】黃蓍、麥門冬各9克，生薑3片，五味子12克，川芎、茯苓、肉桂各6克，大棗20枚。

【製法】將諸藥擇淨，研細，放入鍋中，加清水適量，浸泡片刻，水煎取汁飲服，每日1劑。

【功用】養血益氣，消腫排膿。適用於癰疽潰後膿太多，時或發熱等。

14. 內消散

【組方】紅豆30克，人參、甘草、瞿麥、當歸、豬苓、黃芩各6克，白蘞、薏苡仁、黃蓍各9克，防風3克，升麻12克。

【製法】將諸藥擇淨，研細，放入鍋中，加清水適量，浸泡片刻，水煎取汁飲服，每日1劑。

【功用】健脾益氣，消腫排膿。適用於癰疽。

15. 梔子湯

【組方】梔子仁14枚，芒硝6克，黃芩、甘草、知母各9克，大黃12克。

【製法】將諸藥擇淨，研細，放入鍋中，加清水適量，浸泡片刻，水煎取汁，納入芒硝調勻飲服，每日1

劑。

【功用】清熱解毒，消腫排膿。適用於表裏俱熱，三焦不實，身體生瘡及發癰癤，大小便不利等。

16. 五利湯

【組方】芒硝3克，升麻、黃芩各6克，大黃9克，栀子仁15克。

【製法】將諸藥擇淨，研細，放入鍋中，加清水適量，浸泡片刻，水煎取汁，納入芒硝調勻飲服，每日1劑。

【功用】清熱解毒，消腫排膿。適用於癰疽無定處，大小便不通等。

17. 乾地黃丸

【組方】乾地黃15克，白芍藥、甘草、肉桂、黃蓍、黃芩、遠志各6克，石斛3克，當歸、大黃各9克，人參、巴戟天、天花粉各3克，肉蓯蓉、天門冬各12克。

【製法】將諸藥擇淨，研細，蜜丸即成。每次9克，每日3次，溫黃酒適量送服。

【功用】益氣養血，清熱解毒。適用於癰疽。凡壯熱人能長服之，終身不患癰疽，令人肥悅耐勞苦方。

18. 地黃大黃丸

【組方】乾地黃12克，大黃18克，白芍藥、王不留行、茯苓、甘草、遠志、麥門冬、人參、升麻、黃芩各9克，肉桂18克。

【製法】將諸藥擇淨，研細，蜜丸即成。每次9克，每日3次，溫黃酒適量送服。

【功用】養陰清熱，解毒消腫。適用於虛熱瘡癤等。

久服令人肥健。

19. 地黃五黃丸

【組方】乾地黃12克，黃蓍、黃芩、大黃、黃連、澤瀉、細辛各9克，甘草、肉桂、白芍藥、茯苓、乾漆各6克，人參3克，天門冬15克。

【製法】將諸藥擇淨，研細，蜜丸即成。每次9克，每日3次，溫黃酒適量送服。

【功用】養陰清熱，解毒消腫。適用於虛勞客熱，數發癰腫瘡癤，經年不除等。

20. 地黃煎

【組方】生地黃適量。

【製法】將生地黃擇淨，切細，搗汁，放鍋中煎煮如飴，製丸即成。每次9克，每日3次，溫黃酒適量送服。

【功用】補虛除熱。適用於癰癤痔疾等。久服不發癰疽。

21. 枸杞煎

【組方】枸杞適量。

【製法】將枸杞葉、莖、子擇淨，水煎取汁，放鍋中煎煮如飴，製丸即成。每次9克，每日3次，溫黃酒適量送服。

【功用】補虛除熱。適用於虛勞，輕身益氣，令人有力，一切癰疽永不發方。

22. 薔薇地骨煎

【組方】薔薇根、地骨皮各10份，生地黃、蜂蜜各1份。

【製法】將薔薇根、地骨皮水煎取汁，再納入生地黃

同煎，去渣取汁，文火煎如膏狀，納入蜂蜜再煎，煎煮如
飴，製丸即成。每次9克，每日3次，溫開水適量送服。

【功用】補虛除熱。適用於風濕體痛，不能飲食，癰
疽等。

23. 大黃升麻湯

【組方】大黃、升麻、黃芩、甘草各9克，梔子15克。

【製法】將諸藥擇淨，研細，放入鍋中，加清水適量，
浸泡片刻，水煎取汁飲服，每日1劑。

【功用】清熱解毒，消腫排膿。適用於癰疽，背上初欲
結癰等。

24. 內補散

【組方】當歸、肉桂各6克，人參、川芎、厚朴、防
風、甘草、白芷、桔梗各3克。

【製法】將諸藥擇淨，研細即成。每次9克，每日3
次，溫黃酒適量送服。

【功用】益氣解毒，排膿消腫。適用於癰疽已潰，排
膿生肉等。

25. 蜀椒乾薑散

【組方】蜀椒、乾薑、黃芩、人參各2克，肉桂1
克，白薇、甘草、製附片、防風各3克，川芎6克，紅豆
45克。

【製法】將諸藥擇淨，研細即成。每次9克，每日5
次，日3夜2，溫黃酒適量送服。

【功用】益氣活血，排膿消腫。適用於癰疽發背等。

26. 李根皮散

【組方】李根皮30克，天花粉、半夏各15克，通

草、白蘞、桔梗、厚朴、黃芩、製附片各3克，甘草、當歸各6克，葛根9克，肉桂、白芍藥各12克，川芎18克。

【製法】將諸藥擇淨，研細即成。每次9克，每日4次，日3夜1，溫黃酒適量送服。

【功用】益氣活血，排膿消腫。適用於癰疽發背，瘰癧等。

27. 大內塞排膿散

【組方】山茱萸、五味子、茯苓、乾薑各1克，地膽、菟絲子、甘草、石斛、人參、肉桂、白芍藥各3克，巴戟天、麥門冬、乾地黃、肉蓯蓉、遠志各8克，當歸、石韋、川芎各4克，製附片2克。

【製法】將諸藥擇淨，研細即成。每次9克，每日4次，日3夜1，溫黃酒適量送服。

【功用】益氣活血，排膿消腫。適用於發背癰腫，經年瘻後復發等。長服終身不患癰癤。

28. 血餘散

【組方】血餘炭適量。

【製法】將血餘炭擇淨，研細即成。每次9克，每日3次，溫黃酒適量送服。

【功用】活血散結。適用於癰疽。

29. 五香湯

【組方】青木香、藿香、薰陸香、沉香、丁香各等量。

【製法】將諸藥擇淨，研細，放入鍋中，加清水適量，浸泡片刻，水煎取汁飲服，每日1劑。藥渣搗爛外敷患處，包紮固定，每日換藥1次。

【功用】清熱解毒，消腫排膿。適用於癰疽腫痛，頭痛，寒熱時作等。

30. 五香麝香湯

【組方】青木香、薰陸香、沉香、丁香各10克，麝香（代）0.1克。

【製法】將諸藥擇淨，研細，放入鍋中，加清水適量，浸泡片刻，水煎取汁，納入麝香調勻飲服，每日1劑。藥渣搗爛外敷患處，包紮固定，每日換藥1次。

【功用】清熱解毒，消腫排膿。適用於癰疽腫痛，頭痛，寒熱時作等。

31. 黃蓍茯苓湯

【組方】黃蓍、麥門冬各9克，生薑3片，五味子12克，川芎、茯苓、肉桂、遠志、人參、當歸各6克，甘草18克，大棗20枚。

【製法】將諸藥擇淨，研細，放入鍋中，加清水適量，浸泡片刻，水煎取汁飲服，每日1劑。

【功用】養血益氣，消腫排膿。適用於癰疽潰後膿太多，時或發熱等。

三、中醫外治方

1. 拓腫方

【組方】大黃、黃芩、白薟、芒硝各等量。

【製法】將諸藥擇淨，研細，水煎取汁，納入芒硝調勻，以棉花或紗布蘸藥液以拓腫處，乾則即換之，不拘次數，以癒為度。

【功用】清熱解毒。適用於癰癤。

2. 犀角大黃湯

【組方】青木香、犀角（代）、大黃、梔子仁、紫檀香、升麻、黃芩、羚羊角、黃連、甘草、芒硝、射干、黃柏、白薇各6克，地黃汁50毫升，麝香（代）0.2克。

【製法】將諸藥擇淨，研細，水煎取汁，納入芒硝、麝香調勻，以棉花或紗布蘸藥液以拓腫處，乾則即換之，不拘次數，以癒為度。

【功用】清熱解毒。適用於癰癤。

3. 朴硝糊

【組方】朴硝15克，豆豉10克，生地黃汁適量。

【製法】將諸藥擇淨，合搗為糊，外敷腫痛處，敷料包紮，膠布固定，每日換藥2次。

【功用】清熱解毒。適用於頸項及胸背癰腫疼痛等。

4. 馬鞭草糊

【組方】馬鞭草適量。

【製法】將馬鞭草擇淨，搗為糊，外敷腫痛處，敷料包紮，膠布固定，每日換藥1次。

【功用】清熱解毒。適用於癰癤疼痛。

5. 鹿角糊

【組方】鹿角適量。

【製法】將鹿角擇淨，燒研細末，米醋適量調為糊，外敷腫痛處，敷料包紮，膠布固定，每日換藥1次。

【功用】散結消腫。適用於癰癤疼痛。

6. 麝香膏

【組方】麝香（代）、竹茹、雄黃、礬石各等量。

【製法】將諸藥擇淨，研細，清水適量調為糊，外敷

腫痛處，敷料包紮，膠布固定，每日換藥1次。

【功用】清熱解毒，散結消腫。適用於癰疽發背，諸惡瘡等。

7. 蒺藜散

【組方】蒺藜子適量。

【製法】將諸藥擇淨，研細，以麻油調和，炒令焦黑，攤放於紗布上，外敷腫痛處，固定，每日換藥1次。

【功用】散結消腫。適用於癰癤腫痛。

8. 紅豆糊

【組方】紅豆適量。

【製法】將紅豆擇淨，研細，以雞蛋清調勻，外敷腫痛處，敷料包紮，膠布固定，每日換藥1次。

【功用】散結消腫。適用於癰癤腫痛。

9. 藜蘆膏

【組方】藜蘆2克，黃連、礬石、雄黃、松脂、黃芩各8克。

【製法】將諸藥擇淨，研細，以豬脂適量煎沸，調勻，外敷腫痛處，敷料包紮，膠布固定，每日換藥1次。

【功用】散結消腫。適用於癰癤腫痛，癬瘡瘙癢等。

10. 丹參膏方

【組方】丹參、接骨木、莽草、蜀椒、羊躑躅各6克，秦艽、獨活、白及、牛膝、菊花、防己各3克。

【製法】將諸藥擇淨，研細，以醋適量漬24小時，調勻，外敷腫痛處，敷料包紮，膠布固定，每日換藥1次。

【功用】活血化瘀，散結消腫。適用於癰癤腫痛。

11. 八味黃散方

【組方】黃蓍、川芎、大黃、黃連、白芍藥、莽草、黃芩、梔子仁各等量。

【製法】將諸藥擇淨，研細即成。每次取藥末適量，以雞蛋清調勻，外敷腫痛處，敷料包紮，膠布固定，每日換藥1次。

【功用】清熱解毒，散結消腫。適用於癰癤腫痛。

凍 瘡

凍瘡是機體局部遭受低溫侵襲引起的組織損傷，多發生於身體的末梢部位和暴露部位，如手、足、鼻尖、耳廓和面頰等處。每逢冬令，老瘡處易於再發，根據凍瘡的程度可分為輕、重症。

輕症：初起在受凍部位皮膚先是蒼白、麻木冷感，繼則水腫或青紫形成瘀斑，自覺灼痛，瘙癢，有的局部水腫，出現大小不等的水疱，自覺疼痛，微癢，如無感染，逐漸乾枯，結成黑痂，不久脫落而癒。其損害皮膚淺層或全層，一般稱為凍瘡。

重症：初起受凍部位皮膚亦是蒼白，冷痛麻木，觸覺喪失，繼則暗紅漫腫，水疱破後創面呈紫色，出現腐爛，或潰爛，甚則損傷肌肉筋骨，常呈乾燥黑色壞死，患處感覺、運動功能完全喪失。繼發嚴重感染時，可伴有寒戰、高熱等全身症狀。

中醫認為，本病多為寒冷侵襲，氣滯血瘀，局部血液循環障礙，氣血運行不暢，組織缺氧所為，當以活血化瘀，溫經散寒，消腫止痛為治，可選用下列《千金方》養

生調補方。

一、飲食治療方

1. 鐘乳酒

【組方】鐘乳石24克，丹參18克，石斛、杜仲、天門冬各15克，牛膝、防風、黃蓍、川芎、當歸各12克，製附片、肉桂、秦艽、乾薑各9克，山茱萸、薏苡仁各30克。

【製法】將諸藥擇淨，研細，放入黃酒中，浸泡2日即成。每次30毫升，每日3次飲服。

【功用】溫陽健脾，利濕消腫。適用於風虛勞損，腳疼冷痺，羸瘦攣弱不能行等。

2. 蓼 酒

【組方】蓼適量。

【製法】將蓼擇淨，水煎取汁，如常法釀酒即成，隨量飲用。

【功用】溫中散寒。適用於四肢不溫，易生凍瘡等。

二、中醫外治方

治凍爛瘡方

【組方】豬蹄甲適量。

【製法】將豬蹄甲治淨，燒研細末，以豬脂和勻，外敷腫痛處，敷料包紮，膠布固定，每日換藥1次。

【功用】活血消腫。適用於凍瘡腫痛。

足 癬

足癬是侵犯表皮、毛髮和趾甲的淺部黴菌病，是一種傳染性皮膚病。足癬南方較多見，它比手癬的發病率高10倍，約占癬病的50％～60％，絕大部分患者是先患足癬再

感染到手部和其他部位，足癬患病率高的原因主要有下列幾點：

一是足蹠部皮膚沒有皮脂腺，缺乏能抑制黴菌的脂肪酸。二是足蹠部皮膚汗腺較豐富，出汗較多，造成有利於黴菌生長的潮濕環境。三是足蹠部皮膚角質層較厚，角質層中的角質蛋白為黴菌生長的營養物。此外，由於穿著鞋襪，局部環境悶熱，腳汗難於透發而潮濕，從而更有利於黴菌的生長繁殖。

根據本病的臨床表現，一般分為以下三型：

（1）水疱型：多發生於足弓及趾的兩側。為成群或分散的小水疱，破潰或吸收後有少量鱗屑，隨著水疱的增多，可以相互融合成半環狀或不規則之脫屑性斑片。反覆發作可致皮膚粗厚。入冬以後症狀緩解，少數可發生皮膚皸裂，如持續感染則水疱可變成膿瘡，疼痛灼熱或伴全身症狀。

（2）脫屑型：多發生於趾間，足根兩側及足底。表現為角化過度、乾燥、脫屑、皺裂等，常由水疱型發展而來。

（3）糜爛型：發生於趾縫間，尤以第3、4趾間較多見，表皮浸漬發白，有滲液，如將表皮除去後，露出紅色創面，伴有劇烈疼痛，並有特殊臭味。

上述三型，可以互相轉化，也可以同時存在，不過一個時期常以一型的表現為主，此外，糜爛型和水疱型易繼發感染而引起淋巴管炎、淋巴結炎或丹毒而出現全身症狀。

《千金方》稱本病為「腳弱」。中醫認為，本病多為濕熱侵襲，濕熱下注所為，當以清熱利濕，解毒殺蟲為

治，可選用下列《千金方》養生調補方。

一、飲食調補方

1. 豆豉酒

【組方】豆豉3份，大米1份。

【製法】將二藥擇洗乾淨，同入鍋中蒸熟，曬乾，如法3次，再以白酒適量浸泡1週即成，適量飲服，微醉為佳。

【功用】健脾利濕。適用於足癬滲液。

2. 石斛酒

【組方】石斛、丹參、五加皮各15克，製附片、秦艽、杜仲、山茱萸、牛膝各12克，肉桂、乾薑、羌活、川椒、橘皮、黃蓍、白前、川芎、茵芋、當歸各9克，薏苡仁30克，防風6克，鐘乳石24克。

【製法】將諸藥擇淨，研細，放入白酒中，浸泡1週即成。每次30毫升，每日3次飲服。

【功用】健脾益氣，利濕消腫。適用於足癬，腳痛痹攣，弱不能行走等。

3. 烏麻酒方

【組方】烏麻（胡麻仁）150克。

【製法】將烏麻擇淨，搗碎，放入白酒中，浸泡24小時即成，隨意飲服。

【功用】溫陽利濕。適用於足癬。

4. 小黃酒

【組方】黃蓍、製附片、川椒、防風、牛膝、細辛、肉桂、獨活、白朮、川芎、甘草各9克，秦艽、烏頭、大黃、葛根、乾薑、山茱萸各6克，當歸8克。

【製法】將諸藥擇淨，研細，放入黃酒中，浸泡1週即成。每次30毫升，每日3次飲服。酒盡將藥渣取出研細，每次9克，每日2次，溫黃酒適量送服。

【功用】補益肝腎，健脾益氣，祛風除濕。適用於足癬，風虛痰癖，四肢偏枯，兩腳弱，手不能上頭。或小腹縮痛，脅下攣急，心下有伏水，脅下有積飲，夜喜夢，悲愁不樂，恍惚善忘，或久坐腰痛，耳聾猝起，眼眩頭重，或身體流腫疼痺，飲食惡冷，澀澀惡寒，胸中痰滿，心下寒疝，及婦人產後諸疾等。

5. 黃蓍酒

【組方】黃蓍、秦艽、川椒、乾薑、獨活、白朮、川芎、肉蓯蓉、細辛、牛膝各9克，葛根、當歸各11克，甘草9克，山茱萸、肉桂各6克，石菖蒲8克，柏子仁、製附片、鐘乳石、防風各6克，大黃3克，製烏頭9克，石斛6克，石楠3克，製白附子9克。

【製法】將諸藥擇淨，研細，放入黃酒中，浸泡1週即成。每次30毫升，每日3次飲服。

【功用】補益肝腎，健脾益氣。適用於足癬，腳疼痿弱等。

6. 鐘乳酒

【組方】鐘乳石、石斛、肉蓯蓉各15克，附子、甘菊花各6克。

【製法】將諸藥擇淨，研細，放入黃酒中，浸泡1週即成。每次30毫升，每日3次飲服。

【功用】補益肝腎。適用於足癬，腳弱乏力等。

7. 松葉酒

【組方】松葉適量。

【製法】將松葉擇淨，水煎取汁，加大米、酒麴釀酒即成，隨意飲服。

【功用】補益肝腎。適用於足癬，腳弱乏力等。

8. 附片牛膝酒

【組方】製附片、牛膝、丹參、山茱萸、接骨木根、杜仲、石斛各12克，防風、乾薑、川椒、細辛、獨活、秦芃、肉桂、川芎、當歸、白朮、茵芋各9克，五加皮15克，薏苡仁30克。

【製法】將諸藥擇淨，研細，放入黃酒中，浸泡1週即成。每次30毫升，每日3次飲服。

【功用】補益肝腎。適用於足癬、腳弱不能行，風濕痹不仁等。

9. 厚朴湯

【組方】厚朴、川芎、肉桂、乾地黃、白芍藥、當歸、人參各6克，黃蓍、甘草各9克，吳茱萸30克，半夏9克，生薑30克，豬蹄1具。

【製法】將諸藥擇淨，研細備用。先將豬蹄治淨，水煎取汁，再納入諸藥，煎取汁，納入黃酒適量煮沸即成，分4次飲服，每日1劑。豬蹄取出佐餐服食。

【功用】健脾利濕。適用於足癬，諸氣咳嗽，嘔吐等。

10. 增損腎瀝湯

【組方】羊腎1具，黃蓍、甘草、白芍藥、麥門冬、人參、肉蓯蓉、乾地黃、赤石脂、茯神、地骨白皮、當

歸、遠志、磁石、枳實、防風、龍骨各3克，肉桂、川芎各6克，生薑12克，五味子9克，大棗30枚，半夏15克。

【製法】將諸藥擇淨，研細備用。羊腎洗淨，剖開，去臊腺，水煎取汁，再納諸藥同煎取汁飲服，每日1劑。羊腎可取出佐餐服食。

【功用】益氣養血，健脾利濕。適用於足癬，腳弱痛痹或不遂，心虛驚悸不得眠，食少乏味，心煩，小便不利等。

二、中藥治療方

1. 第一竹瀝湯

【組方】竹瀝50毫升，甘草、秦艽、葛根、黃芩、麻黃、防己、細辛、肉桂、乾薑各3克，茯苓9克，防風、升麻各5克，製附片12克，杏仁15克。

【製法】將諸藥擇淨，研細，放入鍋中，加清水適量，浸泡片刻，水煎取汁，納入竹瀝調勻飲服，每日1劑。

【功用】疏風清熱，健脾利濕。適用於足癬，兩腳痹弱，或轉筋皮肉不仁，腹脹起如腫，按之不陷，不欲飲食等。

2. 竹瀝白朮湯

【組方】竹瀝適量，白朮、甘草、秦艽、葛根、黃芩、麻黃、防己、細辛、肉桂、乾薑各3克，防風、升麻各5克，製附片12克。

【製法】將諸藥擇淨，研細，放入鍋中，加竹瀝適量，浸泡片刻，水煎取汁飲服，每日1劑。

【功用】疏風清熱，健脾利濕。適用於足癬，兩腳痹

弱，或轉筋皮肉不仁，腹脹起如腫，按之不陷，不欲飲食等。

3. 第二竹瀝湯

【組方】竹瀝適量，獨活、白芍藥、防風、茵芋、甘草、白朮、葛根、細辛、黃芩、川芎各6克，肉桂、防己、人參、石膏、麻黃各3克，生薑、茯苓各9克，製烏頭6克。

【製法】將諸藥擇淨，研細，放入鍋中，加竹瀝適量，浸泡片刻，水煎取汁飲服，每日1劑。

【功用】清熱化痰，活血通絡。適用於足癬，中風口噤不能言，四肢緩縱，偏痹攣急，恍惚恚怒無常，手足不遂等。

4. 第三竹瀝湯

【組方】竹瀝適量，防風、茯苓、秦艽各9克，當歸、黃芩、人參、川芎、細辛、肉桂、甘草、升麻、麻黃、白朮、製附片各6克，川椒3克，葛根15克，生薑24克。

【製法】將諸藥擇淨，研細，放入鍋中，加竹瀝適量，浸泡片刻，水煎取汁飲服，每日1劑。

【功用】清熱化痰，活血通絡。適用於足癬感染，短氣，心下煩熱，手足煩疼，四肢不舉，皮肉不仁，口噤不能言等。

5. 竹瀝防風湯

【組方】竹瀝適量，防風、茯苓、秦艽各9克，當歸、黃芩、人參、川芎、細辛、肉桂、甘草、通草、白朮、製附片各6克，葛根15克。

【製法】將諸藥擇淨，研細，放入鍋中，加竹瀝適

量,浸泡片刻,水煎取汁飲服,每日1劑。

【功用】清熱化痰,活血通絡。適用於足癬感染,短氣,心下煩熱,手足煩疼,四肢不舉,皮肉不仁,口噤不能言等。

6. 麻黃湯

【組方】麻黃3克,大棗20枚,茯苓9克,杏仁12克,防風、白朮、當歸、升麻、川芎、白芍藥、黃芩、肉桂、麥門冬、甘草各6克。

【製法】將諸藥擇淨,研細,放入鍋中,以黃酒2份,清水9份,水煎取汁,分4次飲服,日3夜1,每日1劑。

【功用】疏風利濕。適用於足癬,腳弱無力,頑痹,四肢不仁,失音不能言等。

7. 獨活湯

【組方】獨活12克,乾地黃9克,生薑15克,葛根、肉桂、甘草、麻黃、白芍藥各6克。

【製法】將諸藥擇淨,研細,放入鍋中,以黃酒2份,清水8份,水煎取汁,分4次飲服,日3夜1,每日1劑。

【功用】疏風利濕。適用於足癬,腳弱無力等。

8. 風引獨活湯

【組方】獨活12克,茯苓、甘草各9克,升麻5克,人參、肉桂、防風、白芍藥、當歸、黃蓍、乾薑、製附片各6克,大豆36克。

【製法】將諸藥擇淨,研細,放入鍋中,以黃酒2份,清水9份,水煎取汁,分4次飲服,日3夜1,每日1

劑。

【功用】疏風利濕，溫陽健脾。適用於足癬，腳弱無力。

9. 防風湯

【組方】防風、麻黃、川芎、人參、白芍藥、當歸、茯苓、半夏、甘草、橘皮各3克，鱉甲、生薑、肉桂各6克，杏仁5克，紅豆30克，貝子、烏梅各5枚，大棗20枚，吳茱萸15克，犀角（代）、羚羊角各2克，薤白9克。

【製法】將諸藥擇淨，研細，放入鍋中，加清水適量，浸泡片刻，水煎取汁飲服，每日1劑。

【功用】清熱化痰，活血通絡。適用於足癬感染，心悸，嘔逆，疝氣等。

10. 獨活湯

【組方】獨活12克，當歸、防風、茯苓、白芍藥、黃蓍、葛根、人參、甘草各6克，大豆60克，製附片6克，乾薑9克。

【製法】將諸藥擇淨，研細，放入鍋中，以黃酒2份，清水10份，水煎取汁飲服，每日1劑。

【功用】疏風利濕。適用於足癬，腳弱無力等。

11. 越婢湯

【組方】麻黃18克，石膏24克，白朮12克，製附片6克，生薑9克，甘草6克，大棗15枚。

【製法】將諸藥擇淨，研細，放入鍋中，加清水適量，水煎取汁飲服，每日1劑。

【功用】疏風利濕。適用於足癬，腳弱無力等。

12. 防己川椒方

【組方】防己、川椒、細辛、肉桂、麻黃、石膏、獨活、防風、黃芩、茵芋、葛根、川芎、白芍藥、甘草各3克，生薑、茯苓各9克，製烏頭12克，竹瀝適量。

【製法】將諸藥擇淨，研細，放入鍋中，加竹瀝適量，煎取汁飲服，每日1劑。

【功用】疏風利濕。適用於足癬，腳弱無力等。

13. 風引湯

【組方】麻黃、石膏、獨活、茯苓各6克，吳茱萸、製附片、秦艽、細辛、肉桂、人參、防風、川芎、防己、甘草各3克，乾薑5克，白朮9克，杏仁12克。

【製法】將諸藥擇淨，研細，放入鍋中，加竹瀝適量，煎取汁飲服，每日1劑。

【功用】清熱利濕，消腫止痛。適用於足癬感染，兩腳疼痹腫，或不仁拘急，屈不得行等。

14. 大鱉甲湯

【組方】鱉甲6克，防風、麻黃、白朮、石膏、知母、升麻、茯苓、橘皮、川芎、杏仁、人參、犀角（代）、青木香、雄黃各2克，大棗20枚，貝齒、製烏頭各12克，生薑9克，薤白12克，麝香0.1克，紅豆9克，吳茱萸15克。

【製法】將諸藥擇淨，研細，放入鍋中，加清水適量，水煎取汁飲服，每日1劑。

【功用】清熱利濕，消腫止痛。適用於足癬感染，四肢痹弱等。

15. 小鱉甲湯

【組方】鱉甲、黃芩、升麻、麻黃、羚羊角、肉桂、杏仁各9克，前胡12克，烏梅20枚，薤白30枚。

【製法】將諸藥擇淨，研細，放入鍋中，加清水適量，水煎取汁飲服，每日1劑。

【功用】清熱利濕，消腫止痛。適用於足癬感染，胸心痞滿，時或發熱，兩腳乏力等。

16. 風緩湯

【組方】獨活、麻黃、犀角（代）各9克，半夏12克，大棗、烏梅各20枚，肉桂、鱉甲、升麻、橘皮、枳實、甘草、吳茱萸、大黃各3克，生薑、石膏各18克，貝齒7枚。

【製法】將諸藥擇淨，研細，放入鍋中，加清水適量，水煎取汁飲服，每日1劑。

【功用】清熱利濕，消腫止痛。適用於足癬感染，痹阻不仁，胸中滿塞不通，食即嘔吐等。

17. 麻射人參湯

【組方】麻黃、射干、人參、茯苓、防己、前胡、枳實各6克，半夏、犀角（代）、羚羊角、青木香、橘皮、杏仁、升麻各3克，生薑15克，獨活9克，吳茱萸18克。

【製法】將諸藥擇淨，研細，放入鍋中，加清水適量，水煎取汁飲服，每日1劑。

【功用】清熱利濕，消腫止痛。適用於足癬感染，小便短黃等。

18. 犀角旋覆花湯

【組方】犀角（代）、旋覆花各6克，橘皮、茯苓、

生薑各9克，大棗7枚，豆豉30克，紫蘇莖葉30克。

【製法】將諸藥擇淨，研細，放入鍋中，加清水適量，水煎取汁飲服，每日1劑。

【功用】清熱利濕，消腫止痛。適用於足癬感染，或微覺疼痹，或兩脛腫滿，或行起澀弱，或入腹不仁，或時冷熱，小便秘澀，喘息氣沖喉，氣急欲死，食嘔不下等。

19. 大犀角湯

【組方】犀角（代）、旋覆花、防己、白朮、肉桂、橘皮、黃芩、生薑、桑白皮、前胡、茯苓各6克，豆豉30克，大棗10枚，紫蘇莖葉30克。

【製法】將諸藥擇淨，研細，放入鍋中，加清水適量，水煎取汁飲服，每日1劑。

【功用】清熱利濕，消腫止痛。適用於足癬感染，身體遍腫，悶絕欲死等。

20. 犀角麻黃湯

【組方】犀角（代）、麻黃、防風、獨活、防己、川芎、白朮、羚羊角、當歸、黃芩各6克，石膏12克，生薑、甘草、杏仁、肉桂各9克。

【製法】將諸藥擇淨，研細，先將麻黃放入鍋中，加清水適量，水煎取汁，納入諸藥再煎飲服，每日1劑。

【功用】清熱利濕，消腫止痛。適用於足癬感染。

21. 茱萸湯

【組方】吳茱萸18克，木瓜30克。

【製法】將諸藥擇淨，研細，放入鍋中，加清水適量，水煎取汁飲服，每日1劑。

【功用】溫陽除濕，消腫止痛。適用於足癬感染，胸

悶，心悸，腹脹等。

22. 小風引湯

【組方】獨活、茯苓、人參各9克，防風、當歸、甘草、乾薑、石斛各6克，製附片12克，大豆60克。

【製法】將諸藥擇淨，研細，放入鍋中，加清水9份，黃酒3份，煎取汁飲服，每日1劑。

【功用】溫陽除濕，消腫止痛。適用於足癬感染，舌萎，腰痛腳弱，中風肢體不遂等。

23. 四物附子湯

【組方】附子12克，肉桂12克，白朮9克，甘草6克。

【製法】將諸藥擇淨，研細，放入鍋中，加清水適量，水煎取汁飲服，每日1劑。

【功用】溫陽除濕，消腫止痛。適用於足癬感染，骨節煩疼，四肢拘急不可屈伸，按之則痛，自汗出而短氣，小便不利，惡風，或頭面手足時時水腫等。

24. 三麻射干湯

【組方】火麻仁、升麻、麻黃、射干、石菖蒲、芒硝、甘草、大黃各2克，豆豉9克。

【製法】將諸藥擇淨，研細，放入鍋中，加清水適量，水煎取汁，納入芒硝飲服，每日1劑。藥渣搗爛外敷患處，每日更換。

【功用】溫陽解毒，消腫止痛。適用於足癬感染，乍寒乍熱似瘧狀，腳腫氣上心悶，咳嗽癱緩頑痺等。

25. 石膏湯

【組方】石膏、龍膽草、升麻、白芍藥、貝齒、甘

草、鱉甲、黃芩、羚羊角各3克，橘皮、當歸各6克。

【製法】將諸藥擇淨，研細，放入鍋中，加清水適量，水煎取汁飲服，每日1劑。

【功用】溫陽除濕，消腫止痛。適用於足癬感染，濕熱上沖頭面，面赤矜急，鼻塞，昏憒，心胸恍惚。或苦驚悸，身體戰慄，手足緩縱。或酸痹，頭目眩重等。

26. 半夏湯

【組方】半夏12克，肉桂9克，乾薑15克，甘草、人參、細辛、附子、川椒各6克。

【製法】將諸藥擇淨，研細，放入鍋中，加清水適量，水煎取汁飲服，每日1劑。

【功用】溫陽除濕，消腫止痛。適用於足癬感染，腹急上沖胸，氣急欲絕等。

27. 內補石斛秦艽散

【組方】石斛、製白附子、製附片、肉桂、獨活、天門冬各3克，秦艽、製烏頭、人參、乾薑、當歸、防風、杜仲各4克，山茱萸、莽草、桔梗、細辛、麻黃、前胡、五味子各3克，川椒、白芷、白朮各2克。

【製法】將諸藥擇淨，研細備用。每次9克，溫黃酒適量送服，每日3次。

【功用】祛風除濕，通絡止痛。適用於腳弱，手足拘攣，疼痹不能行，腳腫至膝，小腹堅如繩約，氣短，不能食飲等。

28. 烏頭湯

【組方】烏頭、細辛、川椒各3克，甘草、秦艽、附片、肉桂、白芍藥各6克，乾薑、茯苓、防風、當歸各9

克，獨活12克，大棗20枚。

【製法】將諸藥擇淨，研細，放入鍋中，加清水適量，水煎取汁飲服，每日1劑。

【功用】溫陽除濕，消腫止痛。適用於足癬，腳痹疼痛，攣弱不可屈伸等。

29. 追毒湯

【組方】半夏、生薑各12克，黃蓍、甘草、當歸、人參、厚朴、獨活、橘皮各3克，枳實、麻黃、乾地黃、白芍藥各6克，肉桂9克，貝子7枚，大棗20枚。

【製法】將諸藥擇淨，研細，放入鍋中，加清水適量，水煎取汁飲服，每日1劑。

【功用】祛風追毒，消腫止痛。適用於足癬腳弱，風熱上入心腹，煩悶欲絕等。

30. 風緩湯

【組方】獨活、甘草、石膏各9克，羚羊角、犀角（代）各2克，麻黃、防風、當歸、升麻、橘皮、吳茱萸、肉桂、半夏、鱉甲各6克，枳實3克，生薑18克，大棗20枚，貝齒7枚，烏梅10枚。

【製法】將諸藥擇淨，研細，放入鍋中，加清水適量，水煎取汁飲服，每日1劑。

【功用】清熱利濕，消腫止痛。適用於腳弱體痹不仁，胸中滿塞不通，食入即吐等。

31. 紫蘇子湯

【組方】紫蘇子、半夏各18克，前胡、厚朴、甘草、當歸各3克，橘皮9克，大棗20枚，生薑30克，肉桂12克。

【製法】將諸藥擇淨，研細，放入鍋中，加清水適量，水煎取汁飲服，每日1劑。

【功用】清熱利濕，消腫止痛。適用於腳弱上氣，心悸等。

32. 附子湯

【組方】附子6克，茯苓、人參、甘草、肉桂、白芍藥各9克，白朮12克。

【製法】將諸藥擇淨，研細，放入鍋中，加清水適量，水煎取汁飲服，每日1劑。

【功用】溫陽利濕，消腫止痛。適用於腳癬，身體疼痛如折，肉如錐刺刀割等。

33. 防風湯

【組方】防風、麻黃、秦艽、獨活、生薑、半夏各6克，當歸、遠志、甘草、防己、人參、黃芩、升麻、白芍藥各3克，石膏2克，麝香（代）0.2克。

【製法】將諸藥擇淨，研細，放入鍋中，加清水適量，水煎取汁，納入麝香調勻飲服，每日1劑。

【功用】溫陽利濕，消腫止痛。適用於腳癬感染，發熱，肢節不遂，恍惚狂言等。

34. 甘草湯

【組方】甘草、人參各3克，半夏12克，肉桂、川椒各9克，小麥24克，大棗20枚，生薑24克，吳茱萸12克。

【製法】將諸藥擇淨，研細，先將小麥放入鍋中，加清水適量，水煎取汁，納入諸藥再煎取汁飲服，每日1劑。

【功用】溫陽除濕，消腫止痛。適用於腳弱，舉身水腫，反胃，食穀吐逆，胸中氣結不安而寒熱，下痢不止等。

35. 丹參牛膝煮散

【組方】丹參、牛膝、桑白皮、杏仁、升麻、茯苓、豬苓各12克，犀角（代）、黃芩、橘皮、防己、白前、澤瀉、肉桂、秦艽各9克，生薑、李根白皮各6克，火麻仁30克。

【製法】將諸藥擇淨，研細備用。每次9克，加清水適量水煎取汁飲服，每日3次。

【功用】清熱利濕，消腫止痛。適用於腳弱，氣滿身微腫等。

36. 八風散

【組方】菊花9克，石斛、製附片各5克，人參、附子、甘草各4克，鐘乳、山藥、川斷、黃蓍、澤瀉、麥門冬、遠志、細辛、龍膽、秦艽、石韋、菟絲子、牛膝、石菖蒲、杜仲、茯苓、乾地黃、柏子仁、蛇床子、防風、白朮、乾薑、萆薢、山茱萸各3克，五味子、製烏頭各2克，肉蓯蓉6克。

【製法】將諸藥擇淨，研細備用。每次9克，溫黃酒適量送服，每日3次。

【功用】補腎治肝。適用於腳弱，視物模糊。

37. 大八風散

【組方】巴戟肉、黃蓍、肉桂、細辛、天雄、萆薢、肉蓯蓉、牡荊子、山藥、菊花、葳蕤、山茱萸、秦艽、黃芩、石斛、白朮、礬石、厚朴、龍膽、人參、蜀椒各2

克,附子、五味子各1克,石菖蒲、茯苓、牛膝、烏喙（製烏頭）、遠志各3克,桔梗4克,川芎、白薇、白芍藥各1克。

【製法】將諸藥擇淨,研細備用。每次9克,溫黃酒適量送服,每日3次。

【功用】補腎治肝。適用於腳弱,風濕痹等。

三、中醫外治方

1. 川椒湯

【組方】川椒適量。

【製法】將川椒擇淨,水煎取汁,放入浴盆中,先薰後洗浴,每日2次。

【功用】祛風除濕,通絡止痛。適用於腳弱,腰髖不遂,兩腳攣腫等。

2. 蓖麻葉方

【組方】蓖麻葉適量。

【製法】將蓖麻葉擇淨,切細,放鍋中蒸熟,外敷患處,每日3次。

【功用】清熱除濕。適用於足癬感染,從足起至膝脛骨腫痛等。

3. 蓢根酒糟方

【組方】蓢根、酒糟各適量。

【製法】將蓢根擇淨,切細,與酒糟同放鍋中蒸熟,外敷患處,每日3次。

【功用】清熱除濕。適用於足癬感染,從足起至膝脛骨腫痛等。

丹 毒

本病因其發病時皮膚突然發紅，色如丹塗脂染，故名丹毒，多為溶血性鏈球菌（丹毒鏈球菌）侵入皮膚或黏膜內的網狀淋巴管所引起的急性感染。

本病屬中醫「腿游風」、「流火」範疇，多為脾胃積熱，濕熱下注所為，當以清熱解毒，涼血活血為治，可選用下列《千金方》養生調補方。

一、中藥內服方

1. 二石湯

【組方】寒水石16克，石膏13克，大青葉12克，犀角（代）、柴胡、杏仁各8克，知母10克，甘草5克，羚羊角6克，白芍藥、黃芩各7克，梔子11克，竹瀝30毫升，生葛汁40毫升，蜂蜜50毫升。

【製法】將諸藥擇淨，水煎取汁，納入竹瀝、生葛汁、蜂蜜調勻，煮沸飲服，每日1劑。

【功用】清熱利濕。適用於丹毒，紅腫，發熱等。

2. 麻黃湯

【組方】麻黃5克，獨活、射干、甘草、肉桂、青木香、石膏、黃芩各3克。

【製法】將諸藥擇淨，研細，放入鍋中，加清水適量，浸泡片刻，水煎取汁飲服，每日1劑。

【功用】清熱利濕。適用於丹毒。

3. 二麻葛根湯

【組方】麻黃、升麻、葛根各3克，射干、雞舌香、甘草各2克，石膏12克。

【製法】將諸藥擇淨，研細，放入鍋中，加清水適量，浸泡片刻，水煎取汁飲服，每日1劑。

【功用】清熱利濕。適用於丹毒。

二、中醫外治方

1. 桑根皮湯

【組方】桑根皮適量。

【製法】將桑根皮擇淨，水煎取汁，放入浴盆中，先薰後洗，每日2次。

【功用】清熱利濕。適用於小兒丹毒，初從兩股及臍間起，走入會陰部，紅腫等。

2. 慎火草汁

【組方】慎火草適量。

【製法】將慎火草擇淨，搗汁，塗抹患處，每日3次。

【功用】清熱利濕。適用於丹毒。

3. 伏龍肝糊

【組方】伏龍肝適量。

【製法】將伏龍肝擇淨，研細，用雞蛋清適量調勻塗抹患處，乾則換之，不拘時。

【功用】清熱利濕。適用於丹毒。

4. 升麻湯

【組方】升麻、漏蘆、芒硝各6克，黃芩9克，接骨木15克，梔子20枚。

【製法】將諸藥擇淨，水煎取汁，放入浴盆中，先薰後洗，每日2次。

【功用】清熱利濕。適用於丹毒。

5. 黃梔散

【組方】大黃、梔子、黃芩、芒硝各等量。

【製法】將諸藥擇淨，研細，混勻，或單用均可。每次取藥末適量，用清水適量調勻塗抹患處，乾則換之，不拘時。

【功用】清熱利濕。適用於丹毒。

6. 芸薹菜糊

【組方】芸薹菜適量。

【製法】將芸薹菜擇淨，切細，搗爛調勻塗抹患處，乾則換之，不拘時。

【功用】清熱利濕。適用於丹毒。

7. 榆根白皮糊

【組方】榆根白皮適量。

【製法】將榆根白皮擇淨，研細，用雞蛋清適量調勻塗抹患處，乾則換之，不拘時。

【功用】清熱利濕。適用於丹毒。

8. 紅豆糊

【組方】紅豆適量。

【製法】將紅豆擇淨，研細，用雞蛋清適量調勻塗抹患處，乾則換之，不拘時。

【功用】清熱利濕。適用於丹毒，甚者遍身，或痛或癢或腫等。

9. 大黃甘草湯

【組方】大黃、甘草、當歸、川芎、白芷、獨活、黃芩、白芍藥、升麻、沉香、青木香、辛夷樹皮各3克，芒硝9克。

【製法】將諸藥擇淨，水煎取汁，放入浴盆中，納入芒硝調勻，先薰後洗，每日2次。

【功用】清熱利濕。適用於丹毒。

乳 癰

乳癰，即急性乳腺炎，是產後常見病，其不但給產婦帶來極大痛苦，而且影響嬰兒餵養。

中醫認為，本病多為肝氣鬱結，胃熱蘊蒸，氣血凝滯所為，當以清熱解毒，消腫散結為治。早期乳癰選用中醫治療法有明顯療效，可選用下列《千金方》養生調補方。

一、中藥內服方

1. 連翹湯

【組方】連翹、芒硝各6克，白芍藥、射干、升麻、防己、杏仁、黃芩、大黃、柴胡、甘草各9克。

【製法】將諸藥擇淨，放入鍋中，加清水適量，水煎取汁，納入芒硝調勻飲服，每日1劑。

【功用】清熱解毒。適用於乳癰。

2. 麥門冬湯

【組方】麥門冬30克，黃芩、白芍藥、茯苓各6克，桑寄生、人參、黃蓍、防風、甘草各9克，飴糖30毫升，大棗5枚。

【製法】將諸藥擇淨，放入鍋中，加清水適量，水煎取汁，納入飴糖調勻飲服，每日1劑。

【功用】清熱解毒。適用於乳癰。

3. 天門冬丸

【組方】天門冬15克，澤蘭4克，大黃8克，升麻3

克，羌活、桑寄生、防風、人參、黃蓍、乾地黃、白芷、通草各2克，黃芩、枳實、五味子、茯神、製附片、川芎、當歸各1克。

【製法】將諸藥擇淨，研細，蜜丸即成。每次9克，每日2次，溫黃酒適量送服。

【功用】清熱解毒。適用於乳癰。先服麥門冬湯，五日後服此丸即癒。

4. 大黃棟實散

【組方】大黃、棟實、白芍藥、馬蹄各等量。

【製法】將諸藥擇淨，研細即成。每次9克，每日3次，溫開水或溫黃酒適量送服。

【功用】清熱解毒。適用於乳癰始作，堅硬，赤紫色，衣不得近，痛不可忍等。

5. 黃芩二白散

【組方】黃芩、白薇、白芍藥各等量。

【製法】將諸藥擇淨，研細即成。每次9克，每日3次，溫開水或溫黃酒適量送服。

【功用】清熱解毒。適用於乳癰。

6. 鹿角散

【組方】鹿角適量。

【製法】將鹿角擇淨，研細即成。每次9克，每日3次，以豬脂上清汁適量送服。

【功用】散結消腫。適用於乳癰。

7. 蒺藜丸

【組方】蒺藜子、大黃各4克，敗醬草1克，薏苡仁、肉桂、人參、製附片、黃蓍、黃連、雞骨草、當歸、

白芍藥、枳實、通草各3克。

【製法】將諸藥擇淨，研細即成。每次9克，每日3次，溫開水適量送服。

【功用】清熱解毒。適用於乳癰腫痛，時或發熱等。

8. 蒺藜薏苡仁散

【組方】蒺藜子4克，薏苡仁、肉桂、人參、製附片、黃酒、雞骨草、當歸、白芍藥、枳實各3克。

【製法】將諸藥擇淨，研細即成。每次9克，每日3次，溫黃酒適量送服。

【功用】清熱解毒。適用於乳癰腫痛，時或發熱等。

9. 排膿散

【組方】肉蓯蓉、鐵精、肉桂、細辛、黃芩、白芍藥、人參、防己、當歸、川芎、乾薑各2克，甘草3克。

【製法】將諸藥擇淨，研細即成。每次9克，每日4次，日3夜1，溫黃酒適量送服。

【功用】清熱解毒。適用於乳癰腫痛。

二、中醫外治方

1. 鹿角散

【組方】鹿角2份，甘草1份。

【製法】將諸藥擇淨，研細，以雞子黃適量調勻，外敷患處，每日換2次。

【功用】散結消腫。適用於乳癰，疼痛不可忍等。

2. 槲皮湯

【組方】槲皮適量。

【製法】將槲皮擇淨，水煎取汁，放入浴盆中，薰洗患處，每日3次，每日1劑。

【功用】清熱解毒。適用於乳癰。

3. 天麻草湯

【組方】天麻草適量。

【製法】將天麻草擇淨,水煎取汁,放入浴盆中,薰洗患處,每日3次,每日1劑。

【功用】清熱解毒。適用於乳癰。

4. 地黃敷散

【組方】鮮地黃適量。

【製法】將地黃擇淨,搗爛,以清水適量調勻,外敷患處,每日換2次。

【功用】清熱散結。適用於乳癰。

5. 地黃芒硝糊

【組方】生地黃50克,芒硝9克,豆豉15克。

【製法】將諸藥擇淨,同搗爛為糊,外敷患處,包紮固定,每日換1次。

【功用】清熱解毒。適用於乳癰。

6. 大黃莽草糊

【組方】大黃、莽草、生薑各2克,伏龍肝12克。

【製法】將諸藥擇淨,研細,加米醋適量調勻為糊,外敷患處,包紮固定,每日換1次。

【功用】清熱解毒。適用於乳癰。

7. 蔥白糊

【組方】蔥白適量。

【製法】將蔥白擇淨,切細,搗汁飲服。藥渣加米醋適量調勻為糊,外敷患處,包紮固定,每日換1次。

【功用】清熱解毒。適用於乳癰。

痔 瘡

痔是直腸末端黏膜下和肛管皮下的靜脈叢發生擴大、曲張所形成的柔軟靜脈團，是肛門直腸病中最常見的疾病，多見於成年人。其中位於齒狀線以下，為肛管皮膚所覆蓋者稱為外痔；位於齒狀線以上，為直腸黏膜所覆蓋者稱為內痔；齒線上下均有相連通者，稱為混合痔。

本病主要是痔靜脈回流發生障礙而引起的，如懷孕、便秘、腹瀉、久坐等。單純性內痔最常見的症狀為排便時或便後肛門內出血，嚴重者出現脫出，甚至感染或壞疽。單純外痔一般無明顯症狀，當痔靜脈破裂，血塊凝聚皮下時，稱為「血栓性外痔」，以肛門部突然劇痛，並有腫物為主。根據病情輕重程度不同，可分為三期：

Ⅰ期：痔核較小，如黃豆或蠶豆大，色鮮紅，質柔軟，不脫出肛外，大便帶血或滴血。

Ⅱ期：痔核較大，形似紅棗，色暗紅，大便時脫出肛外，便後能自行還納，大便滴血較多或射血，一線如箭。

Ⅲ期：痔核更大，如雞蛋或更大，色灰白，大便時或行走時脫出肛外，不能自行還納，一般不出血，一旦出血則呈噴射狀，痔核脫出後如不儘快還納，則易嵌頓而絞窄腫脹、糜爛壞死。

中醫認為，本病多因臟腑本虛，兼因久坐，負重遠行，或長期便秘，或瀉痢日久，或臨廁久蹲努責，或飲食不節，過食辛辣肥甘之品，導致臟腑功能失調，風燥濕熱下迫，氣血瘀滯不行，阻於魄門，結而不散，或因氣血虧虛，攝納無力，氣虛下陷而致，當以益氣養血，清熱解毒

為治，可選用下列《千金方》養生調補方。

一、飲食治療方

1. 槐子酒

【組方】槐子、槐東南枝、槐東南根各適量。

【製法】將諸藥擇淨，水煎取汁，加大米、酒麴釀酒即成。隨個人酒量飲服。

【功用】清熱涼血。適用於痔瘡，便血等。

2. 竹葉粥

【組方】竹葉10克（鮮者加倍），大米50克，白糖適量。

【製法】將竹葉擇淨，放入鍋中，加清水適量，浸泡5～10分鐘後，水煎取汁，加大米煮粥，待熟時，調入白糖，再煮一二沸即成，每日1劑，連續3～5天。

【功用】清熱利濕。適用於痔瘡，小便淋瀝，泌尿系感染等。

3. 桑耳豬肉湯

【組方】桑耳10克，豬瘦肉50克，調味品適量。

【製法】將豬肉洗淨，切絲，桑耳發開，豬肉與桑耳同燉至爛熟後，加食鹽、味精等調味服食，每日1劑。

【功用】活血止血，化痰除濕，適用於痔瘡出血，脫垂等。

二、中藥內服方

1. 槐子丸

【組方】槐子、乾漆、秦艽、吳茱萸根白皮各12克，白芷、肉桂、黃芩、黃蓍、白薇、牡蠣、龍骨、雷丸、丁香、木香、蒺藜子、製附片各6克。

【製法】將諸藥擇淨，研細，蜜丸即成。每次9克，每日3次，溫開水適量送服。

【功用】清熱涼血。適用於痔瘡，便血等。

2. 黃蓍止血湯

【組方】黃蓍、白芍藥、川芎、甘草各12克，生薑30克。

【製法】將諸藥擇淨，研細，以黃酒適量浸1宿，而後再加入清水適量水煎取汁，分4次飲服，日3夜1，每日1劑。

【功用】健脾益氣，升陽止血。適用於痔瘡，便血，虛勞，崩中，吐血，下血，短氣欲絕，面黑如漆等。

3. 附片礬石丸

【組方】製附片、礬石各等量。

【製法】將諸藥擇淨，研細，蜜丸即成。每次9克，每日3次，溫黃酒適量送服。

【功用】溫陽止血。適用於痔瘡出血，新產漏下等。

4. 蒲黃散

【組方】蒲黃適量。

【製法】將蒲黃擇淨，研細即成。每次9克，每日3次，溫開水適量送服。

【功用】清熱涼血。適用於痔瘡，大便常有血者。

三、中醫外治方

1. 熊膽方

【組方】熊膽適量。

【製法】將熊膽汁調勻，外搽患處，不拘時。

【功用】清熱解毒。適用於痔瘡腫痛，口苦，小便短

黃等。

2. 槐子方

【組方】鮮槐子適量。

【製法】將鮮槐子擇淨，搗取汁，煎成膏狀，製軟丸即成。每次適量，直腸納入，每日3次。

【功用】清熱涼血。適用於痔瘡。

3. 槐白皮糊

【組方】鮮槐白皮適量。

【製法】將鮮槐白皮擇淨，搗成糊狀，放置於肛門處，包紮固定，每日2次。

【功用】清熱涼血。適用於痔瘡。

4. 槐白皮湯

【組方】鮮槐白皮適量。

【製法】將鮮槐白皮擇淨，研細，水煎取汁，放入浴盆中，先薰後坐浴，每日2次，每日1劑。

【功用】清熱涼血。適用於痔瘡。

5. 珍珠二黃散

【組方】珍珠、雄黃、雌黃各3克，竹茹9克，豬脂30克，血餘炭適量。

【製法】將諸藥擇淨，研細，納豬脂、血餘炭調勻備用。每次便後用鹽水適量清洗患處，拭乾後取藥膏外用。

【功用】清熱涼血。適用於痔瘡。

6. 大豆白草湯

【組方】大豆90克，槐白皮90克，甘草9克。

【製法】將大豆水煎取汁，納二藥煎取汁，放入浴盆中，先薰後坐浴，每日3次，每日1劑。

【功用】清熱涼血。適用於痔瘡癢痛，脫出等。

7. 槐皮膏

【組方】槐皮、楝實各15克，白芷6克，當歸9克，桃仁15克，甘草3克。

【製法】將諸藥擇淨，研細，以豬脂適量，微火煎至色黃如膏即成。用鹽水適量清洗患處，拭乾後取藥膏外用，並取適量納入直腸中，每日2次。

【功用】清熱涼血。適用於痔瘡癢痛等。

直腸脫垂

直腸脫垂是一種原因不明的肛腸疾病，病程進展緩慢，長達數年，臨床以排便用力時直腸脫出肛外為主要表現，有些人尚伴有黏液血便，便秘和肛門部位墜脹等症狀。直腸黏膜脫垂常發於6個月至2歲的嬰兒，直腸全層脫垂則好發於40～70歲的成年人。

一般來說，直腸黏膜脫垂得不到有效的、及時的治療，可逐步發展為完全性直腸全層脫垂。根據其脫垂程度，臨床一般分為Ⅲ期：

Ⅰ期：排便或增加腹壓時，直腸黏膜脫出肛門外，便後能自行還納，脫垂長度一般不超過2公分。

Ⅱ期：排便時直腸長期反覆脫出，使直腸黏膜充血、水腫、潰瘍、糜爛，因而常有帶血及黏液的分泌物流出肛門。此期直腸全層脫垂，需用手方可還納，脫垂長度在4公分左右。

Ⅲ期：不僅在排便時直腸脫出，而且在咳嗽、噴嚏、排氣，行走或久站、久坐時直腸都脫出肛門外，無法自行

還納，脫垂長度在6公分以上。

本病屬中醫「脫肛」範疇，《諸病源候論》黑豆麵「脫肛者，肛門脫出也，多因久痢後大腸虛冷所為，肛門為大腸之候，大腸虛而傷於寒痢，其氣下沖，則為肛門脫出。」升陽益氣為第一大法，可選用下列《千金方》養生調補方。

1. 鱉頭丸

【組方】鱉頭2枚，磁石12克，肉桂9克，橘皮15克。

【製法】將諸藥擇淨，研細，蜜丸即成。每次3～6克，每日3次，溫開水適量送服。

【功用】補腎健脾，益氣升提。適用於脫肛不瘥，腹中冷痛，肛中疼痛不得還納者。

2. 豬肝散

【組方】豬肝30克，黃連、阿膠、川芎各6克，艾葉3克，烏梅肉15克。

【製法】將諸藥擇淨，研細，蜜丸即成。每次9克，每日3次，溫黃酒或溫開水適量送服。

【功用】利濕活血，收斂固澀。適用於脫肛。

3. 磁石肉桂散

【組方】磁石12克，肉桂30克，橘皮15克。

【製法】將諸藥擇淨，研細即成。每次9克，每日3次，溫開水適量送服。

【功用】補腎收澀。適用於脫肛。

二、中醫外治方

1. 蒲黃糊

【組方】蒲黃適量。

【製法】將蒲黃研細，以豬脂適量調勻外敷患處，每日3次。

【功用】清熱解毒，消腫止痛。適用於脫肛，腫痛不收等。

2. 天花粉糊

【組方】天花粉適量。

【製法】將天花粉研細，以豬脂適量調勻外敷患處，每日3次。

【功用】清熱解毒，消腫止痛。適用於脫肛，腫痛不收等。

3. 鱉頭散

【組方】鱉頭1具。

【製法】將鱉頭燒研細末，每次適量調勻外敷患處，每日3次。

【功用】補腎益氣，收斂固澀。適用於脫肛。

4. 灸臍方

【穴位】肚臍。

【製法】取生薑1片放置於肚臍上，再取艾炷適量點燃，每次5壯，每日2次。

【功用】補腎益氣。適用於脫肛。

疝　氣

疝氣，即人體組織或器官一部分離開了原來的部位，由人體間隙、缺損或薄弱部位進入另一部位。疝氣常見的有腹股溝斜疝、臍疝等。凡腹內臟器由腹股溝管內環，沿著腹股溝管斜行而自其外環突出的疝為腹股溝斜疝；凡腹

內臟器自臍環突出者稱為臍疝（可分為先天性臍疝、嬰兒臍疝）。

西醫對本病常採用保守治療和手術治療，中醫認為，該病與先後天因素有一定關聯，如先天氣虛，後天失養，外邪侵襲等，主張內外合治，可選用下列《千金方》養生調補方。

1. 肉桂白朮丸

【組方】肉桂2克，白朮5克，地膚子8克。

【製法】將諸藥擇淨，研細蜜丸即成。每次9克，每日3次，溫黃酒適量送服。

【功用】補腎益氣。適用於疝氣。

2. 白芍茯苓丸

【組方】白芍藥、茯苓各3克，防風、大黃各2克，半夏、肉桂、川椒各1克。

【製法】將諸藥擇淨，研細蜜丸即成。每次9克，每日3次，溫開水適量送服。

【功用】疏風行氣。適用於疝氣。

3. 五等丸

【組方】黃柏、香豆豉、牡丹皮、防風、肉桂各6克。

【製法】將諸藥擇淨，研細蜜丸即成。每次3克，每日3次，溫開水適量送服。

【功用】疏風行氣。適用於小兒疝氣。

4. 土瓜根湯

【組方】土瓜根、白芍藥、當歸各3克。

【製法】將諸藥擇淨，研細，放入鍋中，加清水適

量,水煎取汁飲服,每日1劑。

【功用】行氣活血。適用於疝氣。

5. 製烏頭湯

【組方】製烏頭15克,大棗10枚,炙甘草6克,白芍藥12克,肉桂18克,老薑30克。

【製法】將諸藥擇淨,研細,放入鍋中,加清水適量,水煎取汁飲服,每日1劑。

【功用】溫中散寒,行氣止痛。適用於寒疝腹中絞痛,拘急不得轉側,叫呼發作,有時使人陰縮,手足厥逆等。

腸 癰

癰疽發於腸部者,稱腸癰,類似現代醫學的急慢性闌尾炎、闌尾周圍膿腫等。是外科急腹症常見的一種疾病,以右下腹固定壓痛,肌緊張,反跳痛為特徵。

中醫認為,本病多為進食厚味、恣食生冷和暴飲暴食等,致腸腑血絡損傷,瘀血凝滯,腸腑化熱,瘀熱互結,導致血敗肉腐而成。當以清熱解毒,消腫止痛為治,可選用下列《千金方》養生調補方。

1. 大黃牡丹湯

【組方】大黃12克,牡丹皮9克,芒硝6克,冬瓜子30克,桃仁15克。

【製法】將諸藥擇淨,研細,放入鍋中,加清水適量,水煎取汁,納入芒硝調勻飲服,每日1劑。

【功用】泄熱破瘀,散結消腫。適用於腸癰初起,少腹腫脹,按之疼痛,小便自調,發熱惡寒,自汗時出,或

右足屈而不伸，苔黃膩，脈滑數等。

2. 腸癰湯方

【組方】牡丹皮、甘草、敗醬草、生薑、茯苓各6克，桔梗、薏苡仁、麥門冬各9克，丹參、白芍藥各12克，生地黃15克。

【製法】將諸藥擇淨，研細，放入鍋中，加清水適量，水煎取汁飲服，每日1劑。

【功用】清熱解毒，消腫止痛。適用於腸癰。

3. 薏苡牡丹湯

【組方】薏苡仁30克，牡丹皮、桃仁各9克，冬瓜子60克。

【製法】將諸藥擇淨，研細，放入鍋中，加清水適量，水煎取汁飲服，每日1劑。

【功用】清熱解毒，活血止痛。適用於腸癰。

跌打損傷

跌打損傷為骨傷科常見多發病，為強力外襲、局部筋脈肌肉受損，脈絡不利，氣血瘀滯而成。臨床以局部疼痛，腫脹青紫，關節肌肉障礙為主要表現。

本病屬中醫「傷筋」範疇，中醫認為，本病多為氣滯血瘀，脈絡阻滯所為，當以活血化瘀，通絡止痛為治，可選用下列《千金方》養生調補方。

一、飲食治療方

1. 地黃汁酒

【組方】生地黃汁2份，黃酒1份。

【製法】將二味調勻，煮沸飲服，每次100毫升，每

日3次。

【功用】養血活血。適用於跌打損傷，心悸，面青短氣等。

2. 大豆酒方

【組方】大豆60克。

【製法】將大豆洗淨，研細，加清水適量，水煎取汁，加等量醇酒調勻飲服，每日1劑。

【功用】養血活血。適用於跌損疼痛。

3. 紅豆酒方

【組方】紅豆60克。

【製法】將紅豆洗淨，研細，加清水適量，水煎取汁，加等量醇酒調勻飲服，每日1劑。

【功用】養血活血。適用於跌損疼痛。

4. 豆淋酒

【組方】大豆適量。

【製法】將大豆洗淨，煮熟，取大豆放入白酒中浸泡1天即成。每次50毫升，每日3次飲服。

【功用】活血疏風。適用於頭破腦出，中風口噤，角弓反張等。

5. 竹茹湯

【組方】青竹茹、血餘炭各30克。

【製法】將二藥擇淨，研細，加黃酒適量，煮沸頓服，每日2次。

【功用】活血疏風。適用於跌損，血在胸背及脅中，痛不得氣息等。

6. 藕汁飲

【組方】鮮藕適量。

【製法】將鮮藕擇淨,切細,榨汁飲服,不拘時。

【功用】活血止血。適用於跌損疼痛,心腹積血,吐唾無數等。

7. 桃仁大黃煮酒

【組方】桃仁12克,大黃5克,血餘適量。

【製法】將桃仁、大黃用布包,以血餘(頭髮)燒至布淨後,取二藥研細,加黃酒適量,煮沸頓服,每日2次。

【功用】活血通絡,化瘀止痛。適用於腕折跌損,瘀血疼痛等。

8. 桃黃肉桂煮酒

【組方】桃仁12克, 大黃18克,肉桂6克。

【製法】將諸藥擇淨,研細,加黃酒適量,煮沸飲服,頓服,每日2次。

【功用】活血通絡,化瘀止痛。適用於腕折跌損,瘀血疼痛等。

二、中藥內服方

1. 蒲黃歸桂散

【組方】蒲黃30克,當歸、肉桂各6克。

【製法】將諸藥擇淨,研細即成。每次9克,每日3次,溫黃酒適量送服。

【功用】活血化瘀,通絡止痛。適用於跌打損傷,腹部疼痛時作等。

2. 三蟲湯

【組方】全蟲、虻蟲、水蛭各8克,桃仁12克,肉桂

6克，大黃15克。

【製法】將諸藥擇淨，研細，加黃酒、清水各半，浸泡片刻，煎取汁飲服，每日1劑。

【功用】活血化瘀，通絡止痛。適用於跌打損傷，瘀血疼痛等。

3. 當歸散

【組方】當歸、肉桂、蜀椒、製附片各2克，澤蘭1克，川芎6克，甘草5克。

【製法】將諸藥擇淨，研細即成。每次9克，每日3次，溫黃酒適量送服。

【功用】活血化瘀，通絡止痛。適用於跌打損傷，諸如傷腕折臂腳痛不止等。

4. 蒲黃散

【組方】蒲黃、白芍藥各9克，當歸、乾地黃、製附片、續斷、肉桂、乾薑、通草各6克，大黃3克，蜀椒30克，製烏頭2克。

【製法】將諸藥擇淨，研細即成。每次5克，每日3次，溫黃酒適量送服。

【功用】活血化瘀，通絡止痛。適用於腕折疼痛不止等。

5. 蒲黃白芍散

【組方】蒲黃、白芍藥各9克，當歸、乾地黃、製附片、續斷、肉桂、乾薑、通草各6克，蜀椒30克，製烏頭2克。

【製法】將諸藥擇淨，研細即成。每次5克，每日3次，溫黃酒適量送服。

【功用】活血化瘀，通絡止痛。適用於腕折疼痛不止等。

6. 地黃當歸散

【組方】乾地黃、當歸、羌活、苦參各等量。

【製法】將諸藥擇淨，研細即成。每次9克，每日3次，溫黃酒適量送服。

【功用】活血化瘀，通絡止痛。適用於折骨斷筋，疼痛不止等。

7. 大麻方

【組方】大麻根及葉適量。

【製法】將大麻根及葉擇淨，切細，搗汁飲服，每次適量，每日3次。或將乾大麻葉及根以適量水煎取汁飲服。

【功用】活血化瘀，通絡止痛。適用於腕折骨損，痛不可忍，心腹滿短氣等。

8. 豆豉湯

【組方】豆豉90克。

【製法】將豆豉擇淨，研細，放入鍋中，加清水適量，浸泡片刻，水煎取汁飲服，每日1劑。

【功用】活血止痛。適用於跌損疼痛。

9. 鹿角散

【組方】鹿角適量。

【製法】將鹿角擇淨，研細即成。每次9克，每日3次，溫黃酒適量送服。

【功用】活血化瘀，通絡止痛。適用於跌損疼痛。

10. 膠艾湯

【組方】阿膠、艾葉、乾薑各6克，白芍藥9克。

【製法】將諸藥擇淨，研細，放入鍋中，加清水適量，浸泡片刻，水煎取汁，納入阿膠烊化飲服，每日1劑。

【功用】活血止血。適用於跌損五臟，微者唾血，甚者吐血，及金瘡傷經，崩中，女人產後崩傷，下血過多，虛喘，腹中絞痛，下血不止等。

11. 大膠艾湯

【組方】阿膠、艾葉、甘草、當歸、川芎各6克，乾薑3克，白芍藥、乾地黃各9克。

【製法】將諸藥擇淨，研細，放入鍋中，加清水適量，浸泡片刻，水煎取汁，納入阿膠烊化飲服，每日1劑。

【功用】活血化瘀，養血止血。適用於跌損五臟，微者唾血，甚者吐血，及金瘡傷經，崩中，女人產後崩傷，下血過多，虛喘，腹中絞痛，下血不止等。

12. 藕根湯

【組方】乾藕根適量。

【製法】將乾藕根擇淨，研細即成。每次9克，每日3次，溫黃酒適量送服。

【功用】活血止血。適用於跌損疼痛，心腹積血，吐唾無數等。

13. 大豆湯

【組方】大豆150克。

【製法】將大豆擇淨，研細，加清水適量，水煎取汁飲服，每日1劑。

【功用】益氣活血。適用於跌損疼痛，崩血，腹滿短氣等。

14. 桃仁湯

【組方】桃仁9克，大棗20枚，大黃、硝石、甘草各3克，蒲黃5克。

【製法】將諸藥擇淨，研細，放入鍋中，加清水適量，浸泡片刻，水煎取汁飲服，每日1劑。

【功用】活血止痛。適用於跌損疼痛，胸腹中有血，不得氣息等。

15. 桃仁全蟲湯

【組方】桃仁、全蠍各9克，荊芥1克，大黃、川芎各9克，當歸、肉桂、甘草各6克，蒲黃15克。

【製法】將諸藥擇淨，研細，放入鍋中，加清水適量，浸泡片刻，水煎取汁飲服，每日1劑。

【功用】活血化瘀，通絡止痛。適用於跌損腹中瘀血，痛在腹中不出，滿痛短氣，大小便不通等。

16. 桃仁二蟲湯

【組方】桃仁12克，水蛭、虻蟲各12枚，甘草、肉桂、當歸各6克，芒硝9克，大黃3克。

【製法】將諸藥擇淨，研細，放入鍋中，加清水適量，浸泡片刻，水煎取汁，納入芒硝調勻飲服，每日1劑。

【功用】活血化瘀，通絡止痛。適用於跌損瘀血疼痛等。

17. 蒲黃附片散

【組方】蒲黃24克，製附片3克。

【製法】將二藥擇淨，研細即成。每次9克，每日3次，溫黃酒適量送服。

【功用】溫陽止血。適用於跌損疼痛，腕折瘀血等。

18. 蒲黃當歸散

【組方】蒲黃30克，當歸6克。

【製法】將二藥擇淨，研細即成。每次9克，每日3次，溫黃酒適量送服。

【功用】活血化瘀，通絡止痛。適用於跌損疼痛，腕折瘀血等。

19. 虻蟲牡丹散

【組方】虻蟲20枚，牡丹皮3克。

【製法】將二藥擇淨，研細即成。每次9克，每日3次，溫黃酒適量送服。

【功用】活血化瘀，通絡止痛。適用於跌損疼痛，腕折瘀血等。

三、中醫外治方

1. 大豆黃糊

【組方】大豆黃捲適量。

【製法】將大豆黃捲擇淨，研細即成。每次適量，清水適量調勻外敷患處，包紮固定，每日換1次。

【功用】活血化瘀，通絡止痛。適用於跌損疼痛等。

2. 莨菪子糊

【組方】莨菪子適量。

【製法】將莨菪子擇淨，研細即成。每次適量，清水適量調勻外敷患處，包紮固定，每日換1次。

【功用】活血化瘀，通絡止痛。適用於跌損疼痛等。

3. 螃蟹糊

【組方】螃蟹適量。

【製法】將螃蟹頭、中腦及足中髓取出，煮膏狀即成。每次適量外敷患處，包紮固定，每日換1次。

【功用】活血化瘀，通絡止痛。適用於跌損疼痛，傷筋等。

4. 生地糊

【組方】生地黃適量。

【製法】將生地黃搗爛即成。每次適量外敷患處，包紮固定，每日換1次。

【功用】活血化瘀，通絡止痛。適用於跌損疼痛，腕折四肢骨碎，筋傷等。

5. 羊腦糊

【組方】羊腦2份，血餘炭、胡粉、胡桃仁各1份。

【製法】將諸藥擇淨，研細，搗勻即成。每次適量外敷患處，包紮固定，每日換1次。

【功用】活血化瘀，通絡止痛。適用於跌損疼痛，腕折四肢骨碎，筋傷等。

淋巴結炎

淋巴結炎是人體某組織感染後，細菌沿著淋巴管而波及局部淋巴結所引起的局部炎症，表現為淋巴結腫大，壓痛，或形成膿腫，皮膚表面紅熱，腫物變軟，可伴頭痛，發熱，甚則寒戰等。

本病屬中醫「瘰癧」範疇，多為邪毒侵襲，氣血瘀滯所為，當以清熱解毒，消腫散結為治，可選用下列《千金方》養生調補方。

1. 連翹丸

【組方】連翹、桑白皮、白頭翁、牡丹、防風、黃柏、肉桂、香豉、獨活、秦艽各3克，海藻2克。

【製法】將諸藥擇淨，研細，蜜丸即成。每次3克，每日3次，溫開水適量送服。

【功用】清熱解毒，散結消腫。適用於頸項結核瘰癧等。

2. 五香連翹湯

【組方】青木香、沉香、丁香、薰陸香、連翹、射干、升麻、獨活、寄生、通草各6克，大黃9克，麝香（代）0.1克，竹瀝30毫升。

【製法】將諸藥擇淨，研細，放入鍋中，加清水適量，浸泡片刻，水煎取汁，納入麝香、竹瀝調勻飲服，每日1劑。

【功用】清熱解毒。適用於瘰癧等。

3. 李根皮散

【組方】李根皮30克，天花粉、半夏各15克，通草、白薇、桔梗、厚朴、黃芩、製附片各3克，甘草、當歸各6克，葛根9克，肉桂、白芍藥各12克，川芎18克。

【製法】將諸藥擇淨，研細即成。每次9克，每日4次，日3夜1，溫黃酒適量送服。

【功用】益氣活血，排膿消腫。適用於瘰癧等。

酒渣鼻

酒渣鼻，又稱紅鼻頭、玫瑰痤瘡，病變多集中於顏面中心，尤以鼻頭及其兩側為著，男女均可發病，但多見於

青壯年。本病反覆發作，經久不癒，影響美容，患者不堪其苦。

臨床表現始則見暫時性、陣發性局部彌漫潮紅，繼之成為持續性潮紅，稱之為「紅斑期」；病情進展，毛細血管擴張明顯，呈樹枝狀或蛛網狀，瘙癢，出現較大面積的針頭至黃豆大小的丘疹，膿疱，稱之為「毛細血管擴張期」，又稱「丘疹膿疱期」；病情嚴重，經久不癒者，鼻部組織肥厚，或呈結節增生如瘤狀，稱為「鼻贅期」，此時皮膚呈暗紫紅色，能見擴大的毛孔口，油膩很多。菸、酒、辛辣厚味、消化系統功能紊亂、內分泌失調、其他慢性炎症、精神緊張、情緒激動等，均可誘發或加劇本病，有的還併發結膜炎、角膜炎、瞼緣炎甚至角膜潰瘍等，使視力退化。因此，必須針對病因及早治療。

現代醫學研究認為，本病多為毛囊蟲所致，亦與家族遺傳有關。中醫認為，本病多為肺經血熱外蒸，次遇風寒外襲，血瘀凝結而成，當以瀉肺清熱，活血化瘀為治，可選用下列《千金方》養生調補方。

一、中藥內服方

梔子丸

【組方】梔子仁90克，川芎12克，大黃18克，豆豉90克，辛夷樹皮2克，甘草12克。

【製法】將諸藥擇淨，研細，蜜丸即成。每次9克，每日3次，溫開水適量送服。

【功用】清熱泄肺。適用於酒渣鼻。

二、中醫外治方

蒺藜子糊

【組方】蒺藜子、梔子仁、豆豉各30克，辛夷樹皮24克。

【製法】將諸藥擇淨，研細即成。每次適量，清水調勻，外搽患處，不拘時。

【功用】清熱泄肺。適用於酒渣鼻，瘢痕。

蟲咬皮炎

蟲咬是被蟲類叮咬，接觸其毒液或蟲體的粉毛而引起的皮炎，故稱蟲咬皮炎。較為常見的害蟲有蚊、蜂、蜈蚣、臭蟲等。本病多見於害蟲孳生的夏秋季節，且多發於暴露部位，皮疹以丘疹、風團或瘀點為多見，有的可出現水皰。

中醫認為，本病多為外邪侵襲，邪毒積聚所為，當以清熱解毒，祛風止癢，消腫止痛為治，可選用下列《千金方》養生調補方。

1. 小蒜方

【組方】小蒜適量。

【製法】將小蒜擇淨，切細，搗爛取汁飲服，每次適量。另將藥渣外敷患處，包紮固定，乾則更換。

【功用】活血解毒。適用於蛇蠍咬傷，局部紅腫疼痛等。

2. 紫莧方

【組方】紫莧適量。

【製法】將紫莧擇淨，切細，搗爛取汁飲服，每次適

量。另將藥渣外敷患處，包紮固定，乾則更換。

【功用】活血解毒。適用於蟲咬皮炎。

3. 食鹽湯

【組方】食鹽適量。

【製法】將食鹽放入鍋中，加清水適量煮沸，候溫外洗患處，不拘時。

【功用】活血解毒。適用於蟲咬皮炎。

4. 雄黃方

【組方】雄黃適量。

【製法】將雄黃擇淨，研細，每次適量，清水調勻外敷患處，包紮固定，乾則更換。

【功用】活血解毒。適用於蟲咬皮炎。

5. 豬脂蜜蠟膏

【組方】豬脂、蜂蜜各20毫升，蠟10毫升。

【製法】將三味煮沸成膏即成。每次適量，調勻外搽患處，不拘時。

【功用】活血解毒。適用於蜂螫傷。

6. 蜂房糊

【組方】蜂房、豬脂各適量。

【製法】將蜂房擇淨，研細，豬脂適量調勻即成。每次適量，調勻外搽患處，不拘時。

【功用】活血解毒。適用於蜂螫傷。

疥　瘡

疥瘡是由疥蟎引起的一種接觸性傳染病，它透過與患者握手、同臥等直接感染，是冬季常見的傳染性皮膚病。

其主要臨床表現為，皮疹好發於皮膚皺褶部位，如指縫與指側、腕肘關節的屈側、腋窩前後、乳房下、陰部、臍周、大腿內側，不侵犯頭面部（嬰兒除外），皮疹表現為丘疹、疱疹和隧道，隧道為一灰白色、淺黑色或普通皮色的細線紋，微彎微隆起，長約半公分以內，多出現在指縫和腕屈面，疥蟲常埋藏在其一端，而經常沐浴的人或皮膚顏色較深的人，往往不太顯著。

患者感覺奇癢，而這種癢往往在夜間或夜臥睡後遇熱時更甚。故夜半身發癢，尤其是奇癢難忍時，應當心疥瘡侵襲。由於奇癢而搔抓，常出現抓痕、血痂，並可繼發感染而出現膿疱、癤腫等。

疥瘡的個人防護很重要，平時要經常洗澡，勤換衣服被褥，接觸病人後即用肥皂洗手，可減少傳染機會。對病人用過的衣被要消毒，或將病人的衣被掛在屋內，關閉門窗，取硫黃60克，加鋸末適量煙薰、或將病人用過的衣被煮沸、或置於陽光下充分暴曬，即可達到消毒殺滅蟲卵及疥瘡的目的。本病的治療，一般以外治為主，可選用下列《千金方》養生調補方。

一、中藥內服方

1. 花粉二根丸

【組方】天花粉12克，薔薇根、雀李根皮、黃連、黃柏、白芍藥各9克，黃蓍、黃芩、當歸、苦參、石龍芮各6克，大黃、續斷各1克。

【製法】將諸藥擇淨，研細，蜜丸即成。每次9克，每日3次，以薔薇湯送服。

【功用】清熱解毒，殺蟲止癢。適用於疥瘡，腰胯手

足皆生者等。

2. 刺薊汁

【組方】刺薊適量。

【製法】將刺薊洗淨，搗爛，取汁飲服。藥渣外搽患處，不拘時。

【功用】清熱涼血。適用於疔瘡。

3. 蛇蛻散

【組方】蛇蛻1具。

【製法】將蛇蛻擇淨，火燒研細即成，加黃酒適量調服，每日1次。

【功用】祛風止癢。適用於疔瘡瘙癢。

4. 秦艽散

【組方】秦艽9克，茯苓、牡蠣、製附片、黃芩各2克，人參1克，乾薑、細辛各3克，白朮11克，蜀椒、桔梗、防風、肉桂各3克。

【製法】將諸藥擇淨，研細即成。每次9克，每日2次，以溫黃酒適量送服。

【功用】養血祛風，殺蟲止癢。適用於疔瘡瘙癢。

二、中醫外用方

1. 丹砂白蜜糊

【組方】丹砂、雄黃、雌黃、血餘、松脂、白蜜各3克，茜草9克，豬脂6克。

【製法】將諸藥擇淨，研細即成。先取血餘煎至消盡，納松脂、白蜜煮沸，去渣，納入諸藥煮沸即成，外敷患處，每日2次。

【功用】清熱解毒。適用於疔瘡。

2. 丹砂蜂蠟糊

【組方】丹砂、雄黃、雌黃、血餘、松脂、蜂蠟各3克，茜草9克，豬脂6克。

【製法】將諸藥擇淨，研細即成。先取血餘煎至消盡，納松脂、蜂蠟煮沸，去渣，納入諸藥煮沸即成，外敷患處，每日2次。

【功用】清熱解毒。適用於疥瘡。

粉 刺

粉刺，即尋常性痤瘡，又稱青春痘，是青春期常見的一種慢性毛囊皮脂腺炎症性疾病，好發於面部及胸背部，是青少年時期常見的一種損美性皮膚病。

中醫認為，本病多為肺熱及血熱鬱滯肌膚，或過食膏粱厚味，致使脾胃積熱，上蘊肌膚，或肌膚不潔，熱毒壅盛所為，當以清熱解毒，涼血行滯為治，可選用下列《千金方》養生調補方。

一、中藥內服方

1. 三子茯苓散

【組方】冬葵子、柏子仁、茯苓、冬瓜子各等量。

【製法】將諸藥擇淨，研細即成。每次9克，每日3次，溫黃酒適量送服。

【功用】化痰散結。適用於粉刺。

2. 薺根肉桂散

【組方】薺根、肉桂各等量。

【製法】將二藥擇淨，研細即成。每次9克，每日3次，溫黃酒適量送服。

【功用】化痰散結。適用於粉刺，瘢痕，黑痣等。

3. 二地散

【組方】地骨皮10克，生地黃3克。

【製法】將二藥擇淨，研細備用。每次9克，每日3次，空腹溫黃酒適量送服。

【功用】養陰清熱。適用於粉刺。

二、中醫外治方

1. 玉屑散

【組方】玉屑、密陀僧、珊瑚各6克，白附子9克。

【製法】將諸藥擇淨，研細，以酥調勻，睡前外敷顏面處或患處，晨起洗去。

【功用】化痰散結。適用於粉刺，瘢痕。

腋 臭

　　腋臭，又名狐臭、體氣，是指腋窩部排出的汗液有特殊的刺鼻味而言，多見於夏季，尤多見於青年人。本病的形成原因，是因為腋窩部的大汗腺分泌物中所含的有機物，經局部皮膚的棒狀桿菌屬作用後產生不飽和脂肪酸而發出特殊的臭味所致。

　　本病的預防，首先要注意個人衛生，勤洗澡，換衣服，保持皮膚乾燥，再則是不要吃辛辣等刺激性食物，因為辛辣之物可增加汗液分泌，使臭氣加劇。本病的治療以局部殺菌，減少汗腺分泌為原則，可選用下列《千金方》養生調補方。

1. 鍛石散

【組方】鍛石（石灰）30克，楓香、丁香、薰陸香、

青木香各6克，礬石12克，橘皮、陽起石各9克。

【製法】將諸藥擇淨，研細，棉布包緊。先以布揩腋下片刻，然後將布包夾住，每日3次，每次30分鐘。

【功用】芳香除濕。適用於腋臭。

2. 鍛石糊

【組方】鍛石適量。

【製法】將鍛石擇淨，研細，用陳醋適量調勻為糊，外塗腋下，每日2次。

【功用】除濕祛臭。適用於腋臭。

3. 辛夷川芎散

【組方】辛夷、川芎、細辛、杜蘅、藁本各等量。

【製法】將諸藥擇淨，研細，以白醋漬24小時，水煎取汁，用紗布蘸取藥液外搽，不拘時，以癒為度。

【功用】芳香除濕。適用於腋臭。

4. 二石散

【組方】青木香、製附片、鍛石各2份，礬石1份。

【製法】將諸藥擇淨，研細，與撲粉適量調勻即成。局部洗淨，取粉常撲腋下，不拘時。

【功用】除濕祛臭。適用於腋臭。

5. 二辛散

【組方】辛夷、細辛、川芎、青木香各等量。

【製法】將諸藥擇淨，研細，與撲粉適量調勻即成。局部洗淨，取粉常撲腋下，不拘時。

【功用】除濕祛臭。適用於腋臭。

6. 六物散

【組方】乾地骨皮、乾薔薇根、甘草各1份，商陸

根、胡粉、滑石各2份。

【製法】將諸藥擇淨，研細，以白醋適量調勻外塗腋下，不拘時。

【功用】除濕祛臭。適用於腋下及足心手掌、陰下股裏，常如汗濕臭者方。

7. 鍛石銀屑散

【組方】鍛石3份，銀屑1份。

【製法】將諸藥擇淨，研細，以絹囊包紮，汗出後外搽患處，不拘時。

【功用】除濕祛臭。適用於腋臭。

8. 鍛石銅屑散

【組方】鍛石3份，銅屑1份。

【製法】將諸藥擇淨，研細，以絹囊包紮，汗出後外搽患處，不拘時。

【功用】除濕祛臭。適用於腋臭。

9. 黃礬石散

【組方】黃礬石適量。

【製法】將黃礬石擇淨，燒研細末，以絹囊包紮，汗出後外搽患處，不拘時。

【功用】除濕祛臭。適用於腋臭。

10. 自己熱小便方

【組方】自己熱小便適量。

【製法】將自己熱小便裝入杯中，用棉籤蘸之搽患處，每日3次。

【功用】解毒除濕。適用於腋下狐臭。

老年性皮膚瘙癢症

老年性皮膚瘙癢症，醫學上叫做「老年性乾性皮膚瘙癢症」，這種病症主要發生在氣候乾燥的秋冬季節。有些老年人一到秋冬季節就感到皮膚瘙癢，一直癢到第二年的四五月份，待天氣轉暖後才逐漸恢復正常。瘙癢的主要部位在脊背處，這種病症發生的主要原因是皮膚萎縮、退化、乾燥以及皮膚神經功能失調，其次是某些內衣和外界溫度的突然變化對皮膚產生的刺激所致。

本病的瘙癢多呈陣發性，每於睡前加重，因劇癢而瘙抓，皮膚可出現抓痕、血痂、苔化、色沉或色素減退等繼發性損害。如果患有泌尿系統疾病或內分泌功能障礙等疾病的老年人，更易發生此類疾病。

中醫認為，本病多為氣滯血瘀，聚於肌膚所為，當以涼血化瘀，祛風止癢為治，可選用下列《千金方》養生調補方。

1. 茵芋酒

【組方】茵芋、製烏頭、石楠、製附片、細辛、獨活、防風、川椒、玉竹、卷柏、肉桂、白附子、秦艽、防己各3克，羊躑躅6克。

【製法】將諸藥擇淨，研細，布包，以白酒適量浸漬7日即成。每次50毫升，每日3次飲服。

【功用】補益氣血，祛風除濕。適用於痹證，目眩，目無所見，或中風，口噤不開，骨中酸疼，手不能上頭，足不得屈伸，不能躡履，行欲傾跛，或皮中如有蟲啄，瘙癢，甚者狂走等。

2. 石楠湯

【組方】石楠、乾薑、黃芩、細辛、人參各3克，肉桂、麻黃、當歸、川芎各5克，甘草6克，乾地黃2克，吳茱萸4克。

【製法】將諸藥擇淨，研細，放入鍋中，加清水6份、黃酒3份，浸泡片刻，水煎取汁飲服，每日1劑。

【功用】祛風除濕，溫經止痛。適用於身癢，皮膚中如蟲行，腰脊強直，手足拘攣，隱疹時作，或面目腫起，口噤不能言等。

瘢痕疙瘩

瘢痕疙瘩為燒傷、術後及感染後常見併發症，不僅增加患者生理負擔，而且增加患者心理負擔。

瘢痕疙瘩為結締組織增生性疾病，中醫認為，本病多為氣滯血瘀所致，當以活血化瘀，通絡止痛為治，外治法直接作用於瘢痕疙瘩，故對本病有較好療效，可選用下列《千金方》養生調補方。

1. 禹餘半夏糊

【組方】禹餘糧、半夏各等量。

【製法】將諸藥擇淨，研細即成。每次適量，以雞子黃調勻，外敷患處，包紮固定，每日換1次。

【功用】化痰散結。適用於瘢痕疙瘩。

2. 麥子方

【組方】大麥或小麥各適量。

【組方】春夏以大麥、秋冬以小麥為宜。每次適量，研細，以酥油適量調勻，外敷患處，包紮固定，每日換1

次。

【功用】化痰散結。適用於瘢痕疙瘩。

3. 玉屑散

【組方】玉屑、密陀僧、珊瑚各6克，白附子9克。

【製法】將諸藥擇淨，研細，以酥調勻，睡前外敷顏面處或患處，晨起洗去。

【功用】化痰散結。適用於粉刺，瘢痕。

脂溢性皮炎

脂溢性皮炎主要表現在皮脂腺較為豐富的部位，如頭皮、眶上、鼻唇溝等不同程度的炎症，表現為油脂狀鱗屑，境界明顯，損害嚴重，重者常形成濕疹樣糜爛面，頭部可被覆油膩污穢的痂皮。

本病屬中醫「白屑風」範疇，多為嗜食辛辣厚味，致使脾胃積熱，火毒內蘊所為，當以清熱解毒，消風止癢為止，可選用下列《千金方》養生調補方。

1. 沐頭湯

【組方】火麻仁、秦椒各90克，皂莢屑15克。

【製法】將諸藥擇淨，研細，納米泔水中浸一宿，去渣取汁，洗頭，每日2次。

【功用】袪風清熱。適用於脂溢性皮炎，頭生白屑，瘙癢不堪，搔之隨手而起等。

2. 菊花獨活湯

【組方】菊花、獨活、茵芋、防風、細辛、蜀椒、皂莢、杜蘅、莽草、肉桂各等量。

【製法】將諸藥擇淨，研細，放入鍋中，加清水適

量，浸泡片刻，水煎取汁，放入浴盆中洗頭，每日2次。

【功用】祛風清熱。適用於脂溢性皮炎。

3. 二根防風湯

【組方】豬椒根9克，麻黃根、防風各6克，細辛、茵芋各3克。

【製法】將諸藥擇淨，研細，放入鍋中，加清水適量，浸泡片刻，水煎取汁，放入浴盆中洗頭，每日2次。

【功用】祛風止癢。適用於脂溢性皮炎。

4. 蜀椒湯

【組方】蜀椒適量。

【製法】將蜀椒擇淨，研細，放入鍋中，加清水適量，浸泡片刻，水煎取汁，放入浴盆中洗頭，每日2次。

【功用】祛風止癢。適用於脂溢性皮炎。

5. 葶藶子湯

【組方】葶藶子適量。

【製法】將葶藶子擇淨，研細，放入鍋中，加清水適量，浸泡片刻，水煎取汁，放入浴盆中洗頭，每日2次。

【功用】祛風止癢。適用於脂溢性皮炎。

6. 桑枝湯

【組方】桑枝適量。

【製法】將桑枝擇淨，火燒研細，放入浴盆中，加溫水適量調勻洗頭，每日2次。

【功用】祛風止癢。適用於脂溢性皮炎。

7. 菊花枕

【組方】菊花適量。

【製法】將菊花曬乾，納於布枕中枕之，1個月換1

次。

【功用】祛風止癢。適用於脂溢性皮炎。

8. 荊芥方

【組方】荊芥適量。

【製法】將荊芥曬乾，納於布枕中枕之及鋪床，布枕1個月換1次，床鋪3個月換1次。

【功用】祛風止癢。適用於脂溢性皮炎。

9. 桑根白皮湯

【組方】桑根白皮適量。

【製法】將桑根白皮擇淨，研細，放入鍋中，加清水適量，浸泡片刻，水煎取汁，放入浴盆中洗頭，每日2次。

【功用】祛風止癢。適用於脂溢性皮炎。

10. 生髮膏

【組方】蔓荊子、附子、細辛、續斷、零陵香、皂莢、澤蘭香、防風、杏仁、藿香、白芷各60克，松葉、石楠葉各90克，莽草30克，馬鬐脂、豬脂、松脂各1000毫升，熊脂1000毫升。

【製法】將諸藥擇淨，研為細末，以米醋適量浸1宿，翌日微火煎沸，待白芷色黃去渣取汁即成。先將頭髮洗淨，然後用藥膏塗抹頭髮，每日1次。

【功用】祛風止癢。適用於頭風瘙癢，白屑，頭髮脫落等。

11. 烏喙膏

【組方】烏喙9克，莽草、石楠、細辛、續斷、皂莢、澤蘭、白朮、辛夷、防風、白芷各6克，竹葉、柏葉、松葉各9克，豬脂100克。

【製法】將諸藥擇淨，研為細末，以米醋適量浸1宿，翌日微火煎沸，待白芷色黃去渣取汁即成。先將頭髮洗淨，然後用藥膏塗抹頭髮，每日1次。

【功用】祛風止癢。適用於頭風瘙癢，白屑，頭髮脫落等。

12. 烏喙三葉膏

【組方】烏喙9克，莽草、細辛、續斷、皂莢、澤蘭、白朮、辛夷、防風、杏仁各6克，竹葉、柏葉、松葉各9克，豬脂100克。

【製法】將諸藥擇淨，研為細末，以米醋適量浸1宿，翌日微火煎沸，待白芷色黃去渣取汁即成。先將頭髮洗淨，然後用藥膏塗抹頭髮，每日1次。

【功用】祛風止癢。適用於頭風瘙癢，白屑，頭髮脫落等。

13. 四香膏

【組方】甘松香、丁香、白芷、澤蘭、桑白皮、桑寄生、大麻子、苣蓿、杏仁、辛夷、牡荊子、川芎、防風、莽草各3克，零陵香、藿香、細辛、蜀椒各6克，竹葉、松葉、柏葉各30克，胡麻油、臘豬脂各80毫升，烏雞脂、雁脂各10毫升。

【製法】將諸藥擇淨，研為細末，以米醋適量浸1宿，翌日微火煎沸，待白芷色黃去渣取汁即成。先將頭髮洗淨，然後用藥膏塗抹頭髮，每日3次，日2夜1。

【功用】祛風止癢。適用於頭風瘙癢，白屑，頭髮脫落等。

白癜風

　　白癜風又稱白斑病，是一種原發性、局限性或泛發性的皮膚色素脫失症，是由於皮膚和毛囊的黑色素細胞內酪氨酸酶系統功能減退或喪失所致，治療頗為棘手，且影響容貌。本病無自覺症狀，病程緩慢，皮損特點呈大小不一的圓形或不規則形白斑，邊界清楚，邊緣色素較深，白斑內毛髮變白，好發於面頸部、軀幹及四肢，多見於青年人，以20～30歲者多見。

　　中醫認為，本病多為氣血不和，瘀血阻絡及肝腎不足，皮膚毛髮失其所養而致，當以調補氣血，養肝益腎為治，可選用下列《千金方》養生調補方。

一、中藥內服方

1. 九江散

　　【組方】當歸7克，石楠6克，製附片、羊躑躅、秦艽、菊花、乾薑、防風、雄黃、丹砂、麝香、斑蝥各16克，蜀椒、連翹、鬼箭羽各1克，石長生、知母各8克，鬼臼11克，人參、王不留行、石斛、製附片、製烏頭、獨活、粉防己、莽草各12克，水蛭100枚，蜈蚣3枚，虻蟲、地膽各10枚。

　　【製法】將諸藥擇淨，諸蟲皆去足翅，炙熟，共研為末即成。每次9克，每日2次，溫黃酒適量送服。

　　【功用】祛風通絡，活血消斑。適用於白癜風。

2. 附片白黃散

　　【組方】製附片、白蘞、黃芩各9克，乾薑12克，炮天雄3克，商陸、羊躑躅各18克。

【製法】將諸藥擇淨，研末即成。每次5克，每日3次，溫黃酒適量送服。

【功用】祛風活血消斑。適用於白癜風。

3. 胡麻油方

【組方】胡麻油適量。

【製法】取胡麻油10毫升，加等量黃酒調勻飲服，每日3次。

【功用】祛風養血消斑。適用於白癜風。

二、中醫外治方

攀石硫黃糊

【組方】攀石、硫黃各等量。

【製法】將二藥擇淨，研末，以食醋適量調勻外塗患處，不拘時。

【功用】活血消斑。適用於白癜風。

蕁麻疹

蕁麻疹係多種不同原因所致的一種常見皮膚、黏膜血管反應性疾病，以皮膚黏膜的局限性、暫時性、瘙癢性潮紅斑和風團為特徵。

本病屬中醫「癮疹」範疇，多為濕熱結聚肌膚，氣血瘀滯所為，與居住環境、蚊蟲叮咬、飲食積滯有一定關係，當以清熱利濕，活血解毒為治，可選用下列《千金方》養生調補方。

一、飲食治療方

1. 枳實松葉煮酒

【組方】枳實54克，松葉18克，獨活、肉蓯蓉、黃

蓍、秦艽各12克，丹參、接骨木各15克。

【製法】將諸藥擇淨，研細，加白酒適量浸泡1週即成。每次50毫升，每日2次飲服。

【功用】養血祛風。適用於癮疹瘙癢等。

2. 大豆煮酒

【組方】大豆1份，黃酒2份。

【製法】將大豆擇淨，放入黃酒中煮四五沸即成。每次50毫升，每日2次飲服。

【功用】養血祛風。適用於癮疹瘙癢等。

二、中藥治療方

1. 附片花粉散

【組方】製附片、牛膝、肉桂、知母各4克，天花粉、白朮各5克，防風6克，人參、乾薑、細辛各3克。

【製法】將諸藥擇淨，研末即成。每次6～9克，每日3次，溫黃酒適量送服。

【功用】祛風活血。適用於風瘙癮疹，心迷悶亂等。

2. 牛膝散

【組方】牛膝適量。

【製法】將牛膝擇淨，研末即成。每次9克，每日3次，溫黃酒適量送服。

【功用】祛風活血。適用於癮疹瘙癢，骨疽癩病等。

3. 芥子散

【組方】芥子適量。

【製法】將芥子擇淨，研末即成。每次9克，每日3次，溫開水適量送服。

【功用】祛風活血。適用於癮疹瘙癢等。

4. 白朮散

【組方】白朮適量。

【製法】將白朮擇淨，研末即成。每次9克，每日3次，溫黃酒適量送服。

【功用】祛風活血。適用於癮疹瘙癢等。

三、中醫外治方

1. 蛇床子湯

【組方】蛇床子60克，防風9克，生蒺藜6克。

【製法】將諸藥擇淨，研細，放入鍋中，加清水適量，浸泡片刻，水煎取汁，放入浴盆中洗浴患處，每日3次。

【功用】祛風止癢。適用於癮疹瘙癢等。

2. 大黃升麻湯

【組方】大黃、升麻、黃柏、當歸、防風、白芍藥、黃芩、青木香、甘草各6克，楓香15克，芒硝3克，地黃汁100毫升。

【製法】將諸藥擇淨，研細，放入鍋中，加清水適量，浸泡片刻，水煎取汁，放入浴盆中，納入芒硝調勻，洗浴患處，每日3次。

【功用】祛風止癢。適用於癮疹瘙癢，疼痛等。

3. 三子湯

【組方】蒺藜子54克，蛇床子、芜蔚子各36克，大戟30克，大黃6克，礬石9克，防風12克。

【製法】將諸藥擇淨，研細，放入鍋中，加清水7份，黃酒4份，煎取汁，納入礬石調勻，洗浴患處，每日3次。

【功用】祛風止癢。適用於癮疹瘙癢，癢痛如蟲齧，搔之皮便脫落作瘡等。

4. 大黃芒硝湯

【組方】大黃、芒硝各3克，甘草9克，黃連5克，黃芩6克，蒺藜子18克。

【製法】將諸藥擇淨，研細，放入鍋中，加清水適量，浸泡片刻，水煎取汁，放入浴盆中，納入芒硝調勻，洗浴患處，每日3次。

【功用】祛風止癢。適用於頭面癮疹瘙癢，疼痛等。

5. 附片躑躅膏

【組方】莽草2克，當歸、川芎、大戟、細辛、白芍藥、芫花、川椒、製附片、羊躑躅各3克，豬脂250毫升。

【製法】將諸藥擇淨，研細，酒漬1宿，與豬膏同入鍋中煎煮，候製附片色黃，去渣取汁即成。每次適量，外塗患處，每日3次。

【功用】祛風止癢。適用於癮疹而癢，搔之隨手腫起等。

6. 黃連芒硝湯

【組方】黃連、芒硝各等量。

【製法】將黃連擇淨，研細，放入鍋中，加清水適量，浸泡片刻，水煎取汁，放入浴盆中，納入芒硝調勻，洗浴患處，每日3次。

【功用】清熱涼血，祛風止癢。適用於癮疹瘙癢。

7. 巴豆湯

【組方】巴豆適量。

【製法】將巴豆擇淨，研細，放入鍋中，加清水適

量，浸泡片刻，水煎取汁，放入浴盆中，洗浴患處，每日3次。

【功用】祛風止癢。適用於癮疹瘙癢，心迷悶亂等。

8. 礬石湯

【組方】礬石6克。

【製法】將礬石擇淨，研細，放入鍋中，加黃酒適量，浸泡片刻，煎取汁，放入浴盆中，洗浴患處，每日3次。

【功用】活血祛風止癢。適用於癮疹瘙癢。

9. 吳茱萸湯

【組方】吳茱萸30克。

【製法】將吳茱萸擇淨，研細，放入鍋中，加黃酒適量，浸泡片刻，煎取汁，放入浴盆中，洗浴患處，每日3次。

【功用】活血祛風止癢。適用於癮疹瘙癢。

10. 白芷根葉湯

【組方】白芷根葉適量。

【製法】將白芷根葉擇淨，研細，放入鍋中，加清水適量，浸泡片刻，水煎取汁，放入浴盆中，洗浴患處，每日3次。

【功用】祛風止癢。適用於癮疹瘙癢。

11. 槐枝葉湯

【組方】槐枝葉適量。

【製法】將槐枝葉擇淨，研細，放入鍋中，加清水適量，浸泡片刻，水煎取汁，放入浴盆中，洗浴患處，每日3次。

【功用】祛風止癢。適用於癮疹瘙癢。

疣　目

疣目是指發生於皮膚淺表的小贅生物，又名千日瘡、枯筋箭，現代醫學認為，其為病毒性皮膚病，常見的有尋常疣、扁平疣。

尋常疣好發於青少年的指背、手背、面部和頭皮，為米粒至豌豆大小的角質增生性突起，境界清楚，表面粗糙，顯示不規則的乳頭狀增殖，初起時1～2個，可逐漸擴大，增多至十數個或數十個不等，一般無自覺症狀。

扁平疣好發於青年人的顏面、手背和前臂，為針頭或芝麻大扁平的丘疹，境界清楚，略高出皮面，呈淡褐、灰褐或正常膚色，播種狀或線狀分佈，有時可自行消退，但亦可復發。

中醫認為，本病多為風熱血燥，肝氣鬱結，致使氣血凝滯，肝失所養所致，當以清熱活血，消疣散結為治，可選用下列《千金方》養生調補方。

1. 去疣目方

【組方】松脂、柏脂各等量。

【製法】將二味煮沸，調勻即成。每次適量，外搽患處，每日2次。

【功用】化痰除疣。適用於疣目。

2. 石硫黃方

【組方】石硫黃適量。

【製法】將石硫黃擇淨，研細即成。每次適量，外搽患處，每日2次。

【功用】化痰除疣。適用於疣目。

3. 杏仁方

【組方】杏仁適量。

【製法】將杏仁擇淨，火燒研細即成。每次適量，外搽患處，每日2次。

【功用】化痰除疣。適用於疣目。

4. 鍛石方

【組方】鍛石適量。

【製法】將鍛石擇淨，研細，以食醋適量浸泡2天即成。每次適量，外搽患處，每日3次。

【功用】化痰除疣。適用於疣目。

5. 艾灸方

【組方】艾炷適量。

【製法】將患處洗淨，取艾炷放置於疣目上，灸3壯。

【功用】活血除疣。適用於疣目。

脫髮與白髮

脫髮是一種常見的皮膚病，可分為脂溢性脫髮、斑禿、全禿等十幾種。常見的脫髮大多為脂溢性脫髮（占脫髮患者95%以上），其症狀為患者頭皮脂肪過量溢出，導致頭髮油膩潮濕，有時還伴有頭皮瘙癢炎症。脫髮先從兩額角、前額和頭頂中間開始，繼而彌漫於整個頭頂，症狀嚴重者脫髮區變得油光發亮，剩餘的頭髮變得細軟枯黃，嚴重影響美容。白髮即頭髮發白或鬚髮早白，或少白頭。

中醫認為，髮為血之餘，因而脫髮與白髮多為氣血虧

虛，腎水不足，脂質堆積所為，當以補益氣血，益腎填精，祛脂降膩為治，可選用下列《千金方》養生調補方。

一、飲食治療方

1. 地黃酒酥

【組方】生地黃、胡麻仁、杏仁、酒麴各適量。

【製法】將諸藥擇淨，加大米如常法釀酒。酒成酥在酒上，其酥色如金，如常法服食，酒如常法飲服。

【功用】養血生髮。適用於脫髮與白髮。令人白髮更黑，齒落更生，髓腦滿實，還年卻老，走及奔馬，久服有子方。

2. 造草酥方

【組方】杏仁、生地黃、胡麻仁各適量。

【製法】將諸藥擇淨，加大米、酒麴如常法釀酒。酒成酥在酒上，如常法服食，酒如常法飲服。

【功用】養血生髮。適用於脫髮與白髮。

二、中藥內服方

1. 胡麻大棗丸

【組方】胡麻仁適量。

【製法】將胡麻仁九蒸九曬，研為細末，大棗肉適量搗丸即成。每次9克，每日3次，溫開水適量送服。

【功用】補益氣血。適用於脫髮與白髮。

2. 旋覆花散

【組方】旋覆花、肉桂、秦椒、白芷各等量。

【製法】將諸藥擇淨，研細即成。每次9克，每日3次，溫開水適量送服。

【功用】祛風活血。適用於白髮病。

三、中醫外治方

1. 胡麻桐葉湯

【組方】胡麻仁90克，白桐葉30克。

【製法】將諸藥擇淨，切細，用米泔水適量浸泡片刻，水煎取汁，待溫度適宜時洗頭，每日2次。

【功用】養血生髮。適用於脫髮與白髮。

2. 柏葉附片丸

【組方】生柏葉30克，製附片36克，豬脂90克。

【製法】將諸藥擇淨，研細，與豬脂搗丸即成。每次9克，用米泔水適量浸泡片刻，水煎取汁，待溫度適宜時洗頭，每日2次。

【功用】養血生髮。適用於脫髮與白髮。

3. 二子丸

【組方】柏子仁、製附片、蔓荊子各等量。

【製法】將諸藥擇淨，研細，與烏雞膏搗丸，貯新瓷器中密封百日即成。每次9克，以馬脂調勻敷頭，外以毛巾裹之，連續3天。

【功用】養血生髮。適用於脫髮與白髮。

4. 二葉湯

【組方】桑葉、麻葉各等量。

【製法】將諸藥擇淨，切細，用米泔水適量浸泡片刻，水煎取汁，待溫度適宜時洗頭，每日2次。

【功用】養血生髮。適用於脫髮與白髮。

5. 摩　膏

【組方】蜀椒、莽草各6克，肉桂、竹茹、製附片、細辛各5克，半夏、乾薑各3克。

【製法】將諸藥擇淨，研細，與生豬脂適量合搗調勻。先沐頭令淨，再以藥膏摩頭及囟上，每日1次。

【功用】活血祛風。適用於頭眩，頭髮禿落等。

6. 白芷附片湯

【組方】白芷、製附片、防風、川芎、莽草、辛夷、細辛、黃芩、當歸、蜀椒各3克，大黃5克，蔓荊子30克，豬脂90克，馬脂15克。

【製法】將諸藥擇淨，研細，放入鍋中，加清水適量，浸泡片刻，水煎取汁，候溫洗頭，每日2次。

【功用】活血生髮。適用於脫髮與白髮。

7. 黑武藎湯

【組方】黑武藎適量。

【製法】將黑武藎擇淨，研細，放入鍋中，加清水適量，浸泡片刻，水煎取汁，候溫洗頭，每日2次。

【功用】養血生髮。適用於脫髮與白髮。

8. 烏梅油

【組方】胡麻油、烏梅各適量。

【製法】將烏梅擇淨，放入胡麻油中，浸泡1週即成。每次洗頭後，取烏梅油適量塗搽患處，每日2次。

【功用】養血生髮。適用於脫髮與白髮。

9. 胡麻花油

【組方】胡麻花適量。

【製法】將胡麻花擇淨，陰乾，研細，放入胡麻油中，浸泡1週即成。每次洗頭後，取胡麻花油適量塗搽患處，2日1次。

【功用】養血生髮。適用於脫髮與白髮。

10. 大豆湯

【組方】大豆適量。

【製法】將大豆擇淨，研細，放入鍋中，加食醋適量，浸泡片刻，煎汁，候溫洗頭，每日2次。

【功用】養血生髮。適用於脫髮與白髮。

斑　症

斑症是指雀斑、黃褐斑等。雀斑多發生於青少年的面、頸等暴露部位，尤好發於膚色白的女青年，其色澤黧黑，針尖或豆粒大小，形如雀卵，故而得名。其春夏加重，秋冬變淡，病因與遺傳、內分泌及日光照射有關。黃褐斑好發於中青年，女性尤多，是發生在面部的一種色素沉著性皮膚病，大小不等。日光、紫外線照射可使色斑顏色加深。病因與內分泌、營養、日曬等有關。

中醫認為，本病多為肝鬱脾虛，肝腎不足所為，當以補益肝腎，疏肝健脾為治，可選用下列《千金方》養生調補方。

一、飲食治療方

1. 桃花酒

【組方】桃花適量。

【製法】將桃花陰乾，放入黃酒或白酒中，浸泡3天即成。每次30毫升，每日2次飲服。

【功用】活血通絡，細腰輕身。適用於斑症，肥胖症等。

2. 豬蹄粥

【組方】豬蹄2具，大米100克，食鹽、生薑、蔥白

各適量。

【**製法**】將豬蹄去毛，洗淨，剁塊，水煎取汁，加大米煮粥，待熟時調入薑末、蔥粒、食鹽等，煮至粥熟服食，每日1劑，連續7～10天。

【**功用**】通乳汁，利血脈。適用於斑症，顏面肌膚鬆弛，產後缺乳，乳汁分泌不足等。

二、中藥內服方

1. 桃花散

【**組方**】桃花適量。

【**製法**】將桃花陰乾，研細即成。每次9克，每日3次，溫開水適量送服。

【**功用**】活血通絡，細腰輕身。適用於斑症，肥胖症等。

2. 白楊皮散

【**組方**】白楊皮2克，桃花3克，白瓜子仁4克。

【**製法**】將諸藥擇淨，研細即成。每次9克，每日3次，溫黃酒適量送服。

【**功用**】活血通絡。適用於斑症。

三、中醫外治方

1. 六白方

【**組方**】白芷、白朮、白鮮皮、白蘞、白附子、白茯苓、羌活、玉竹、瓜蔞子、桃仁、杏仁、菟絲子、商陸、土瓜根、川芎各3克，豬胰2具，冬瓜仁12克，白豆麵30克，白麵90克。

【**製法**】將諸藥擇淨，研細，與豬胰拌勻搗勻，曬乾即成。每次適量，加溫水調勻洗手面，每日1次。

【功用】增白消斑。適用於斑症。

2. 玉苓土瓜散

【組方】豬胰5具，豌豆麵30克，皂莢12克，瓜蔞仁9克，玉竹、白茯苓、土瓜根各15克。

【製法】將諸藥擇淨，研細，與豬胰拌勻搗勻，曬乾即成。每次適量，加溫水調勻洗手面，每日1次。

【功用】增白消斑。適用於斑症。

3. 三白三仁散

【組方】白芷、白蘝、白朮、桃仁、冬瓜仁、杏仁、玉竹各1份，皂莢2份。

【製法】將諸藥擇淨，研細即成。每次適量，加溫水調勻洗手面，每日1次。

【功用】增白消斑。適用於斑症。

4. 大豆黃散

【組方】大豆黃150克，茝藚、零陵香子、紅豆各60克，丁香15克，麝香3克，冬瓜仁、茅香各18克，豬胰5具。

【製法】將諸藥擇淨，研細，與豬胰拌勻搗勻，曬乾即成。每次適量，加溫水調勻洗手面，每日1次。

【功用】增白消斑，潤膚養顏。適用於斑症，手乾燥少潤膩等。

5. 白芷四香散

【組方】白芷、青木香、甘松香、藿香各6克，冬葵子、瓜蔞仁各12克，零陵香6克，豌豆麵90克。

【製法】將諸藥擇淨，研細即成。每次適量，加溫水調勻洗手面，每日1次。

【功用】增白消斑。適用於斑症。

6. 桃仁澡豆

【組方】桃仁、蕪菁子各3克，白朮18克，土瓜根21克，黑豆麵60克。

【製法】將諸藥擇淨，研細即成。每次適量，加醋漿水適量調勻洗手面，每日1次。

【功用】增白消斑，悅澤肌膚。適用於斑症，肌膚不仁。

7. 二白二香散

【組方】豬胰5具，白茯苓、白芷、藁本各12克，甘松香、零陵香各6克，商陸15克，大豆末60克，接骨木3克。

【製法】將諸藥擇淨，研細，與豬胰拌勻搗勻，曬乾即成。每次適量，加溫水調勻洗手面，每日1次。

【功用】增白消斑，潤膚養顏。適用於斑症，手乾燥少潤膩等。

8. 白芷瓜仁散

【組方】白芷、冬瓜仁各9克，玉竹、細辛、防風各5克，商陸、川芎各9克，當歸、藁本、土瓜根、桃仁各3克，辛夷樹皮、辛夷、甘松香、麝香、白僵蠶、白附子、梔子花、零陵香各2克，豬胰3具。

【製法】將豬胰洗淨，切細，以黃酒適量浸漬1週備用。諸藥擇淨，研細，綿裹，以豬胰汁漬一宿，加豬脂適量煎沸即成。每次適量，加溫水調勻洗手面，每日1次。

【功用】增白消斑，悅澤人面。適用於斑症，顏面皮膚鬆弛等。

9. 玉屑面脂方

【組方】玉屑、白附子、白茯苓、青木香、玉竹、白朮、白僵蠶、密陀僧、甘松香、製烏頭、商陸、石膏、黃蓍、胡粉、白芍藥、藁本、防風、芒硝、白檀香各3克，當歸、土瓜根、桃仁、川芎、白頭翁、零陵香、細辛、知母各2克，豬脂30克，羊腎脂1具，白犬脂、鵝脂各3克。

【製法】將諸藥擇淨，切細，以酒、水各半合漬一宿，煎沸，去渣取汁即成。每次適量，加溫水調勻洗手面，每日1次。

【功用】增白消斑，潤膚養顏。適用於斑症，手乾燥少潤膩等。

10. 面　膏

【組方】青木香、白附子、川芎、白蠟、零陵香、香附、白芷各6克，茯苓、甘松各3克，羊髓100克。

【製法】將諸藥擇淨，切細，以酒、水各半合漬一宿，煎沸，去渣取汁即成。每次適量，加溫水調勻洗手面，每日1次。

【功用】增白消斑，潤膚養顏。適用於斑症，手乾燥少潤膩等。

11. 豬蹄湯

【組方】豬蹄1具，桑白皮、川芎、玉竹各9克，白朮6克，白茯苓9克，商陸6克，白芷9克。

【製法】將諸藥擇淨，豬蹄治淨，同入鍋中，加清水適量煮至豬蹄熟後，去渣取汁，洗手面，每日2次。豬蹄可取出佐餐服食。

【功用】增白消斑，潤膚養顏。適用於斑症，手乾燥少潤膩等。

12. 四白豬胰方

【組方】白蘞、白附子、白朮、白芷各6克，藁本9克，豬胰3具。

【製法】將諸藥擇淨，研細備用。先以蕪菁子、黃酒、清水各等量煎沸，將蕪菁子研如泥，再與諸藥同入酒水中，瓷器貯封3日即成。每次適量，夜臥時敷面，晨起時洗去。

【功用】增白消斑，潤膚養顏。適用於斑症，令人面白淨悅澤等。

13. 豬蹄漿

【組方】大豬蹄1具。

【製法】將豬蹄治淨，剁塊，加清水適量煮成膠即成。每次適量洗手面，或與上藥等調勻，夜臥時敷面，晨起時洗去。

【功用】增白消斑，潤膚養顏。適用於斑症，令人面白淨悅澤等。

14. 白麵方

【組方】牡蠣3份，土瓜根1份。

【製法】將諸藥擇淨，研細，白蜜調勻即成。夜臥時敷面，晨起時洗去。

【功用】增白消斑，潤膚養顏。適用於斑症，令人面白淨悅澤等。

15. 豬胰三子方

【組方】豬胰1具，蕪菁子6克，瓜蔞子15克，桃仁9

克。

【製法】將諸藥擇淨，研細，黃酒調勻即成。夜臥時敷面，晨起時洗去。

【功用】增白消斑，潤膚養顏。適用於斑症，令人面潔白悅澤，顏色紅潤等。

16. 李子仁散

【組方】李子仁適量。

【製法】將李子仁研細，與雞蛋清適量調勻，夜臥時敷面，晨起時洗去。

【功用】增白消斑，潤膚養顏。適用於斑症。

17. 茯苓散

【組方】茯苓適量。

【製法】將茯苓研細，與白蜜適量調勻，夜臥時敷面，晨起時洗去。

【功用】增白消斑，潤膚養顏。適用於斑症。

18. 蛋酒液

【組方】雞蛋3枚。

【製法】將雞蛋洗淨，放置於白酒中，浸泡49天即成。每次適量洗手面，每日2次。

【功用】增白消斑，潤膚養顏。適用於斑症，令人面白淨悅澤等。

19. 白附陀僧散

【組方】白附子、密陀僧、牡蠣、茯苓、川芎各等量。

【製法】將諸藥擇淨，研細，以羊乳調勻即成，夜臥時敷面，晨起時洗去。

【功用】增白消斑，潤膚養顏。適用於斑症，皮皺皺散等。

月經不調

凡是月經的週期或經量出現異常者，稱為月經不調。《婦科玉尺》黑豆麵「經貴乎如期，若來時或前或後，或多或少，或月二三至，或數月一至，皆為不調。」所以月經不調有以月經週期改變為主的月經先期，月經後期，月經先後無定期，經期延長，和以經量改變為主的月經過多，月經過少等。月經不調是常見的婦科疾病，除量、期的異常外，常伴有經色、經質的變異。

中醫認為，衝為血海，脾胃為氣血生化之源，脾胃健運，運化如常，則血海充盈，月經如期而至，脾胃虧虛，氣血生化不足，血海空虛，則月經不調。當以補益氣血，健運脾胃為治，可選用下列《千金方》養生調補方。

一、飲食療法

1. 羊肉湯

【組方】羊肉、大蒜、豆豉、酥油各適量。

【製法】將羊肉洗淨，切塊，與諸藥同煮至羊肉熟後，納入酥油再煮沸即成，每日1劑。

【功用】補血溫腎。適用於產後感冒，久絕不產，月水不利，乍赤乍白，及男子虛勞冷甚等。

2. 胡麻仁酒

【組方】胡麻仁適量。

【製法】將胡麻仁擇淨，炒香，加黃酒適量，浸泡3天飲服，每次30毫升，每日3次。

【功用】養血調經。適用於月經不調。

二、中藥內服方

1. 大五石澤蘭丸

【組方】鐘乳、禹餘糧、紫石英、甘草、黃蓍各8克，石膏、白石英、川椒、乾薑各6克，澤蘭7克，當歸、肉桂、川芎、厚朴、柏子仁、乾地黃、細辛、茯苓、五味子、龍骨各5克，石斛、遠志、人參、續斷、白朮、防風、製烏頭各6克，山茱萸、紫菀各3克，白芷、藁本、蕪荑各4克。

【製法】將諸藥擇淨，研細，蜜丸即成。每次9克，每日3次，溫黃酒適量送服。

【功用】補腎益氣。適用於婦人風虛寒中，腹內雷鳴，頭痛寒熱，月經不調，繞臍疼痛，或心腹痞堅，逆害飲食，手足常冷，多夢紛紜，身體痹痛，產後虛損等。

2. 小五石澤蘭丸

【組方】鐘乳、紫石英、礬石各8克，白石英、赤石脂、當歸、甘草各5克，石膏、陽起石、乾薑各6克，澤蘭7克，肉蓯蓉、龍骨、肉桂各8克，白朮、白芍藥、厚朴、人參、川椒、山茱萸各4克，柏子仁、藁本各3克，蕪荑2克。

【製法】將諸藥擇淨，研細，蜜丸即成。每次9克，每日3次，溫黃酒適量送服。

【功用】補腎益氣。適用於婦人勞冷虛損，飲食減少，面無光色，腹中冷痛，經候不調，呼吸少氣無力。

3. 硝石湯

【組方】硝石、製附片、虻蟲各9克，大黃、細辛、

乾薑、黃芩各3克，白芍藥、土瓜根、丹參、代赭石、蟅蟲各6克，大棗10枚，桃仁12克，牛膝15克，朴硝3克。

【製法】將諸藥擇淨，研細，放入鍋中，加黃酒5份、清水9份，漬藥1宿，翌日水煎取汁，納朴硝、硝石調勻飲服，每日1劑。

【功用】活血化瘀。適用於血瘕，月水不利等。

4. 乾地黃當歸丸

【組方】乾地黃9克，當歸、甘草、牛膝、白芍藥、乾薑、澤蘭、人參、牡丹皮各4克，丹參、蜀椒、白芷、黃芩、桑耳、肉桂各3克，全蠍12克，川芎5克，桃仁6克，水蛭、虻蟲各9克，蒲黃36克。

【製法】將諸藥擇淨，研細，蜜丸即成。每次9克，每日3次，空腹溫黃酒適量送服。

【功用】活血化瘀。適用於月水不通，或一月再來，或隔月不至，或多或少，或淋瀝不斷，或來而腰腹刺痛不可忍，四體噓吸不欲飲食，心腹堅痛，有青黃黑色水下，或如清水，不欲行動，舉體沉重，唯思眠臥，欲食酸物，虛乏黃瘦等。

5. 當歸丸

【組方】當歸、葶藶子、製附片、吳茱萸、大黃各6克，黃芩、肉桂、乾薑、牡丹皮、川芎、細辛、秦椒、柴胡、厚朴各4克，紫參、甘草各3克，虻蟲、水蛭各9克。

【製法】將諸藥擇淨，研細，蜜丸即成。每次9克，每日3次，空腹溫黃酒適量送服。

【功用】活血化瘀。適用於女人臍下刺痛，如蟲所齧，及如錐刀所刺，或赤白帶下十二疾，腰背疼痛，月水

或在月前，或在月後等。

6. 當歸川芎丸

【組方】當歸、川芎各12克，虻蟲、製烏頭、丹參、乾漆各3克，人參、牡蠣、土瓜根、水蛭各6克，桃仁9克。

【製法】將諸藥擇淨，研細，蜜丸即成。每次9克，每日3次，溫黃酒適量送服。

【功用】活血化瘀。適用於腰腹痛，月水不通利等。

7. 鱉甲丸

【組方】鱉甲、肉桂各8克，蜂房2克，玄參、川椒、細辛、人參、苦參、丹參、沙參、吳茱萸各2克，全蠍、水蛭、乾薑、牡丹皮、製附片、皂莢、當歸、白芍藥、甘草、防葵各3克，蠐螬12枚，虻蟲、大黃各4克。

【製法】將諸藥擇淨，研細，蜜丸即成。每次9克，每日3次，溫黃酒適量送服。

【功用】活血化瘀。適用於腹中積聚，痛不可忍，手足苦冷，咳噫腥臭，兩脅熱如火炙，經水不通，或在月前，或在月後等。

8. 鱉甲地黃丸

【組方】鱉甲5克，乾薑、赤石脂、丹參、禹餘糧、當歸、白芷、乾地黃各4克，代赭石、甘草、鹿茸、烏賊骨、僵蠶各2克，肉桂、細辛、川椒、製附片各3克。

【製法】將諸藥擇淨，研細，蜜丸即成。每次9克，每日3次，溫黃酒適量送服。

【功用】養陰補血，活血化瘀。適用於產後虛冷，堅結積在腹內，月經往來不時，苦腹脹滿，繞臍下痛，引腰

背，手足煩，或冷熱，心悶致不欲食等。

9. 禹餘糧丸

【組方】禹餘糧、烏賊骨、吳茱萸、肉桂、川椒各8克，當歸、白朮、細辛、乾地黃、人參、白芍藥、川芎、前胡各4克，乾薑9克，礬石1克，白薇、紫菀、黃芩各2克，全蠍3克。

【製法】將諸藥擇淨，研細，蜜丸即成。每次9克，每日3次，溫黃酒適量送服。

【功用】溫中止痛，活血化瘀。適用於產後積冷堅癖，月經不利等。

10. 牡蒙（紫參）丸

【組方】牡蒙（紫參）、厚朴、硝石、前胡、乾薑、全蠍、牡丹皮、川椒、黃芩、桔梗、茯苓、細辛、葶藶子、人參、川芎、吳茱萸、肉桂各2克，大黃8克，製附片4克，當歸2克。

【製法】將諸藥擇淨，研細，蜜丸即成。每次9克，每日3次，空腹溫黃酒適量送服。

【功用】溫中益氣，活血化瘀。適用於月經不調，或下如腐肉，青黃赤白黑等，帶下無子，或產後腹痛，積聚，疼痛，或如蟲齧，或如針刺，兩脅支滿，飲食不消，嘔逆，短氣，汗出，少腹苦寒，腰胯疼痛，四肢沉重，大便不利，小便淋瀝等。

11. 赤石脂丸

【組方】赤石脂、半夏各4克，川椒、乾薑、吳茱萸、當歸、肉桂、丹參、白薇、防風各3克，漏蘆2克。

【製法】將諸藥擇淨，研細，蜜丸即成。每次6克，

每日3次，空腹溫黃酒適量送服。

【功用】活血化瘀，溫中健脾。適用於女人腹中十二疾（一曰經水不時，二曰經來如清水，三曰經水不通，四曰不周時，五曰生不乳，六曰絕無子，七曰陰陽減少，八曰腹苦痛如刺，九曰陰中冷，十曰子門相引痛，十一曰經來凍如葵汁狀，十二曰腰急痛）。

12. 桃仁湯

【組方】桃仁9克，澤蘭、甘草、川芎、人參各6克，牛膝、肉桂、牡丹皮、當歸各9克，白芍藥、生薑、半夏各12克，生地黃24克，蒲黃21克。

【製法】將諸藥擇淨，研細，放入鍋中，加清水適量，浸泡片刻，水煎取汁飲服，每日1劑。

【功用】活血通脈。適用於產後及墮胎後月水不調，或淋瀝不斷，斷後復來，狀如瀉水，四體噓唏不能食，腹中堅痛，不可行動，月水或前或後，或經月不來，舉體沉重，唯欲眠臥，多思酸物等。

13. 杏仁湯

【組方】杏仁6克，桃仁3克，大黃9克，水蛭、虻蟲各12克。

【製法】將諸藥擇淨，研細，放入鍋中，加清水適量，浸泡片刻，水煎取汁飲服，每日1劑。

【功用】活血通脈。適用於月經不調，或一月再來，或兩月三月一來，或月前或月後，閉塞不通等。

14. 大黃朴硝湯

【組方】大黃、牛膝各15克，朴硝、牡丹、甘草、紫菀各9克，代赭石3克，桃仁、虻蟲、水蛭、乾薑、細

辛、芒硝、胡麻仁各18克。

【製法】將諸藥擇淨,研細,除朴硝、芒硝外均放入鍋中,加清水適量,浸泡片刻,水煎取汁,納入朴硝、芒硝調勻飲服,每日1劑。

【功用】活血通脈,溫中散寒。適用於月水不調,下腹冷痛等。

15. 茱萸虻蟲湯

【組方】吳茱萸30克,虻蟲、水蛭、全蠍、牡丹皮各3克,生薑30克,小麥30克,半夏12克,大棗20枚,桃仁12克,人參、牛膝各9克,肉桂12克,甘草5克,白芍藥6克。

【製法】將諸藥擇淨,研細,放入鍋中,加黃酒1份,清水2份,煮取1份飲服,每日1劑。

【功用】活血通脈,溫中散寒。適用於下腹冷痛,月經不利,或多或少等。

16. 抵當湯

【組方】虎杖、大黃各6克,桃仁、水蛭各9克。

【製法】將諸藥擇淨,研細,放入鍋中,加清水適量,浸泡片刻,水煎取汁飲服,每日1劑。

【功用】活血通脈。適用於月經不利,腹中脹滿,男子膀胱滿急等。

17. 七熬丸

【組方】大黃5克,柴胡、芒硝各15克,葶藶、川椒各1克,生薑、川芎、茯苓、杏仁各2克,桃仁、虻蟲、水蛭各9克。

【製法】將諸藥擇淨,研細,蜜丸即成。每次6克,

每日3次，溫開水適量送服。

【功用】活血化瘀。適用於月經不利，手足煩熱，脘腹脹滿，失眠，心煩等。

18. 大黃柴胡丸

【組方】大黃5克，柴胡、芒硝各15克，葶藶子、川椒各1克，生薑、川芎、茯苓、杏仁各2克，全蠍、牡丹皮、桃仁、虻蟲、水蛭各9克。

【製法】將諸藥擇淨，研細，蜜丸即成。每次6克，每日3次，溫開水適量送服。

【功用】活血化瘀。適用於月經不利，手足煩熱，脘腹脹滿，失眠，心煩等。

19. 牡丹大黃湯

【組方】大黃、朴硝各12克，牡丹皮9克，桃仁15克，人參、陽起石、茯苓、甘草、水蛭、虻蟲各6克。

【製法】將諸藥擇淨，研細，放入鍋中，加清水適量，浸泡片刻，水煎取汁，納入芒硝調勻飲服，每日1劑。

【功用】活血化瘀。適用於月經不調，或月前或月後，或如豆汁，腰痛如折，兩腳疼，胞中風寒，下腹疼痛等。

20. 陽起石湯

【組方】陽起石、甘草、續斷、乾薑、人參、肉桂各6克，製附片3克，赤石脂9克，伏龍肝15克，生地黃30克。

【製法】將諸藥擇淨，研細，放入鍋中，加清水適量，浸泡片刻，水煎取汁飲服，每日1劑。

【功用】溫陽活血化瘀。適用於月水不調，或前或後，或多或少，或赤或白等。

21. 大黃白芍丸

【組方】大黃、白芍藥、虻蟲各6克，土瓜根、川椒、黃芩、白朮、地骨皮、乾薑、川芎各3克，肉桂、乾漆各5克。

【製法】將諸藥擇淨，研細，蜜丸即成。每次9克，每日3次，溫開水適量送服。

【功用】疏肝行氣，活血化瘀。適用於婦人憂恚，心下支滿，膈中伏熱，月經不利，欲嘔，食少，肢軟乏力等。

22. 牛膝丸

【組方】牛膝、白芍藥、人參、大黃各9克，牡丹皮、甘草、當歸、川芎各6克，肉桂3克，虻蟲、蟅蟲、全蠍、水蛭各12克。

【製法】將諸藥擇淨，研細，蜜丸即成。每次9克，每日3次，溫黃酒適量送服。

【功用】疏肝行氣，活血化瘀。適用於產後月水往來，乍多乍少，時時疼痛，小腹裏急，下引腰身重痛等。

23. 鹿角散

【組方】鹿角適量。

【製法】將鹿角擇淨，研細即成。每次9克，每日3次，溫開水適量送服。

【功用】補益肝腎。適用於月經不調。

24. 生地黃汁

【組方】鮮生地黃適量。

【製法】將生地擇淨，切細，搗汁飲服，每日3次，每次150毫升。

【功用】清熱涼血。適用於月經不調。

痛　經

婦女在行經前後，或正值經期，小腹及腰部疼痛，常可伴面色蒼白，頭面冷汗淋漓，手足厥冷，泛惡欲吐者等證，並伴隨月經週期發作，稱為痛經，亦稱經行腹痛。

中醫認為，本病多為肝鬱不舒，氣滯血瘀，或寒凝經脈，氣血不暢所致，當以活血化瘀，溫經止痛為治，可選用下列《千金方》養生調補方。

1. 溫經湯

【組方】茯苓18克，土瓜根、白芍藥各9克，薏苡仁18克。

【製法】將諸藥擇淨，研細，以黃酒3份漬1宿，再加水7份，煎沸飲服，每日1劑。

【功用】溫經止痛。適用於婦人經行小腹疼痛。

2. 桃仁散

【組方】桃仁、全蠍各10枚，肉桂15克，茯苓3克，薏苡仁、牛膝、代赭石各6克，大黃24克。

【製法】將諸藥擇淨，研細即成。每次9克，每日3次，溫黃酒適量送服。

【功用】活血化瘀。適用於經來繞臍疼痛，上沖心胸，往來寒熱等。

閉　經

女子年逾18歲，月經仍未來潮，或曾來而又中斷達3個月以上者，稱為閉經，現代醫學將前者稱為原發性閉經，後者為繼發性閉經。

中醫認為，本病多為肝腎虧虛，氣血虧虛所為，當以養肝益腎，補血調經為治，中醫藥對繼發性閉經有一定治療效果，可選用下列《千金方》養生調補方。

一、飲食治療方

1. 肉桂酒

【組方】肉桂、牡丹皮、白芍藥、牛膝、乾漆、土瓜根、牡蒙各12克，吳茱萸18克，大黃9克，黃芩、乾薑各6克，全蠍6克，虻蟲、蟅蟲、水蛭各15克，血餘炭、細辛各3克，僵蠶10枚，胡麻仁、京墨各18克，乾地黃18克，虎杖根、龜甲各15克，庵子（餘甘子）30克。

【製法】將諸藥擇淨，加白酒適量浸泡1週即成。每次30毫升，每日3次飲服。

【功用】活血化瘀。適用於月經不通，結成癥瘕等。

2. 虎杖煎

【組方】虎杖根適量。

【製法】將虎杖根擇淨，加白酒適量，浸泡片刻，煎沸飲服，每次30毫升，每日3次。

【功用】活血化瘀。適用於月經不通，結成癥瘕等。

3. 牛膝胡麻酒

【組方】牛膝30克，胡麻仁90克，土瓜根9克，桃仁60克。

【製法】將諸藥擇淨，加白酒適量，浸泡片刻，煎沸飲服，每次30毫升，每日3次。

【功用】活血化瘀。適用於月經不通等。

4. 桃仁二子酒

【組方】桃仁、麻子仁各30克，庵子（餘甘子）15克。

【製法】將諸藥擇淨，加白酒適量，浸泡片刻，煎沸飲服，每次30毫升，每日3次。

【功用】疏風活血。適用於產後傷風，瘀血停結，月水閉塞等。

二、中藥內服方

1. 牡丹丸

【組方】牡丹皮9克，白芍藥、玄參、桃仁、當歸、肉桂各6克，虻蟲、水蛭、蠐螬各12克，瞿麥、川芎、海藻各3克。

【製法】將諸藥擇淨，研細，蜜丸即成。每次9克，每日3次，溫黃酒適量送服。

【功用】活血化瘀。適用於月經閉絕不通等。

2. 牡蠣丸

【組方】牡蠣12克，大黃48克，柴胡15克，乾薑9克，川芎、茯苓各6克，川椒30克，葶藶子、芒硝、杏仁各18克，水蛭、虻蟲各2克，桃仁70枚。

【製法】將諸藥擇淨，研細，蜜丸即成。每次6克，每日3次，空腹溫黃酒適量送服。

【功用】活血化瘀，開胃消食。適用於經閉不通，不欲飲食等。

3. 大黃硝石丸

【組方】大黃、硝石各18克，巴豆、川椒各3克，代赭石、柴胡、水蛭、丹參、土瓜根各9克，乾漆、川芎、乾薑、虻蟲、茯苓各6克。

【製法】將諸藥擇淨，研細，蜜丸即成。每次6克，每日3次，空腹溫黃酒適量送服。

【功用】活血化瘀。適用於月經不通，結瘕如石，腹大骨立等。

4. 大黃巴豆丸

【組方】大黃、硝石各18克，巴豆、川椒各3克，代赭石9克，乾漆、川芎、乾薑、虻蟲、茯苓各6克。

【製法】將諸藥擇淨，研細，蜜丸即成。每次6克，每日3次，空腹溫黃酒適量送服。

【功用】活血化瘀。適用於月經不通，結瘕如石，腹大骨立等。

5. 大虻蟲丸

【組方】虻蟲15克，蟬蟧18克，乾地黃、牡丹、乾漆、白芍藥、牛膝、土瓜根、肉桂各12克，吳茱萸、桃仁、黃芩、紫參各9克，茯苓、海藻各15克，水蛭12克，芒硝3克，人參5克，葶藶子15克。

【製法】將諸藥擇淨，研細，蜜丸即成。每次6克，每日3次，空腹溫黃酒適量送服。

【功用】活血化瘀。適用於月經不通，或腫滿氣逆，腹脹瘕痛等。

6. 二根煎

【組方】虎杖根30克，土瓜根、牛膝各15克。

【製法】將諸藥擇淨，研細，放入鍋中，加清水適量，浸泡片刻，水煎取汁飲服，每日1劑。

【功用】活血化瘀。適用於月經不通結瘕，腹大如甕，短氣欲死等。

7. 生地乾漆丸

【組方】生地黃30份，乾漆1份。

【製法】將生地黃擇淨，切細，搗汁，納乾漆末入地黃汁中，文火煎至膏狀即成。每次9克，每日3次，溫黃酒適量送服。

【功用】養血袪瘀。適用於月經不通，臍下堅結，大如杯盤，發熱往來，下痢羸瘦等。

8. 桃仁湯

【組方】桃仁、朴硝、牡丹皮、射干、土瓜根、黃芩各9克，白芍藥、大黃、柴胡各12克，牛膝、肉桂各6克，水蛭、虻蟲各3克。

【製法】將諸藥擇淨，研細，放入鍋中，加清水適量，浸泡片刻，水煎取汁飲服，每日1劑。

【功用】活血化瘀。適用於婦人月水不通。

9. 桃仁當歸湯

【組方】桃仁30克，當歸、土瓜根、大黃、水蛭、虻蟲、芒硝各6克，牛膝、麻子仁、肉桂各9克。

【製法】將諸藥擇淨，研細，放入鍋中，加清水適量，浸泡片刻，水煎取汁，納入芒硝調勻飲服，每日1劑。

【功用】活血化瘀。適用於婦人月水不通。

10. 芒硝湯

【組方】芒硝、丹砂末、當歸、白芍藥、土瓜根、水

蛭各6克，大黃9克，桃仁12克。

【製法】將諸藥擇淨，研細，放入鍋中，加清水適量，浸泡片刻，水煎取汁，納入芒硝、丹砂調勻飲服，每日1劑。

【功用】活血化瘀。適用於婦人月水不通。

11. 乾漆湯

【組方】乾漆、玉竹、白芍藥、細辛、製附片、甘草各3克，當歸、肉桂、芒硝、黃芩各6克，大黃9克，吳茱萸18克。

【製法】將諸藥擇淨，研細，放入鍋中，加黃酒適量浸1宿，煮取汁，納入芒硝調勻飲服，每日1劑。

【功用】活血化瘀。適用於月水不通，小腹堅痛，拒按等。

12. 歸黃芍藥湯

【組方】當歸、大黃、白芍藥各9克，吳茱萸、乾地黃、乾薑、川芎、虻蟲、水蛭各6克，細辛、甘草、肉桂各3克，梔子12枚，桃仁12克。

【製法】將諸藥擇淨，研細，放入鍋中，加清水適量，浸泡片刻，水煎取汁飲服，每日1劑。

【功用】活血化瘀，通絡止痛。適用於月經不通，心腹絞痛欲死等。

13. 前胡牡丹湯

【組方】前胡、牡丹、玄參、桃仁、黃芩、射干、旋覆花、天花粉、甘草各6克，白芍藥、茯苓、大黃、枳實各9克。

【製法】將諸藥擇淨，研細，放入鍋中，加清水適

量，浸泡片刻，水煎取汁飲服，每日1劑。

【功用】活血化瘀。適用於月經瘀閉不通等。

14. 黃芩牡丹湯

【組方】黃芩、牡丹、桃仁、瞿麥、川芎各6克，白芍藥、枳實、射干、海藻、大黃各9克，虻蟲、蠐螬、水蛭各3克。

【製法】將諸藥擇淨，研細，放入鍋中，加清水適量，浸泡片刻，水煎取汁飲服，每日1劑。

【功用】活血化瘀。適用於婦人從小至大，月經未嘗來，顏色萎黃，氣力衰少，飲食無味等。

15. 乾漆丸

【組方】乾漆、土瓜根、射干、白芍藥各8克，牡丹皮、牛膝、黃芩、肉桂、吳茱萸、大黃、柴胡各3克，桃仁、鱉甲各6克，全蠍、蠐螬、水蛭、虻蟲各12克，胡麻仁60克，血餘炭60克，庵子（餘甘子）36克。

【製法】將諸藥擇淨，研細，蜜丸即成。每次9克，每日3次，空腹溫黃酒適量送服。

【功用】活血化瘀。適用於月經不通，百療不瘥等。

崩　漏

崩漏是月經週期與經量嚴重紊亂的一類月經病，是指經血非時崩下不止或淋漓漏下不盡，前者為「崩」，後者稱「漏」。

中醫認為，衝為血海，脾胃為氣血生化之源，脾胃健運，運化如常，則血海充盈，月經如期而至，屆時而歸，脾胃虧虛，氣血生化不足，血海空虛，則經期延長，甚或

崩漏。當以補腎益氣，活血化瘀，收澀止血為治，可選用下列《千金方》養生調補方。

一、飲食治療方

1. 韭菜子粥

【組方】韭菜子10克，大米100克，細鹽適量。

【製法】將韭菜子擇淨，研為細末備用。先將大米淘淨，加清水適量煮粥，待熟時，調入研細的韭菜子、細鹽等，煮為稀粥服食，每日1劑。

【功用】補腎助陽，固精止遺，健脾暖胃。適用於脾腎陽虛所致的腹中冷痛，泄瀉或便秘，虛寒久痢，噎膈反胃，陽痿，早洩，遺精，白濁，小便頻數，小兒遺尿，女子白帶過多，腰膝酸冷，月經痛，崩漏不止等。

2. 川芎酒

【組方】川芎24克。

【製法】將諸藥擇淨，研細，加黃酒適量煎沸，分3次飲服，每日1劑。

【功用】化瘀止血。適用於崩中晝夜十數行。

3. 二根酒

【組方】白茅根30克，小薊根50克。

【製法】將二藥擇淨，研細，放入鍋中，加黃酒適量，浸泡片刻，煎取汁飲服，每日1劑。

【功用】涼血止血。適用於崩漏不止等。

4. 丹參酒

【組方】丹參、艾葉、地榆、忍冬花、生地黃各等量。

【製法】將諸藥擇淨，研細，水煎取汁，加大米、酒

麴釀酒，如常法飲服，每日3次。

【功用】涼血止血。適用於崩漏不止，產後諸疾等。

5. 乾薑當歸羊肉湯

【組方】肥羊肉500克，乾薑、當歸各9克，生地黃60克。

【製法】將羊肉洗淨，切塊，與諸藥同入鍋中，加清水適量，煮至羊肉熟後，去藥渣，調味服食，每日1劑。

【功用】補腎益氣，養血止血。適用於崩漏下血不止等。

6. 桑耳散

【組方】桑耳適量。

【製法】將桑耳擇淨，研細即成。每次9克，每日2次，溫黃酒適量送服。

【功用】涼血止血。適用於崩漏不止，帶下病等。

7. 薊根方

【組方】大小薊根適量。

【製法】將生薊根擇淨，切細，搗汁飲服，每日3次，或將生薊根加黃酒適量煎沸飲服，每日3次。

【功用】涼血止血。適用於崩漏不止等。

8. 醋煮羊胰

【組方】羊胰1具。

【製法】將羊胰洗淨，切細，加食醋適量煎沸，飲醋食羊胰，每日1劑。

【功用】收斂止血。適用於崩漏不止，帶下病等。

9. 鮑魚湯

【組方】鮑魚1隻，當歸、艾葉、阿膠各9克。

【製法】將鮑魚擇淨，諸藥研細，布包，同入鍋中，加黃酒3份，清水2份，文火煮至魚熟後，去渣取汁，納入阿膠烊化飲服，每日1劑。

【功用】養血止血。適用於崩漏。

二、中藥內服方

1. 增損禹餘糧丸

【組方】禹餘糧、龍骨、人參、肉桂、紫石英、製烏頭、桑寄生、杜仲、五味子、遠志各6克，澤瀉、當歸、石斛、肉蓯蓉、乾薑各9克，川椒、牡蠣、甘草各3克。

【製法】將諸藥擇淨，研細，蜜丸即成。每次9克，每日3次，空腹溫黃酒適量送服。

【功用】溫經止血。適用於勞損崩中，面色黃瘦等。

2. 槐耳白薇丸

【組方】槐耳、白薇、艾葉、蒲黃、白芷各6克，蒲黃、人參、續斷、當歸、禹餘糧、橘皮、茯苓、乾地黃、刺蝟皮各9克，豬後懸蹄甲20枚，白馬蹄甲、牛角鰓各12克。

【製法】將諸藥擇淨，研細，蜜丸即成。每次9克，每日3次，空腹溫黃酒適量送服。

【功用】活血養血，收斂止血。適用於崩漏，痔病等。

3. 續斷甘草丸

【組方】續斷、甘草、地榆、鹿茸、小薊根、丹參各4克，乾地黃8克，川芎、柏葉各5克，柏子仁3克，龜甲、牛角鰓各9克。

【製法】將諸藥擇淨，研細，蜜丸即成。每次9克，

每日3次,空腹溫黃酒適量送服。

【功用】補益肝腎,溫經止血。適用於崩漏。

4. 馬蹄蒲黃丸

【組方】白馬蹄15克,蒲黃、鹿茸、禹餘糧、白馬鬃毛、小薊根、白芷、續斷各12克,人參、黃蓍、生地黃、柏子仁、海蛸、茯苓、當歸各9克,艾葉、肉蓯蓉、伏龍肝各3克。

【製法】將諸藥擇淨,研細,蜜丸即成。每次9克,每日3次,空腹溫黃酒適量送服。

【功用】補益肝腎,益氣止血。適用於崩漏。

5. 當歸湯

【組方】當歸、川芎、黃芩、白芍藥、炙甘草各6克,生竹茹30克。

【製法】將諸藥擇淨,研細,放入鍋中,加清水適量,浸泡片刻,水煎取汁飲服,每日1劑。

【功用】養血止血。適用於崩中,血虛羸瘦等。

6. 吳茱萸當歸湯

【組方】吳茱萸、當歸各9克,川芎、人參、白芍藥、牡丹、肉桂、阿膠、生薑、甘草各6克,半夏12克,麥門冬30克。

【製法】將諸藥擇淨,研細,放入鍋中,加清水適量,浸泡片刻,水煎取汁,納入阿膠烊化飲服,每日1劑。

【功用】養血止血。適用於崩中下血,或月經來過多,及過期不來者。

7. 牡蠣兔骨散

【組方】牡蠣、兔骨各等量。

【製法】將二藥擇淨，研細即成。每次9克，每日3次，溫黃酒適量送服。

【功用】收斂止血。適用於暴崩，出血不止等。

8. 川芎伏龍肝湯

【組方】川芎、肉桂、阿膠、赤石脂、小薊根各6克，乾地黃12克，伏龍肝210克。

【製法】將諸藥擇淨，研細，放入鍋中，加黃酒6份，清水4份，煎取汁，納入阿膠烊化飲服，每日1劑。

【功用】涼血止血。適用於崩漏出血等。

9. 川芎肉桂湯

【組方】川芎、肉桂、阿膠、赤石脂、小薊根各6克，乾地黃12克。

【製法】將諸藥擇淨，研細，放入鍋中，加黃酒6份，清水4份，煎取汁，納入阿膠烊化飲服，每日1劑。

【功用】涼血止血。適用於崩漏出血等。

10. 龍肝生薑湯

【組方】伏龍肝90克，生薑12克，生地黃15克，甘草、艾葉、赤石脂、肉桂各6克。

【製法】將諸藥擇淨，研細，放入鍋中，加清水適量，浸泡片刻，水煎取汁飲服，每日1劑。

【功用】溫陽止血。適用於崩漏出血赤白，或如豆汁等。

11. 大牛角散

【組方】牛角鰓1枚，續斷、乾地黃、桑耳、白朮、

赤石脂、礬石、乾薑、製附片、龍骨、當歸各9克,人參3克,蒲黃、防風、禹餘糧各6克。

【製法】將諸藥擇淨,研細即成。每次9克,每日3次,溫黃酒適量送服。

【功用】補益肝腎,收斂止血。適用於崩漏,出血不止,腰背疼痛,四肢沉重等。

12. 生地黃湯

【組方】生地黃30克,細辛9克。

【製法】將二藥擇淨,研細,放入鍋中,加清水適量,浸泡片刻,水煎取汁飲服,每日1劑。

【功用】涼血止血。適用於崩中漏下。

13. 龜甲牡蠣散

【組方】龜甲、牡蠣各等量。

【製法】將二藥擇淨,研細即成。每次9克,每日3次,溫黃酒適量送服。

【功用】收斂止血。適用於崩中漏下,赤白不止等。

14. 血餘散

【組方】血餘炭適量。

【製法】將血餘炭擇淨,研細即成。每次9克,每日3次,溫黃酒適量送服。

【功用】化瘀止血。適用於崩漏不止等。

15. 桑耳鹿茸散

【組方】桑耳8克,鹿茸2克。

【製法】將二藥擇淨,研細即成。每次9克,每日3次,溫開水適量送服。

【功用】溫陽止血。適用於崩漏不止等。

16. 鹿角散

【組方】鹿角適量。

【製法】將鹿角擇淨，研細即成。每次9克，每日3次，溫開水適量送服。

【功用】溫陽止血。適用於崩漏不止等。

17. 桃核散

【組方】桃核適量。

【製法】將桃核仁擇淨，研細即成。每次9克，每日3次，溫開水適量送服。

【功用】補益肝腎。適用於崩漏不止等。

18. 地榆知母湯

【組方】地榆、知母各等量。

【製法】將二藥擇淨，研細，放入鍋中，加食醋適量，浸泡片刻，煎取汁飲服，每日1劑。

【功用】涼血止血。適用於崩漏不止等。

19. 澤蘭川椒散

【組方】澤蘭、川椒各7克，藁本、柏子仁、山茱萸、厚朴各2克，乾地黃、牡蠣各5克，代赭石、肉桂、防風、細辛、乾薑各3克，甘草、當歸、川芎各3克，蕪荑1克。

【製法】將諸藥擇淨，研細即成。每次9克，每日3次，溫黃酒適量送服。

【功用】調中補虛，收斂止血。適用於崩中下血，羸瘦少氣等。

20. 澤蘭人參散

【組方】澤蘭、川椒7各克，藁本、柏子仁、山茱

莄、厚朴、白芷、龍骨各2克，人參、乾地黃、牡蠣各5克，代赭石、肉桂、防風、細辛、乾薑各3克，甘草、當歸、川芎各3克，蔗藘1克。

【製法】將諸藥擇淨，研細即成。每次9克，每日3次，溫黃酒適量送服。

【功用】調中補虛，收斂止血。適用於崩中下血，羸瘦少氣等。

21. 二根湯

【組方】白茅根30克，小薊根50克。

【製法】將二藥擇淨，研細，放入鍋中，加清水適量，浸泡片刻，水煎取汁飲服，每日1劑。

【功用】涼血止血。適用於崩漏不止等。

22. 牡丹皮湯

【組方】牡丹皮、乾地黃、石斛各9克，禹餘糧、艾葉、龍骨、柏葉、厚朴、白芷、伏龍肝、竹茹、川芎、地榆各6克，阿膠3克，白芍藥12克。

【製法】將諸藥擇淨，研細，放入鍋中，加清水適量，浸泡片刻，水煎取汁，納入阿膠烊化飲服，每日1劑。

【功用】涼血止血。適用於崩漏不止等。

23. 牛角散

【組方】牛角適量。

【製法】將牛角擇淨，燒研細末即成。每次9克，每日3次，溫黃酒適量送服。

【功用】涼血止血。適用於崩漏不止，帶下病等。

24. 鹿茸散

【組方】鹿茸、阿膠各9克，烏賊骨、當歸各6克，

蒲黃3克。

【製法】將諸藥擇淨，研細即成。每次9克，每日4次，早、中、晚及睡前溫黃酒適量送服。

【功用】溫陽補腎，收斂止血。適用於婦人漏下不止等。

25. 礬石附片丸

【組方】礬石3克，製附片9克。

【製法】將二藥擇淨，研細即成。每次9克，每日3次，溫黃酒適量送服。

【功用】溫陽補腎，收斂止血。適用於女人產後漏下，痔病下血等。

26. 川芎湯

【組方】川芎、乾地黃、黃耆、白芍藥、吳茱萸、炙甘草各6克，當歸、乾薑各9克。

【製法】將諸藥擇淨，研細，放入鍋中，加清水適量，浸泡片刻，水煎取汁飲服，每日1劑。

【功用】活血化瘀，行氣止血。適用於帶下病，崩漏血不止等。

27. 水蛭散

【組方】水蛭適量。

【製法】將水蛭擇淨，研細即成。每次3克，每日2次，溫黃酒適量送服。

【功用】化瘀止血。適用於漏下血不止等。

28. 槐子散

【組方】槐子適量。

【製法】將槐子擇淨，研細即成。每次9克，每日3

次，溫黃酒適量送服。

【功用】涼血止血。適用於漏下血不止等。

29. 乾漆麻仁散

【組方】乾漆、火麻仁、細辛、肉桂各3克，炙甘草2克。

【製法】將諸藥擇淨，研細即成。每次3克，每日3次，米湯適量送服。

【功用】溫陽止血。適用於漏下血不止等。

30. 白黃散

【組方】白朮4克，白薇1克，黃柏5克。

【製法】將諸藥擇淨，研細即成。每次9克，每日3次，溫黃酒適量送服。

【功用】健脾益氣，養陰止血。適用於漏下血不止等。

31. 三黃肉桂散

【組方】黃連、大黃、肉桂各2克，黃芩、全蠍、乾地黃各1克。

【製法】將諸藥擇淨，研細即成。每次9克，每日3次，溫黃酒適量送服。

【功用】清熱止血。適用於漏下血不止等。

32. 二黃白薇散

【組方】大黃、黃芩、白薇各2克，肉桂、牡蠣各1克。

【製法】將諸藥擇淨，研細即成。每次9克，每日3次，溫黃酒適量送服。

【功用】清熱止血。適用於漏下血不止等。

33. 鹿茸白薇散

【組方】鹿茸24克，白薇18克，狗脊12克。

【製法】將諸藥擇淨，研細即成。每次9克，每日3次，溫黃酒適量送服。

【功用】補腎益氣。適用於漏下血不止等。

34. 大鱉甲散

【組方】炙鱉甲、乾薑各3克，川芎、雲母、代赭石各4克，烏賊骨、龍骨、伏龍肝、白堊、炙刺蝟皮各1克，生鯉魚頭、肉桂、白朮各2克，白僵蠶1克。

【製法】將諸藥擇淨，研細即成。每次9克，每日5次，日3夜2，溫黃酒加蜂蜜適量調勻送服。

【功用】補腎益氣，養血止血。適用於漏下血不止等。

35. 伏龍肝湯

【組方】伏龍肝150克，赤石脂、肉桂、艾葉、炙甘草各6克，生地黃120克。

【製法】將諸藥擇淨，研細，放入鍋中，加清水適量，浸泡片刻，水煎取汁飲服，每日1劑。

【功用】益氣養血，收斂止血。適用於婦人崩中，或如豆汁等。

36. 熟艾湯

【組方】熟艾葉、蟹爪、淡竹茹各30克，伏龍肝24克，蒲黃6克，當歸3克，乾地黃、白芍藥、肉桂、阿膠、茯苓各6克，炙甘草15克。

【製法】將諸藥擇淨，研細，放入鍋中，加清水適量，浸泡片刻，水煎取汁，納入阿膠烊化飲服，每日1

劑。

【功用】益氣養血，溫中止血。適用於婦人崩中，血出不息，逆氣虛煩等。

37. 地榆湯

【組方】地榆根、柏葉各24克，蟹爪、竹茹各30克，漏蘆9克，茯苓3克，蒲黃9克，乾薑、當歸、肉桂、白芍、炙甘草各6克。

【製法】將諸藥擇淨，研細，放入鍋中，加清水適量，浸泡片刻，水煎取汁飲服，每日1劑。

【功用】清熱涼血，養血止血。適用於婦人崩中漏血不絕等。

38. 甘草白芍湯

【組方】炙甘草、白芍藥、當歸、人參、白朮各3克，橘皮15克，大黃2克。

【製法】將諸藥擇淨，研細，放入鍋中，加清水適量，浸泡片刻，水煎取汁飲服，每日1劑。

【功用】益氣養血。適用於婦人產後崩中，心悸，煩熱等。

39. 禹餘烏賊丸

【組方】禹餘糧15克，烏賊魚骨9克，白馬蹄30克，龍骨9克，鹿茸6克。

【製法】將諸藥擇淨，研細，蜜丸即成。每次9克，每日2次，溫黃酒適量送服。

【功用】補腎益氣，養血止血。適用於婦人崩中赤白不絕等。

40. 調中補虛止血方

【組方】澤蘭9克，代赭石、藁本、肉桂、細辛、乾薑、防風各3克，乾地黃、蜀椒、牡蠣、當歸、川芎、甘草各5克，山茱萸、蕪荑各6克，柏子仁、厚朴各2克。

【製法】將諸藥擇淨，研細，蜜丸即成。每次9克，每日3次，溫黃酒適量送服。

【功用】調中補虛止血。適用於婦人崩中下血，虛羸少力等。

41. 澤蘭赭石丸

【組方】澤蘭9克，代赭石、藁本、肉桂、細辛、乾薑、防風各3克，乾地黃、蜀椒、牡蠣、當歸、川芎、人參、甘草各5克，山茱萸、蕪荑各6克，白芷、龍骨、柏子仁、厚朴各2克。

【製法】將諸藥擇淨，研細，蜜丸即成。每次9克，每日3次，溫黃酒適量送服。

【功用】調中補虛止血。適用於婦人崩中下血，虛羸少力等。

42. 桑耳牡蠣散

【組方】桑耳、牡蠣各9克，龍骨6克，黃芩、白芍藥、炙甘草各3克。

【製法】將諸藥擇淨，研細即成。每次9克，每日3次，溫黃酒適量送服。

【功用】清熱涼血止血。適用於婦人崩中下血，腹痛不止等。

43. 桑根煎方

【組方】桑根白皮300克，麻子仁90克，大棗100

枚,清酒2500毫升,膠飴240毫升,阿膠15克,白蜜240毫升,乾薑末、厚朴末、蜀椒末各30克,肉桂36克,甘草24克,大米末30克,乾地黃12克,白芍藥18克,玄參15克。

【製法】將桑根白皮細切,與麻子仁同加清酒適量,煎沸取汁,納入大棗、膠飴、阿膠、白蜜同煎沸,再下乾薑諸藥,煎至膏狀即成。每次9克,每日3次,溫開水適量送服。

【功用】清熱涼血,養陰止血。適用於婦人崩中絕陰,使人怠惰,不能動作,胸脅心腹四肢滿,身寒時熱,甚或溺血等。

44. 阿膠散

【組方】阿膠24克,烏賊魚骨6克,白芍藥12克,當歸3克。

【製法】將諸藥擇淨,研細即成。每次9克,每日4次,日3夜1,溫黃酒適量送服。

【功用】養血止血。適用於崩漏。

45. 阿膠桑耳散

【組方】阿膠24克,烏賊骨6克,桑耳、白芍藥各12克,當歸3克。

【製法】將諸藥擇淨,研細即成。每次9克,每日4次,日3夜1,溫黃酒適量送服。

【功用】養血止血。適用於崩漏。

46. 鹿茸當歸散

【組方】鹿茸、當歸各9克,冬瓜仁9克,蒲黃15克。

【製法】將諸藥擇淨，研細即成。每次9克，每日3次，溫黃酒適量送服。

【功用】溫陽止血。適用於崩漏。

47. 大崩中方

【組方】龍骨、川芎、製附片、白芍藥、禹餘糧、乾薑各9克，赤石脂12克，當歸、肉桂各3克，炙甘草4克。

【製法】將諸藥擇淨，研細即成。每次9克，每日3次，溫黃酒適量送服。

【功用】溫陽止血。適用於崩漏，出血不止等。

不孕症

不孕症是指婚後有正常性生活，未避孕，同居2年而未能懷孕者。受孕是一個複雜的生理過程，阻礙受孕的因素有排卵障礙、精液異常、免疫因素、缺乏性生活知識、精神緊張、生殖系統疾患等。

臨床分原發性和繼發性兩種，婚後未避孕而從未受孕為原發性不孕；曾有過妊娠而後並未避孕，連續2年以上不孕，稱為繼發性不孕。加強體質和增進健康有利於不孕病人恢復生育能力。如有全身性慢性疾病應積極治療。

掌握性的知識，學會預測排卵期，排卵前2～3天或排卵後24小時內性交可增加受孕機會。如有器質性疾病，應積極治療，如有宮頸口狹窄，單純擴張宮頸口即能起到治療作用。

本病相當於中醫學「不孕」、「無子」、「全不產」等範疇。其病與腎的關係密切，並與天癸、衝任、子宮的

功能失調，或臟腑氣血不和，影響胞脈絡功能有關。當以補益氣血，活血通絡為治，可選用下列《千金方》養生調補方。

一、飲食治療方

五加酒

【組方】五加皮60克，蛇床子30克，杜仲24克，孔公蘗12克，乾地黃6克，枸杞子60克，丹參6克，乾薑9克，天門冬12克。

【製法】將諸藥擇淨，研細，用白酒適量漬3宿即成。每次50毫升，每日2次飲服。

【功用】補益肝腎。適用於產後消瘦，陰冷無子等。

二、中藥內服方

1. 朴硝蕩胞湯

【組方】朴硝、牡丹皮、當歸、大黃、桃仁各3克，細辛、厚朴、桔梗、赤芍藥、白芍藥、人參、茯苓、肉桂、甘草、牛膝、橘皮各1克，虻蟲10枚，水蛭10枚，製附片6克。

【製法】將諸藥擇淨，研細，放入鍋中，加黃酒、清水各等量，浸泡片刻，煎取汁，分4次飲服，日3夜1，每日1劑。

【功用】溫腎暖胞，蕩滌瘀血。適用於婦人寒瘀阻於胞宮，久不生育。

2. 紫石門冬丸

【組方】紫石英、天門冬各9克，當歸、川芎、紫葳、卷柏、肉桂、製烏頭、乾地黃、紫參、禹餘糧、石斛、辛夷各6克，人參、桑寄生、續斷、細辛、厚朴、乾

薑、吳茱萸、牡丹、牛膝各2克，柏子仁3克，山藥、烏賊骨、炙甘草各5克。

【製法】將諸藥擇淨，研細，蜜丸即成。每次9克，每日3次，溫黃酒適量送服。

【功用】補益肝腎。適用於不孕症。

3. 白薇丸

【組方】白薇、乾地黃、乾薑、車前子、蜀椒各18克，紫石英、藁本、石膏、梔子、卷柏各20克，赤石脂24克，澤蘭、白龍骨、遠志、麥門冬、茯苓、禹餘糧各48克，當歸、川芎、蛇床子各24克，白芷、覆盆子、桃仁、人參各36克，肉桂、蒲黃各60克，細辛72克，橘皮12克。

【製法】將諸藥擇淨，研細，蜜丸即成。每次9克，每日3次，溫黃酒適量送服。

【功用】補益肝腎。適用於不孕症。

4. 金城太守白薇丸

【組方】白薇、細辛各30克，人參、牡蠣、紫參、厚朴、半夏、白僵蠶、當歸、紫菀各18克，牛膝、沙參、乾薑、秦艽各12克，蜀椒、製附片、防風各36克。

【製法】將諸藥擇淨，研細，蜜丸即成。每次9克，每日3次，溫黃酒適量送服。

【功用】補益肝腎。適用於月水不利，不孕症等。

5. 吉祥丸

【組方】天麻、柳絮、牡丹皮、茯苓、乾地黃、肉桂各3克，五味子、桃花、白朮、川芎各6克，覆盆子30克，桃仁15克，菟絲子、楮實子各30克。

【製法】將諸藥擇淨，研細，蜜丸即成。每次6克，每日2次，日中及夜晚各1次，食醋適量送服。

【功用】活血通脈。適用於女人積年不孕等。

6. 防風桔梗丸

【組方】防風36克，桔梗30克，人參3克，石菖蒲、半夏、丹參、厚朴、乾薑、紫菀、杜蘅各18克，秦艽、白薇、牛膝、沙參各12克。

【製法】將諸藥擇淨，研細，蜜丸即成。每次9克，每日3次，溫黃酒適量送服。

【功用】疏風散寒。適用於勞損產後無子，陰中陰冷，身體寒冷等。

7. 柏子仁丸

【組方】柏子仁、黃蓍、乾薑、紫石英各48克，蜀椒36克，杜仲、當歸、炙甘草、川芎各42克，厚朴、肉桂、桔梗、赤石脂、肉蓯蓉、五味子、白朮、細辛、獨活、人參、石斛、白芷、芍藥各24克，澤蘭54克，藁本、蕪荑各18克，乾地黃、製烏頭、防風各30克，鐘乳石、白石英各24克。

【製法】將諸藥擇淨，研細，蜜丸即成。每次9克，每日3次，溫黃酒適量送服。

【功用】補益肝腎。適用於婦人五勞七傷，羸冷瘦削，面無顏色，飲食減少，貌失光澤，產後無子。久服，令人肥白補益方。

8. 翼方柏子仁丸

【組方】柏子仁、黃蓍、乾薑、紫石英各48克，蜀椒36克，杜仲、當歸、炙甘草、川芎各42克，厚朴、肉桂、

桔梗、赤石脂、肉蓯蓉、五味子、白朮、細辛、獨活、人
參、石斛、白芷、芍藥各24克，澤蘭54克，藁本、蕪荑
各18克，乾地黃、防風各30克，鐘乳石、白石英各24
克，龍骨、防葵、茯苓、秦艽各12克。

【製法】將諸藥擇淨，研細，蜜丸即成。每次9克，
每日3次，溫黃酒適量送服。

【功用】補益肝腎。
適用於婦人五勞七傷，羸
冷瘦削，面無顏色，飲食
減少，貌失光澤，產後無
子，產後半身枯悴等。久
服，令人肥白補益方。

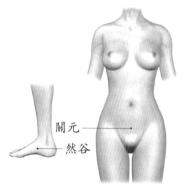

關元
然谷

三、中醫外治方

1. 灸然谷穴

【組方】然谷穴（在足
內側緣，足舟粗隆下方，赤
白肉際處。足太陰腎經的滎穴）。

【灸法】取然谷穴，將艾炷點燃，灸50壯，每日1
次。

【功用】補益肝腎。適用於婦人絕子等。

2. 灸關元穴

【組方】關元穴（在下腹部，前正中線上，當臍中下
3寸處）。

【灸法】取關元穴，將艾炷點燃，灸30壯，每日1
次。

【功用】補益肝腎。適用於婦人絕子等。

帶下病

正常女子陰道內流出的一種黏稠液體，如涕如唾，綿綿不斷，稱為白帶。女子在發育成熟期，或經前經後，或妊娠初期，白帶可相應增多，不作病論，若帶下量多，或色、質、氣味發生變化，或伴全身症狀者，即為帶下病。

中醫認為，本病多為肝鬱脾虛，濕熱下注，或腎氣不足，下元虧損所為，當以疏肝健脾，清熱利濕，溫腎固元，收澀止帶為治，可選用下列《千金方》養生調補方。

一、飲食治療方

地骨地黃酒

【組方】地骨皮10克，生地黃50克。

【製法】將諸藥擇淨，研細，加黃酒適量，浸泡片刻，煎汁，分3次飲服，每日1劑。

【功用】涼血止帶。適用於帶下病。

二、中藥內服方

1. 白石脂丸

【組方】白石脂、烏賊骨、禹餘糧、牡蠣各18克，赤石脂、乾地黃、乾薑、龍骨、肉桂、石韋、白薇、細辛、白芍藥、黃芩、製附片、當歸、黃連、川椒、鐘乳、白芷、川芎、甘草各12克。

【製法】將諸藥擇淨，研細，蜜丸即成。每次9克，每日2次，空腹溫黃酒適量送服。

【功用】補益肝腎。適用於婦人下腹疼痛，漏下赤白等。

2. 白石黃柏丸

【組方】白石脂、烏賊骨、禹餘糧、牡蠣各18克，赤石脂、乾地黃、乾薑、龍骨、肉桂、石韋、白薇、細辛、白芍藥、黃連、製附片、當歸、黃芩、川椒、鐘乳、白芷、川芎、甘草、黃柏各12克。

【製法】將諸藥擇淨，研細，蜜丸即成。每次9克，每日2次，空腹溫黃酒適量送服。

【功用】補益肝腎。適用於婦人下腹疼痛，漏下赤白等。

3. 小牛角散

【組方】小牛角5枚，龍骨30克，禹餘糧、乾薑、當歸各6克，阿膠、續斷各9克。

【製法】將諸藥擇淨，研細即成。每次9克，每日2次，空腹溫黃酒適量送服。

【功用】補益肝腎。適用於帶下病，月經不調，崩漏等。

4. 牛角龍骨散

【組方】牛角5枚，龍骨30克，禹餘糧、乾薑、當歸各6克，阿膠、續斷、紅豆、鹿茸、烏賊骨各9克。

【製法】將諸藥擇淨，研細即成。每次9克，每日2次，空腹溫黃酒適量送服。

【功用】補益肝腎。適用於帶下病，月經不調，崩漏等。

5. 龍骨散方

【組方】龍骨9克，白僵蠶、烏賊骨、代赭石各12克，半夏、肉桂、伏龍肝、乾薑、黃柏各6克，石韋、滑

石各3克。

【製法】將諸藥擇淨，研細即成。每次9克，每日2次，空腹溫黃酒適量送服。

【功用】補益肝腎，收澀止帶。適用於帶下病。

6. 大黃附片丸

【組方】製大黃、製附片、茯苓、紫參、牡丹皮、桔梗、葶藶子各9克，厚朴、川芎、人參、當歸、虻蟲、川椒、吳茱萸、柴胡、乾薑、肉桂各2克，細辛8克。

【製法】將諸藥擇淨，研細，蜜丸即成。每次9克，每日2次，空腹溫黃酒適量送服。

【功用】補益肝腎，溫陽除濕。適用於女子帶下諸病。

7. 大黃柴胡丸

【組方】大黃、柴胡、朴硝各48克，川芎15克，乾薑、川椒各38克，茯苓30克。

【製法】將諸藥擇淨，研細，蜜丸即成。每次9克，每日2次，空腹米湯適量送服。

【功用】補益肝腎。適用於帶下病，不孕症等。

8. 禹餘歸芎丸

【組方】禹餘糧、當歸、川芎各8克，赤石脂、白石脂、阿膠、龍骨、石韋各7克，烏賊骨、黃柏、白薇、黃芩、續斷、桑耳、牡蠣各3克。

【製法】將諸藥擇淨，研細，蜜丸即成。每次9克，每日2次，空腹米湯適量送服。

【功用】補益肝腎，收澀止帶。適用於帶下病。

妊娠惡阻

　　婦女懷孕後出現噁心嘔吐，厭食油膩，頭暈乏力，或食入即吐者，稱為妊娠嘔吐，又稱妊娠惡阻，子病。嚴重者可因頻繁嘔吐而出現水鹽失衡，新陳代謝障礙而危及母子健康。

　　中醫認為，本病多為沖脈之氣上逆，胃失和降所致，當以降逆止嘔，調和脾胃為治，可選用下列《千金方》養生調補方。

1. 半夏茯苓湯

　　【組方】半夏、生薑各15克，乾地黃、茯苓各9克，橘皮、旋覆花、細辛、人參、白芍藥、川芎、桔梗、甘草各6克。

　　【製法】將諸藥擇淨，研細，加清水適量，浸泡片刻，水煎取汁飲服，每日1劑。

　　【功用】和胃降逆。適用於妊娠惡阻，心中憒悶，空煩吐逆，惡聞食氣，頭眩體重，四肢百節疼煩沉重，多臥少起，惡寒，汗出，疲極黃瘦等。

2. 茯苓丸

　　【組方】赤茯苓、人參、肉桂、乾薑、半夏、橘紅各3克，白朮、葛根、甘草、枳殼各6克。

　　【製法】將諸藥擇淨，研細，蜜丸即成。每次9克，每日2次，空腹米湯適量送服。

　　【功用】和胃降逆。適用於妊娠惡阻，心中煩悶，頭眩體重，憎聞飲食氣，嘔吐，肢軟乏力等。

3. 青竹茹湯

【組方】青竹茹、橘皮各9克，茯苓、生薑各12克，半夏15克。

【製法】將諸藥擇淨，研細，加清水適量，浸泡片刻，水煎取汁飲服，每日1劑。

【功用】和胃降逆。適用於妊娠惡阻，嘔吐不下食等。

4. 橘皮湯

【組方】橘皮、竹茹、人參、白朮各9克，生薑12克，厚朴6克。

【製法】將諸藥擇淨，研細，加清水適量，浸泡片刻，水煎取汁飲服，每日1劑。

【功用】和胃降逆。適用於妊娠惡阻，嘔吐不下食等。

先兆流產

婦女懷孕3個月以內，陰道有少量的出血，時有時止，或淋漓不斷，常伴有腰痛，小腹墜脹者，稱為先兆流產。

本病屬中醫「胎動不安」範疇，多為脾腎虧虛，胎元不固所為，當以健脾固腎，護沖安胎為治，在常規保胎治療的同時，可選用下列《千金方》養生調補方。

一、飲食治療方

1. 膠艾酒

【組方】阿膠30克，艾葉、川芎、生地黃各10克，當歸、白芍藥各20克，甘草10克，黃酒250毫升。

【製法】上藥除阿膠外，其餘諸藥搗碎，置沙鍋內，

沖入黃酒，文火煮沸，待溫時去渣取汁，倒入沙鍋內，放入阿膠，文火煮至阿膠化盡後即成。每日1劑，分早、中、晚空腹服用。

【功用】補血活血，止血安胎。適用於妊娠跌仆閃挫，胎動不安，下血等。

2. 生地黃酒

【組方】生地黃24克。

【製法】將生地黃擇淨，切細，加黃酒適量，浸泡片刻，煎取汁飲服，每日1劑。

【功用】養陰止血。適用於妊娠下血等。

二、中藥內服方

1. 膠艾湯

【組方】艾葉、阿膠、川芎、當歸各9克，甘草3克。

【製法】將諸藥擇淨，研細，加清水適量，浸泡片刻，水煎取汁，納阿膠烊化飲服，每日1劑。

【功用】補益肝腎，安胎止血。適用於妊娠胎動不安，腰痛等。

2. 旋覆花湯

【組方】旋覆花3克，半夏、白芍藥、生薑各6克，枳實、厚朴、白朮、黃芩、茯苓各9克。

【製法】將諸藥擇淨，研細，加清水適量，浸泡片刻，水煎取汁飲服，每日1劑。

【功用】行氣安胎。適用於妊娠胎動不安。

3. 乾地黃散

【組方】乾地黃適量。

【製法】將乾地黃擇淨，研細即成。每次6克，每日2次，溫黃酒適量送服。

【功用】養陰止血。適用於妊娠下血等。

4. 地黃汁飲

【組方】生地黃適量。

【製法】將生地黃擇淨，切細，榨汁即成。每次100毫升，加溫黃酒適量調勻飲服，每日2次。

【功用】養陰止血。適用於妊娠下血等。

5. 二乾散

【組方】乾地黃2份，乾薑1份。

【製法】將二藥擇淨，研細即成。每次9克，每日3次，溫黃酒適量送服。

【功用】養陰止血。適用於妊娠下血等。

滑　胎

凡墮胎、小產連續發生3次以上者，稱為「滑胎」，亦稱「數墮胎」，類似於現代醫學的習慣性流產。

中醫認為，本病多為衝任損傷，胎元不固，或胚胎缺陷，不能成形，故而屢孕屢墮，當以補腎健脾，益氣養血，調固衝任為治，可選用下列《千金方》養生調補方。

1. 紫石英天門冬丸

【組方】紫石英、天門冬、禹餘糧各9克，蕪荑、製烏頭、肉蓯蓉、肉桂、甘草、五味子、柏子仁、石斛、人參、澤蘭、遠志、杜仲各6克，川椒、卷柏、寄生、石楠、雲母、當歸、烏賊骨各3克。

【製法】將諸藥擇淨，研細，蜜丸即成。每次9克，

每日2次，溫黃酒適量送服。

【功用】溫陽補腎。適用於女子陰冷，有子常墮落，或心痛，月水閉塞等。

2. 紅豆散

【組方】紅豆適量。

【製法】將紅豆擇淨，研細即成。每次9克，每日2次，溫黃酒適量送服。

【功用】清熱涼血。適用於妊娠數墮胎，或妊娠數月，月水尚來者。

妊娠腹痛

妊娠期間，出現以小腹疼痛為主的病症，稱為「妊娠腹痛」，亦稱「胞阻」。

中醫認為，本病多為氣血虧虛，胞脈失養，或胞脈阻滯、氣血運行不暢所為。當以補益氣血，安胎理氣為治，可選用下列《千金方》養生調補方。

一、飲食治療方

1. 食鹽方

【組方】食鹽適量。

【製法】將食鹽擇淨，炒熱，每次2克，每日3次，溫黃酒適量送服。

【功用】溫中止痛。適用於妊娠腹痛。

2. 生地黃煮酒

【組方】生地黃150克。

【製法】將生地黃擇淨，切細，搗汁，加等量黃酒，合煎減半頓服，每日1劑。

【功用】養陰止血。適用於妊娠腹痛。

3. 蜂蜜方

【組方】蜂蜜適量。

【製法】將蜂蜜調勻飲服，或加溫開水適量調勻飲服，每日3次。

【功用】養血止血。適用於妊娠腹痛。

二、中藥內服方

1. 芩朮白芍湯

【組方】黃芩9克，白朮18克，白芍藥12克。

【製法】將諸藥擇淨，研細，放入鍋中，加清水適量，浸泡片刻，水煎取汁飲服，每日1劑。

【功用】安胎止血。適用於妊娠心腹疼痛等。

2. 膠艾湯

【組方】艾葉9克，阿膠、川芎、白芍藥、甘草、當歸各6克，乾地黃12克。

【製法】將諸藥擇淨，研細，放入鍋中，加清水適量，浸泡片刻，水煎取汁，納入阿膠烊化飲服，每日1劑。

【功用】補益肝腎，養血止血。適用於妊娠胎動不安，腰腹痛欲死，心悸，短氣等。

子　淋

妊娠期間，尿頻、尿急、淋漓澀痛者，稱為「妊娠小便淋痛」，亦稱「子淋」。本病類似於現代醫學的妊娠合併尿道炎、膀胱炎、腎盂腎炎等泌尿系統感染的疾病。

中醫認為，本病多為膀胱鬱熱，氣化失司所為，當以

清熱利濕，通淋止痛為治，可選用下列《千金方》養生調補方。

1. 冬葵子榆皮湯

【組方】冬葵子30克，榆白皮15克。

【製法】將二藥擇淨，研細，放入鍋中，加清水適量，浸泡片刻，水煎取汁飲服，每日1劑。

【功用】清熱利濕。適用於妊娠小便不利。

2. 冬葵子湯

【組方】冬葵子適量。

【製法】將冬葵子擇淨，研細，放入鍋中，加清水適量，浸泡片刻，水煎取汁飲服，每日1劑。

【功用】清熱利濕。適用於妊娠小便不利。

3. 冬葵根湯

【組方】冬葵根適量。

【製法】將冬葵根擇淨，研細，放入鍋中，加清水適量，浸泡片刻，水煎取汁飲服，每日1劑。

【功用】清熱利濕。適用於妊娠小便不利。

4. 蕪菁子散

【組方】蕪菁子適量。

【製法】將蕪菁子擇淨，研細即成。每次9克，每日3次，溫開水適量送服。

【功用】清熱利濕。適用於妊娠小便不利。

5. 黍穰散

【組方】黍穰（莖）適量。

【製法】將黍穰擇淨，研細即成。每次9克，每日2次，溫黃酒適量送服。

【功用】健脾益氣。適用於妊娠尿血。

6. 龍骨散

【組方】龍骨適量。

【製法】將龍骨擇淨，研細即成。每次9克，每日3次，溫黃酒適量送服。

【功用】收斂止血。適用於妊娠尿血。

7. 血餘炭散

【組方】血餘炭適量。

【製法】將血餘炭擇淨，研細即成。每次9克，每日3次，溫黃酒適量送服。

【功用】化瘀止血。適用於妊娠尿血。

8. 肉桂鹿角豆捲散

【組方】肉桂、鹿角、大豆黃捲各等量。

【製法】將諸藥擇淨，研細即成。每次9克，每日3次，溫黃酒適量送服。

【功用】溫陽止血。適用於妊娠尿血。

妊娠水腫

妊娠中晚期，肢體面目發生腫脹者，稱為「妊娠腫脹」，亦稱「子腫」。妊娠7～8個月後，只是腳部輕度水腫，無其他不適者，為妊娠晚期常見現象，可不必治療，產後自消。本病類似於現代醫學的妊娠高血壓綜合徵輕症、妊娠水腫等。

中醫認為，本病多為脾腎陽虛，水濕內停，或氣滯濕鬱，泛溢肌膚所為，當以溫陽健脾，利濕消腫為治，可選用下列《千金方》養生調補方。

一、飲食治療方

1. 鯉魚湯

【組方】鯉魚1尾，白朮15克，生薑、白芍藥、當歸各9克，茯苓12克。

【製法】將諸藥擇淨，鯉魚去鱗雜，洗淨，同放鍋中，文火煮至鯉魚熟後，食魚飲湯，每日1次。

【功用】健脾利濕。適用於妊娠腹大，水腫等。

2. 紅豆商陸湯

【組方】紅豆50克，商陸根5克。

【製法】將商陸根布包，與紅豆同放入鍋中，加清水適量，浸泡片刻，水煎煮至豆熟後，食豆飲汁，每日1劑。

【功用】健脾利濕。適用於妊娠手腳皆腫攣急等。

3. 紅豆商陸澤漆湯

【組方】紅豆150克，商陸根、澤漆各5克。

【製法】將諸藥布包，與紅豆同放入鍋中，加清水適量，浸泡片刻，水煎煮至豆熟後，食豆飲汁，每日1劑。

【功用】健脾利濕。適用於妊娠手腳皆腫攣急等。

二、中藥內服方

1. 冬葵子茯苓湯

【組方】冬葵子、茯苓各30克。

【製法】將二藥擇淨，研細即成。每次9克，每日2次，溫開水適量送服。

【功用】健脾利濕。適用於妊娠水腫，身重，小便不利，灑淅惡寒，起即頭眩等。

2. 茯苓白朮湯

【組方】茯苓、白朮各12克，黃芩、杏仁各9克，旋覆花6克。

【製法】將諸藥擇淨，研細，放入鍋中，加清水適量，浸泡片刻，水煎取汁飲服，每日1劑。

【功用】健脾利濕。適用於妊娠水腫，心腹急滿等。

3. 茯苓白朮湯

【組方】茯苓、白朮各12克，黃芩、杏仁各9克，旋覆花6克。

【製法】將諸藥擇淨，研細，放入鍋中，加清水適量，浸泡片刻，水煎取汁飲服，每日1劑。

【功用】健脾利濕。適用於妊娠水腫，小便不利等。

產後血崩

產婦分娩後，突然陰道大量出血者，稱為「產後血崩」，類似於現代醫學的產後出血，它與產後宮縮乏力、軟產道損傷、胎盤胎膜部分殘留、凝血功能障礙有關，若救治不及時，可引起虛脫，甚至危及產婦的生命，故為產後危急重症之一。

中醫認為，本病多為氣虛血失統攝；瘀血留滯，新血不得歸經；或產傷損傷脈絡所為，當以補益氣血，活血通絡為治，可選用下列《千金方》養生調補方。

1. 增損澤蘭丸

【組方】澤蘭、甘草、當歸、川芎各42克，製附片、乾薑、白朮、白芷、肉桂、細辛各24克，防風、人參、牛膝各30克，柏子仁、乾地黃、石斛各36克，厚朴、藁

本、蕪荑各12克，麥門冬48克。

【製法】將諸藥擇淨，研細，蜜丸即成。每次9克，每日3次，溫黃酒適量送服。

【功用】理血氣，補虛勞。適用於產後血崩，產後百病等。

2. 補益當歸丸

【組方】當歸、川芎、續斷、乾薑、阿膠、製附片、白朮、吳茱萸、白芍藥各6克，白芷9克，肉桂、乾地黃各30克，甘草12克。

【製法】將諸藥擇淨，研細，蜜丸即成。每次9克，每日3次，溫黃酒適量送服。

【功用】理血氣，補虛勞。適用於產後虛贏不足，胸中少氣，腹中拘急疼痛，或引腰背痛，或所下過多，血不止，虛極乏氣，晝夜不得眠，及崩中，面目脫色，唇乾口燥等。

3. 白芷丸

【組方】白芷15克，乾地黃12克，續斷、乾薑、當歸、阿膠各9克，製附片3克。

【製法】將諸藥擇淨，研細，蜜丸即成。每次9克，每日3次，溫黃酒適量送服。

【功用】理血氣，補虛勞。適用於產後所下過多，及崩中傷損，虛竭少氣，面目脫色，腹中疼痛等。

4. 生藕汁飲

【組方】生藕適量。

【製法】將生藕洗淨，切細，榨汁備用。每次100毫升，每日3次飲服。

【功用】清熱涼血。適用於產後血不盡，煩悶等。

5. 石菖蒲飲

【組方】石菖蒲適量。

【製法】將石菖蒲擇淨，切細，加黃酒適量，煎沸飲服，每日1劑。

【功用】清熱涼血。適用於產後下血不止。

6. 當歸阿膠湯

【組方】當歸12克，白芍藥18克，阿膠、甘草各6克，生地黃、生薑各18克，肉桂9克，大棗10枚。

【製法】將諸藥擇淨，研細，加清水適量，浸泡片刻，水煎取汁，納入阿膠烊化飲服，每日1劑。

【功用】益氣養血，溫中止血。適用於產後血崩。

產後感冒

因產後發生的感冒，稱為產後感冒。中醫認為，本病多為產後營血虧虛，風寒濕邪侵襲所為，當以補益氣血，疏風散寒，通絡止痛為治，可選用下列《千金方》養生調補方。

一、飲食治療方

1. 鹿肉湯

【組方】鹿肉250克，白芍藥、獨活、秦艽、黃芩、黃耆各9克，半夏12克，乾地黃6克，肉桂、川芎各3克，生薑18克，甘草、阿膠各3克。

【製法】將諸藥擇淨，研細。先煮鹿肉至熟，去渣取汁，再納諸藥煎沸，下阿膠烊化飲服，每日1劑。鹿肉取出作餐調味服食。

【功用】疏風清熱，益氣養血。適用於產後感冒，頭痛壯熱等。

2. 獨活湯

【組方】獨活16克，肉桂3克，秦艽5克。

【製法】將諸藥擇淨，研細，加黃酒適量浸漬3日即成。每次50毫升，每日3次飲服。

【功用】疏風散寒。適用於產後感冒，畏寒頭痛等。

二、中藥內服方

1. 薤白湯

【組方】薤白、半夏、甘草、人參、知母各6克，石膏12克，天花粉9克，麥門冬18克。

【製法】將諸藥擇淨，研細，加清水適量，浸泡片刻，水煎取汁飲服，每日1劑。

【功用】清熱除煩。適用於產後感冒，胸中煩熱，氣急等。

2. 竹根湯

【組方】甘竹根100克，小麥60克，大棗20枚，甘草3克，麥門冬30克。

【製法】將諸藥擇淨，研細。先取甘竹根水煎取汁，納小麥、大棗再煎至麥熟後，下甘草、麥門冬同煎，取汁飲服，每日1劑。

【功用】益氣養陰，清熱除煩。適用於產後感冒，胸中虛煩，心悸，短氣等。

3. 人參當歸湯

【組方】人參、當歸、麥門冬、乾地黃、肉桂各3克，大棗20枚，大米30克，白芍藥12克，淡竹葉90克。

【製法】將諸藥擇淨，研細。先煮竹葉及大米，去渣取汁，再納諸藥煮沸飲服，每日1劑。

【功用】益氣養陰，清熱除煩。適用於產後感冒，煩悶不安等。

4. 甘竹茹湯

【組方】甘竹茹30克，人參、茯苓、甘草各3克，黃芩9克。

【製法】將諸藥擇淨，研細，加清水適量，浸泡片刻，水煎取汁飲服，每日1劑。

【功用】清熱除煩。適用於產後內虛、煩熱短氣等。

5. 知母湯

【組方】知母9克，白芍藥、黃芩各6克，肉桂、甘草各3克。

【製法】將諸藥擇淨，研細，加清水適量，浸泡片刻，水煎取汁飲服，每日1劑。

【功用】清熱除煩。適用於產後感冒，乍寒乍熱，胸心煩悶等。

6. 知母生地湯

【組方】知母9克，白芍藥、黃芩各6克，生地、甘草各3克。

【製法】將諸藥擇淨，研細，加清水適量，浸泡片刻，水煎取汁飲服，每日1劑。

【功用】清熱除煩。適用於產後感冒，乍寒乍熱，胸心煩悶等。

7. 竹葉湯

【組方】生淡竹葉、麥門冬各30克，甘草6克，生

薑、茯苓各9克，大棗14枚，小麥15克。

【製法】將諸藥擇淨，研細，加清水適量，浸泡片刻，水煎取汁飲服，每日1劑。

【功用】清熱除煩。適用於產後感冒，心中煩悶不解等。

8. 淡竹茹湯

【組方】生淡竹茹30克，麥門冬、小麥各15克，甘草3克，生薑9克，葛根12克。

【製法】將諸藥擇淨，研細。先煮生淡竹茹、小麥，去渣取汁，再納諸藥煎沸飲服，每日1劑。

【功用】清熱除煩，養陰益氣。適用於產後感冒，虛煩，頭痛、短氣欲絕，心中悶亂不解等。

9. 紅豆散

【組方】紅豆21枚。

【製法】將紅豆擇淨，燒研細末，以冷水適量調勻，頓服。

【功用】下氣除煩。適用於產後虛煩，納差食少，脘腹脹滿等。

10. 蒲黃散

【組方】蒲黃適量。

【製法】將蒲黃擇淨，研細即成。每次9克，每日3次，冷開水適量送服。

【功用】清熱除煩。適用於產後煩悶方。

11. 蜀漆湯

【組方】蜀漆葉、肉桂、甘草、黃芩各3克，黃耆15克，知母、白芍藥各6克，生地黃50克。

【製法】將諸藥擇淨，研細，加清水適量，浸泡片刻，水煎取汁飲服，每日1劑。

【功用】清熱除煩。適用於產後感冒，虛熱往來，心胸煩滿，骨節疼痛及頭痛壯熱，晡時輒甚等。

12. 芍藥湯

【組方】白芍藥、乾地黃、牡蠣各15克，肉桂9克。

【製法】將諸藥擇淨，研細，加清水適量，浸泡片刻，水煎取汁飲服，每日1劑。

【功用】清熱除煩。適用於產後感冒，虛熱頭痛，腹中拘急疼痛等。

13. 芍藥黃芩湯

【組方】白芍藥、乾地黃、牡蠣各15克，肉桂9克，黃芩6克。

【製法】將諸藥擇淨，研細，加清水適量，浸泡片刻，水煎取汁飲服，每日1劑。

【功用】清熱除煩。適用於產後感冒，發熱頭痛等。

14. 竹葉湯

【組方】淡竹葉30克，葛根9克，防風6克，桔梗、甘草、人參、肉桂各3克，製附片12克，生薑15克，大棗15枚。

【製法】將諸藥擇淨，研細，加清水適量，浸泡片刻，水煎取汁飲服，每日1劑。

【功用】清熱除煩。適用於產後感冒，發熱面赤，喘氣頭痛等。

15. 防風湯

【組方】防風、獨活、葛根各15克，當歸、白芍藥、

人參、甘草、乾薑各6克。

【製法】將諸藥擇淨，研細，加清水適量，浸泡片刻，水煎取汁飲服，每日1劑。

【功用】清熱除煩。適用於產後感冒，裏急短氣等。

16. 小柴胡湯

【組方】柴胡9克，黃芩、人參、甘草各9克，生薑6克，大棗12枚，半夏9克。

【製法】將諸藥擇淨，研細，加清水適量，浸泡片刻，水煎取汁飲服，每日1劑。

【功用】和解少陽，清熱除煩。適用於產後感冒，四肢煩熱，頭痛等。

17. 三物黃芩湯方

【組方】黃芩、苦參各6克，乾地黃12克。

【製法】將諸藥擇淨，研細，加清水適量，浸泡片刻，水煎取汁飲服，每日1劑。

【功用】和解少陽，清熱除煩。適用於產後感冒，四肢煩熱等。

產後惡露不淨

胎兒娩出後，胞宮內仍遺留少許餘血濁液，叫惡露，正常惡露，一般在產後3週左右乾淨，超過此段時間仍淋漓不止者，稱惡露不淨，又稱惡露不盡，惡露不止。

中醫認為，本病多為衝任為病，氣血運行失常所致，當以調補衝任，養血化瘀為治，可選用下列《千金方》養生調補方。

一、飲食治療方

1. 胡麻子酒

【組方】胡麻子30克。

【製法】將胡麻子擇淨，研細，加黃酒適量，浸泡片刻，煎取汁飲服，每日1劑。

【功用】養血化瘀。適用於產後瘀血不去，腹中疼痛等。

2. 升麻湯

【組方】升麻9克。

【製法】將升麻擇淨，研細，加黃酒適量，浸泡片刻，煎取汁飲服，每日1劑。

【功用】活血化瘀。適用於產後瘀血不去，腹中疼痛等。

3. 黃酒柴胡湯

【組方】柴胡、生薑各6克，桃仁12克，當歸、黃蓍、白芍藥各9克，吳茱萸6克。

【製法】將諸藥擇淨，研細，加黃酒適量，浸泡片刻，煎取汁飲服，每日1劑。

【功用】和解退熱，活血化瘀。適用於產後往來寒熱，惡露不盡等。

4. 石菖蒲酒

【組方】石菖蒲9克。

【製法】將石菖蒲擇淨，研細，加黃酒適量，浸泡片刻，煎取汁飲服，每日1劑。

【功用】活血化瘀。適用於產後惡露不盡。

5. 鮮藕汁

【組方】鮮藕適量。

【製法】將鮮藕擇淨，切細，榨汁飲服，每次100毫升，每日3次。

【功用】清熱涼血止血。適用於產後惡露不盡。

6. 生地黃汁

【組方】生地黃適量。

【製法】將生地黃擇淨，切細，榨汁，每次100毫升，加黃酒30毫升調勻飲服，每日3次。

【功用】清熱涼血止血。適用於產後惡露不盡。

7. 紅豆散

【組方】紅豆適量。

【製法】將紅豆擇淨，研細即成。每次9克，每日3次，冷開水適量調勻飲服。

【功用】清熱涼血。適用於產後惡露不盡。

二、中藥內服方

1. 乾地黃湯

【組方】乾地黃9克，川芎、肉桂、黃耆、當歸各6克，人參、防風、茯苓、細辛、白芍藥、甘草各3克。

【製法】將諸藥擇淨，研細，加清水適量，浸泡片刻，水煎取汁飲服，每日1劑。

【功用】益氣養血。適用於產後惡露不盡，產後虧虛，氣血不足等。

2. 桃仁湯

【組方】桃仁15克，吳茱萸18克，黃耆、當歸、白芍藥各9克，生薑、醍醐、柴胡各24克。

【製法】將諸藥擇淨，研細，加黃酒5份，清水1份，煎沸取汁，納入醍醐飲服，每日1劑。

【功用】益氣養血，活血化瘀。適用於產後往來寒熱，惡露不盡等。

3. 澤蘭湯

【組方】澤蘭、當歸、生地黃各6克，生薑9克，甘草5克，白芍藥3克，大棗10枚。

【製法】將諸藥擇淨，研細，加清水適量，浸泡片刻，水煎取汁飲服，每日1劑。

【功用】益氣養血，活血化瘀。適用於產後惡露不盡，小腹急痛，痛引腰背，少氣乏力等。

4. 甘草湯

【組方】甘草、白芍藥、肉桂、阿膠各9克，大黃12克。

【製法】將諸藥擇淨，研細，加清水適量，浸泡片刻，水煎取汁，納入阿膠烊化飲服，每日1劑。

【功用】益氣養血，活血化瘀。適用於產後惡露不盡，心悸，手足逆冷，唇乾腹脹短氣等。

5. 大黃湯

【組方】大黃、當歸、甘草、生薑、牡丹皮、白芍藥各9克，吳茱萸12克。

【製法】將諸藥擇淨，研細，加清水適量，浸泡片刻，水煎取汁飲服，每日1劑。

【功用】益氣養血，活血化瘀。適用於產後惡露不盡。

6. 人參大黃湯

【組方】人參6克，大黃、當歸、甘草、生薑、牡丹皮、白芍藥各9克，吳茱萸12克。

【製法】將諸藥擇淨，研細，加清水適量，浸泡片刻，水煎取汁飲服，每日1劑。

【功用】益氣養血，活血化瘀。適用於產後惡露不盡。

7. 柴胡湯

【組方】柴胡、生薑各6克，桃仁12克，當歸、黃蓍、白芍藥各9克，吳茱萸6克。

【製法】將諸藥擇淨，研細，加清水適量，浸泡片刻，水煎取汁飲服，每日1劑。

【功用】和解退熱，活血化瘀。適用於產後往來寒熱，惡露不盡等。

8. 蒲黃湯

【組方】蒲黃2克，大黃、芒硝、甘草、黃芩各3克，大棗30枚。

【製法】將諸藥擇淨，研細，加清水適量，浸泡片刻，水煎取汁，納入芒硝調勻飲服，每日1劑。

【功用】活血化瘀。適用於產後惡露不盡，腹大短氣，不得飲食，上沖胸脅，時時煩憤逆滿，手足疼，胃熱口苦等。

9. 蒲黃大黃湯

【組方】蒲黃2克，大黃、甘草、黃芩各3克，大棗30枚。

【製法】將諸藥擇淨，研細，加清水適量，浸泡片

刻,水煎取汁飲服,每日1劑。

【功用】活血化瘀。適用於產後惡露不盡,腹大短氣,不得飲食,上沖胸脅,時時煩憒逆滿,手足疼,胃熱口苦等。

10. 梔子湯

【組方】梔子12克,當歸、白芍藥各6克,蜂蜜50毫升,生薑15克,羊脂3克。

【製法】將諸藥擇淨,研細備用。先將梔子水煎取汁,再納入諸藥同煎,取汁飲服,每日1劑。

【功用】養血化瘀。適用於產後惡露不盡,小腹疼痛等。

11. 生地黃湯

【組方】生地黃15克,生薑9克,大黃、白芍藥、茯苓、細辛、肉桂、當歸、甘草、黃芩各5克,大棗20枚。

【製法】將諸藥擇淨,研細,加清水適量,浸泡片刻,水煎取汁飲服,每日1劑。

【功用】活血化瘀,行氣止痛。適用於產後惡露不盡,腹中疼痛,氣急等。

12. 大黃乾漆湯

【組方】大黃、乾漆、乾地黃、肉桂、乾薑各6克。

【製法】將諸藥擇淨,研細,加清水3份,黃酒5份,煎取汁飲服,每日1劑。

【功用】活血化瘀,行氣止痛。適用於產後惡露不盡,腹中疼痛等。

13. 二黃桃仁湯

【組方】大黃、黃芩、桃仁各9克,肉桂、甘草、當

歸各6克,白芍藥12克,生地黃18克。

【製法】將諸藥擇淨,研細,加清水適量,浸泡片刻,水煎取汁飲服,每日1劑。

【功用】活血化瘀,行氣止痛。適用於產後惡血不盡,腹中絞刺痛不可忍等。

14. 大黃芒硝湯

【組方】大黃9克,芒硝3克,桃仁、水蛭、虻蟲各12克,甘草、當歸各6克。

【製法】將諸藥擇淨,研細,加清水3份,黃酒2份,煎取汁飲服,每日1劑。

【功用】活血化瘀,行氣止痛。適用於產後惡露不盡,腹中疼痛等。

15. 接骨木湯

【組方】接骨木適量。

【製法】將接骨木擇淨,研細,加清水適量,浸泡片刻,水煎取汁飲服,每日1劑。

【功用】活血化瘀,行氣止痛。適用於產後惡露不盡。

16. 羚羊角散

【組方】羚羊角9克,白芍藥6克,枳實3克。

【製法】將諸藥擇淨,加清水適量,浸泡片刻,水煎取汁飲服,每次9克,每日3次,日2夜1。

【功用】活血化瘀,行氣止痛。適用於產後下血不盡,煩悶腹痛等。

17. 鹿角散

【組方】鹿角適量。

【製法】將鹿角擇淨，研細即成。每次9克，每日4次，用豆豉煮汁送服，日3夜1。

【功用】活血化瘀，行氣止痛。適用於產後下血不盡，煩悶腹痛等。

18. 乾薑烏賊骨散

【組方】乾薑、烏賊骨各等量。

【製法】將二藥擇淨，研細即成。每次9克，每日3次，溫黃酒適量送服。

【功用】溫中活血，行氣止痛。適用於產後惡露不盡等。

19. 肉桂散

【組方】肉桂適量。

【製法】將肉桂擇淨，研細即成。每次9克，每日3次，溫黃酒適量送服。

【功用】溫中活血，行氣止痛。適用於產後惡露不盡等。

20. 龍骨丸

【組方】龍骨12克，乾薑、甘草、肉桂各6克。

【製法】將諸藥擇淨，研細蜜丸。每次9克，每日3次，溫黃酒適量送服。

【功用】溫中行氣，收斂止血。適用於產後惡露不盡，產後虛冷下血，瀉痢晝夜無數等。

21. 人參龍骨丸

【組方】龍骨12克，人參、乾地黃、乾薑、甘草、肉桂各6克。

【製法】將諸藥擇淨，研細蜜丸。每次9克，每日3

次，溫黃酒適量送服。

【功用】溫中行氣，收斂止血。適用於產後惡露不盡，產後虛冷下血，瀉痢晝夜無數等。

產後腹痛

產婦分娩後，小腹疼痛者，稱為「產後腹痛」，又稱「兒枕痛」。相當於西醫學的產後宮縮痛及產褥感染引起的腹痛。

中醫認為，本病多為產後氣血虧虛，不能濡潤筋脈，或氣滯血瘀，阻滯脈絡所為，當以益氣養血，化瘀通絡為治，可選用下列《千金方》養生調補方。

一、飲食治療方

1. 當歸湯

【組方】當歸、白芍藥各6克，生薑15克，羊肉500克。

【製法】將諸藥擇淨，布包，羊肉洗淨，切塊，同入鍋中，加清水適量，煮至羊肉熟後，去藥包調味服食，每日1劑。

【功用】養血活血，溫陽止痛。適用於產後腹痛，婦人寒疝，虛勞不足等。

2. 小羊肉湯

【組方】當歸6克，生薑15克，羊肉500克。

【製法】將諸藥擇淨，布包，羊肉洗淨，切塊，同入鍋中，加清水適量，煮至羊肉熟後，去藥包調味服食，每日1劑。

【功用】養血活血，溫陽止痛。適用於產後腹痛，婦

人寒疝，虛勞不足等。

3. 羊肉湯

【組方】肥羊肉500克，茯苓、黃蓍、乾薑各9克，甘草、獨活、肉桂、人參各6克，麥門冬18克，生地黃15克，大棗12枚。

【製法】將諸藥擇淨，布包，羊肉洗淨，切塊，同入鍋中，加清水適量，煮至羊肉熟後，去藥包調味服食，每日1劑。

【功用】養血活血，溫陽止痛。適用於產後腹痛，感冒，畏風等。

4. 羊肉當歸湯

【組方】羊肉500克，當歸、黃蓍、川芎、防風、甘草各6克，白芍藥9克，生薑12克。

【製法】將諸藥擇淨，布包，羊肉洗淨，切塊，同入鍋中，加清水適量，煮至羊肉熟後，去藥包調味服食，每日1劑。

【功用】養血活血，溫陽止痛。適用於產後心腹疼痛，納差食少，往來寒熱，乏力等。

5. 羊肉杜仲湯

【組方】羊肉500克，杜仲、紫菀、當歸、白朮、肉桂各9克，五味子、細辛、款冬花、人參、厚朴、川芎、附子、萆薢、甘草、黃蓍各6克，當歸、肉桂、白朮各9克，生薑24克，大棗30枚。

【製法】將諸藥擇淨，布包，羊肉洗淨，切塊，同入鍋中，加清水適量，煮至羊肉熟後，去藥包調味服食，每日1劑。

【功用】養血活血，溫陽補腎。適用於產後腰腹疼痛，咳嗽等。

6. 羊肉地黃湯

【組方】羊肉500克，生地黃60克，肉桂、當歸、甘草、川芎、人參各6克，白芍藥9克。

【製法】將諸藥擇淨，布包，羊肉洗淨，切塊，同入鍋中，加清水適量，煮至羊肉熟後，去藥包調味服食，每日1劑。

【功用】補中益臟，益氣活血。適用於產後腹痛。

7. 肉桂酒

【組方】肉桂適量。

【製法】將肉桂擇淨，加黃酒適量，浸泡片刻，煎取汁飲服，每日1劑。

【功用】溫陽活血止痛。適用於產後小腹痛及猝心腹痛等。

8. 生牛膝酒

【組方】生牛膝適量。

【製法】將生牛膝擇淨，加黃酒適量，浸泡片刻，煎取汁飲服，每日1劑。

【功用】活血止痛。適用於產後腹痛。

9. 牛膝根酒

【組方】牛膝根適量。

【製法】將牛膝根擇淨，加黃酒適量，浸泡1宿，翌日煎取汁飲服，每日1劑。

【功用】活血止痛。適用於產後腹痛。

二、中藥內服方

1. 白芍藥湯

【組方】白芍藥18克，肉桂、生薑各9克，甘草6克，膠飴18克，大棗12枚。

【製法】將諸藥擇淨，研細，加清水適量，浸泡片刻，水煎取汁，納入膠飴烊化飲服，每日1劑。

【功用】溫陽活血，養陰止痛。適用於產後少腹疼痛。

2. 桃仁白芍藥湯

【組方】桃仁9克，白芍藥、川芎、當歸、乾漆、肉桂、甘草各6克。

【製法】將諸藥擇淨，研細，加清水適量，浸泡片刻，水煎取汁飲服，每日1劑。

【功用】活血化瘀，行氣止痛。適用於產後腹痛。

3. 內補當歸建中湯

【組方】當歸12克，白芍藥18克，甘草6克，生薑18克，肉桂9克，大棗10枚。

【製法】將諸藥擇淨，研細，加清水適量，浸泡片刻，水煎取汁飲服，每日1劑。

【功用】益氣養血，溫中止痛。適用於產後虛羸不足，腹中疼痛不止，小腹拘急，痛引腰背，不能飲食等。

4. 當歸飴糖湯

【組方】當歸12克，白芍藥18克，甘草6克，生薑18克，肉桂9克，大棗10枚，飴糖100毫升。

【製法】將諸藥擇淨，研細，加清水適量，浸泡片刻，水煎取汁，納入飴糖烊化飲服，每日1劑。

【功用】益氣養血，溫中止痛。適用於產後虛羸不足，腹中疼痛不止，吸吸少氣，或小腹拘急，痛引腰背，不能飲食等。

5. 內補川芎湯

【組方】川芎、生地黃各12克，白芍藥15克，肉桂6克，甘草、乾薑各9克，大棗10枚。

【製法】將諸藥擇淨，研細，加清水適量，浸泡片刻，水煎取汁飲服，每日1劑。

【功用】益氣養血，溫中止痛。適用於產後虛羸及崩傷過多，腹中疼痛等。

6. 川芎附片湯

【組方】川芎、生地黃各12克，白芍藥15克，肉桂6克，製附片、甘草、乾薑各9克，大棗10枚。

【製法】將諸藥擇淨，研細，加清水適量，浸泡片刻，水煎取汁飲服，每日1劑。

【功用】益氣養血，溫陽止痛。適用於產後虛羸及崩傷過多，腹中疼痛，面目無色等。

7. 大補中當歸湯

【組方】當歸、續斷、肉桂、川芎、乾薑、麥門冬各9克，白芍藥12克，吳茱萸15克，乾地黃18克，甘草、白芷各6克，大棗10枚。

【製法】將諸藥擇淨，研細，加黃酒1份，漬藥1宿，次日再加水1份同煎取汁飲服，每日1劑。

【功用】益氣養血，溫陽止痛。適用於產後虛損不足，腹中拘急或溺血，少腹苦痛，或從高墜下內傷出血及金瘡血多等。

8. 當歸湯

【組方】當歸適量。

【製法】將當歸擇淨，研細即成。每次9克，每日3次，加蜂蜜適量煎沸飲服。

【功用】益氣養血，緩急止痛。適用於產後腹痛等。

9. 吳茱萸湯

【組方】吳茱萸6克，防風、桔梗、乾薑、甘草、細辛、當歸各2克，乾地黃3克。

【製法】將諸藥擇淨，研細，加清水適量，浸泡片刻，水煎取汁飲服，每日1劑。

【功用】益氣活血，溫陽止痛。適用於婦人寒冷胸滿痛，或心腹刺痛，或嘔吐食少，或腫，或寒，或下痢，氣息綿欲絕，產後益劇等。

10. 蒲黃湯

【組方】蒲黃、生地黃、生薑各15克，川芎、肉桂、芒硝各3克，桃仁9克，大棗15枚。

【製法】將諸藥擇淨，研細，加清水適量，浸泡片刻，水煎取汁，納入芒硝調勻飲服，每日1劑。

【功用】活血化瘀，行氣止痛。適用於產後諸疾，胸中少氣，腹痛，頭痛，腹中脹滿等。

11. 敗醬桂芎湯

【組方】敗醬草9克，肉桂、川芎各5克，當歸3克。

【製法】將諸藥擇淨，研細，加黃酒2份，清水4份，浸泡片刻，水煎取汁飲服，每日1劑。

【功用】活血化瘀，行氣止痛。適用於產後腹痛引腰，腹中如錐刀所刺等。

12. 敗醬草湯

【組方】敗醬草適量。

【製法】將敗醬草擇淨，加清水適量，浸泡片刻，水煎取汁飲服，每日1劑。

【功用】清熱解毒，活血化瘀。適用於產後腹痛。

13. 獨活湯

【組方】獨活、當歸、肉桂、白芍藥、生薑各9克，甘草6克，大棗20枚。

【製法】將諸藥擇淨，研細，加清水適量，浸泡片刻，水煎取汁飲服，每日1劑。

【功用】活血化瘀，行氣止痛。適用於產後腹痛，引腰痛，拘急痛等。

14. 白芍參蓍湯

【組方】白芍藥12克，人參、黃蓍、白芷、肉桂、生薑、川芎、當歸、乾地黃、甘草各6克，茯苓9克，大棗10枚。

【製法】將諸藥擇淨，研細，加黃酒、清水各等量，浸泡片刻，水煎取汁飲服，每日1劑。

【功用】益氣養血，行氣止痛。適用於產後心腹痛等。

15. 白芍黃蓍湯

【組方】白芍藥12克，黃蓍、白芷、肉桂、生薑、甘草各6克，大棗10枚。

【製法】將諸藥擇淨，研細，加黃酒、清水各等量，浸泡片刻，水煎取汁飲服，每日1劑。

【功用】益氣養血，行氣止痛。適用於產後心腹痛

等。

16. 蜀椒湯

【組方】蜀椒6克,白芍藥3克,當歸、半夏、甘草、肉桂、人參、茯苓各6克,蜂蜜、薑汁各100毫升。

【製法】將諸藥擇淨,研細,先取蜀椒煎沸,再納諸藥,水煎取汁,納薑汁及蜜調勻,煮沸飲服,每日1劑。

【功用】益氣養血,溫中止痛。適用於產後心腹疼痛等。

17. 大岩蜜湯

【組方】乾地黃、當歸、獨活、甘草、白芍藥、肉桂、細辛、遠志各6克,吳茱萸12克,乾薑9克,蜂蜜適量。

【製法】將諸藥擇淨,研細,加清水適量,浸泡片刻,水煎取汁,納入蜂蜜調勻飲服,每日1劑。

【功用】益氣養血,溫中止痛。適用於產後心腹痛等。

18. 乾地黃湯

【組方】乾地黃、白芍藥各9克,當歸、蒲黃各6克,生薑15克,肉桂18克,甘草3克。

【製法】將諸藥擇淨,研細,加清水適量,浸泡片刻,水煎取汁飲服,每日1劑。

【功用】活血化瘀,溫中止痛。適用於產後腹痛,兩脅滿痛等。

19. 白芍藥湯

【組方】白芍藥18克,肉桂、生薑各9克,甘草6克,膠飴24克,大棗12枚。

【製法】將諸藥擇淨,研細,加清水適量,浸泡片刻,水煎取汁,納入膠飴烊化飲服,每日1劑。

【功用】益氣養血,溫中止痛。適用於產後腹痛等。

產後身痛

產褥期內,出現肢體、關節酸痛、麻木、重著者,稱為產後身痛,也稱產後關節痛。

產後百節空虛,衛表不固,腠理不密,起居不慎,風寒濕邪乘虛而入,客於經絡、關竅,故見產後身痛。當以養血祛風,散寒除濕為治,可選用下列《千金方》養生調補方。

1. 鐘乳澤蘭丸

【組方】鐘乳9克,澤蘭10克,防風8克,人參、柏子仁、麥門冬、乾地黃、石膏、石斛各5克,川芎、甘草、白芷、牛膝、山茱萸、山藥、當歸、藁本各4克,細辛、桂心各3克,蕪荑2克,艾葉1克。

【製法】將諸藥擇淨,研細蜜丸。每次9克,每日2次,溫黃酒適量送服。

【功用】補虛損,益血氣。適用於產後身痛,久虛羸瘦,四肢百體煩疼,臍下結冷,不能食,面目瘀黑,憂恚不樂,月水不調,臍腹疼痛,腰腿沉重,四肢倦怠,百節酸痛,心悸恍惚,面少光澤,飲食無味,崩中漏下,子宮久冷無子等。

2. 大澤蘭丸

【組方】澤蘭7克,藁本、當歸、甘草各4克,紫石英9克,川芎、乾地黃、柏子仁、五味子各5克,肉桂、

石斛、白朮各4克,白芷、肉蓯蓉、厚朴、防風、山藥、茯苓、乾薑、禹餘糧、細辛、卷柏各3克,川椒、人參、杜仲、牛膝、蛇床、續斷、艾葉、蕪荑各2克,赤石脂、石膏各6克。

【製法】將諸藥擇淨,研細蜜丸。每次9克,每日2次,溫黃酒適量送服。

【功用】活血祛風,通絡止痛。適用於產後身痛,陰中冷痛;或頭痛,寒痺筋攣緩急,胃中冷逆,胸中嘔不止,瀉痢、淋瀝,心下痞急,邪氣咳逆;或漏下赤白,陰中腫痛,胸脅支滿;或身體皮膚中澀如麻豆,苦癢,痰癖結氣;或四肢拘攣,風行周身,骨節疼痛,目眩無所見;或風癇癲疾;或月水不通,魂魄不定,飲食無味,並產後血衈等。久服令人有子。

3. 小澤蘭丸

【組方】澤蘭7克,當歸、甘草各4克,川芎、柏子仁、防風、白芍藥、乾薑各3克,白芷、川椒、藁本、細辛、白朮、肉桂、蕪荑、人參、吳茱萸、厚朴各2克。

【製法】將諸藥擇淨,研細蜜丸。每次9克,每日2次,溫黃酒適量送服。

【功用】活血祛風,通絡止痛。適用於產後身痛,產後虛羸勞冷,身體消瘦等。

4. 石斛澤蘭丸

【組方】鐘乳、白石英各12克,紫石英、防風、藁本、茯神4克,澤蘭7克,黃耆、石斛、石膏各6克,甘草、當歸、川芎、白朮、肉桂、人參、乾薑、獨活、乾地黃各4克,白芷、桔梗、細辛、柏子仁、五味子、蜀椒、

黃芩、肉蓯蓉、白芍藥、秦艽、防葵各3克，厚朴、蕪荑各2克。

【製法】將諸藥擇淨，研細蜜丸。每次9克，每日2次，溫黃酒適量送服。

【功用】通血脈，補寒冷。適用於產後身痛，婦人風虛不足等。

5. 大平胃澤蘭丸

【組方】澤蘭、細辛、黃耆、鐘乳各9克，柏子仁、乾地黃各8克，大黃、前胡、遠志、紫石英各6克，川芎、白朮、川椒各5克，白芷、丹參、枳實、白芍藥、桔梗、秦艽、沙參、肉桂、厚朴、石斛、苦參、人參、麥門冬、乾薑各3克，製附片12克，吳茱萸15克，陳麴30克，大棗50枚。

【製法】將諸藥擇淨，研細蜜丸。每次9克，每日2次，溫黃酒適量送服。

【功用】益氣養血，通絡止痛。適用於產後身痛，五勞七傷，手足虛冷羸瘦，月水往來不調等。

6. 澤蘭散

【組方】澤蘭5克，禹餘糧、防風、石膏、白芷、乾地黃、赤石脂、肉蓯蓉、鹿茸、川芎各8克，藁本、川椒、白朮、柏子仁各5克，肉桂、甘草、當歸、乾薑各7克，蕪荑、細辛、厚朴各4克，人參3克。

【製法】將諸藥擇淨，研細即成。每次9克，每日3次，溫黃酒適量送服。

【功用】益氣養血，通絡止痛。適用於產後身痛。

產後排尿異常

產後排尿異常，是指產後小便淋漓不能自止，甚至小便自遺，無力約束，或產後小便不通，或尿意頻數，甚則小便失禁之症。

中醫認為，本病多為產後氣血虧虛，日久及腎，累及膀胱，氣化失約所致，當以益氣補腎、收澀培中為治，可選用下列《千金方》養生調補方。

1. 天花麥門冬湯

【組方】天花粉、麥門冬、甘草、黃連各6克，人參、生薑各9克，大棗15枚，桑螵蛸20枚。

【製法】將諸藥擇淨，研細，加清水適量，浸泡片刻，水煎取汁飲服，每日1劑。

【功用】清熱生津，養陰止澀。適用於產後小便頻數，口渴等。

2. 花粉人參湯

【組方】天花粉12克，人參、麥門冬各9克，甘草、乾地黃各6克，大棗20枚，蘆根15克。

【製法】將諸藥擇淨，研細，加清水適量，浸泡片刻，水煎取汁飲服，每日1劑。

【功用】益氣養陰，清熱生津。適用於產後小便頻數，口渴等。

3. 雞內金湯

【組方】雞內金20具，雞腸3具，乾地黃、當歸、甘草各6克，厚朴、人參各9克，蒲黃12克，生薑15克，大棗20枚。

【製法】將諸藥擇淨，研細備用。先取雞內金、雞腸、大棗水煎取汁，納諸藥再煎沸飲服，每日1劑。

【功用】健脾利濕，益氣養血。適用於產後小便頻數。

4. 貝齒冬葵湯

【組方】貝齒4枚，冬葵子30克，石膏15克，滑石6克。

【製法】將諸藥擇淨，研細，加清水適量，浸泡片刻，水煎取汁飲服，每日1劑。

【功用】清熱利濕。適用於產後小便頻數，小便引痛上至小腹，或時溺血，或如豆汁，或如膠飴，面目萎黃等。

5. 石韋湯

【組方】石韋、黃芩、通草、甘草各6克，榆皮15克，大棗30枚，冬葵子60克，白朮、生薑各9克。

【製法】將諸藥擇淨，研細，加清水適量，浸泡片刻，水煎取汁飲服，每日1劑。

【功用】清熱利濕，通淋止痛。適用於產後猝淋、氣淋、血淋、石淋等。

6. 葵根湯

【組方】葵根6克，車前子15克，血餘炭、大黃、肉桂、滑石各3克，通草9克，生薑18克，冬瓜皮30克。

【製法】將諸藥擇淨，研細，加清水適量，浸泡片刻，水煎取汁飲服，每日1劑。

【功用】清熱利濕，通淋止痛。適用於產後小便淋澀等。

7. 滑石散

【組方】滑石15克，通草、車前子、冬葵子各12克。

【製法】將諸藥擇淨，研細即成。每次9克，每日3次，溫開水適量送服。

【功用】清熱利濕，通淋止痛。適用於產後小便淋澀等。

8. 竹葉湯

【組方】竹葉90克，生薑、半夏各9克，大棗14枚，小麥15克，甘草、茯苓、人參各3克，麥門冬15克。

【製法】將諸藥擇淨，研細，加清水適量，浸泡片刻，水煎取汁飲服，每日1劑。

【功用】清熱利濕，通淋止痛。適用於產後小便淋澀，口渴，肢軟乏力等。

產後缺乳

產後乳汁甚少或全無，稱為缺乳，亦稱乳汁分泌不足。

中醫認為，本病多為身體虛弱，氣血生化之源不足，或肝鬱氣滯，乳汁運行受阻所為，當以益氣養血，通絡下乳為治，可選用下列《千金方》養生調補方。

一、飲食治療方

1. 石鐘乳通草散

【組方】石鐘乳、通草各等量。

【製法】將二藥擇淨，研細備用。每次9克，每日3次，米粥適量送服。

【功用】通絡下乳。適用於產後缺乳，或乳汁分泌不足。

2. 石鐘乳通草酒

【組方】石鐘乳、通草各等量。

【製法】將二藥擇淨，加黃酒適量，漬1宿，翌日煮沸飲服，每日1劑。

【功用】通絡下乳。適用於產後缺乳，或乳汁分泌不足。

3. 豬蹄湯

【組方】母豬蹄1具。

【製法】將母豬蹄洗淨，剁塊，放入鍋中，加清水適量煮至豬蹄熟後，調味服食，每日1劑。

【功用】通絡下乳。適用於產後缺乳，或乳汁分泌不足。

4. 豬蹄通草湯

【組方】母豬蹄1具，通草24克。

【製法】將母豬蹄洗淨，剁塊，與通草同放入鍋中，加清水適量煮至豬蹄熟後，調味服食，每日1劑。

【功用】通絡下乳。適用於產後缺乳，或乳汁分泌不足。

5. 天花粉酒

【組方】天花粉30克。

【製法】將天花粉擇淨，加黃酒適量，浸泡片刻，煮沸飲服，每日1劑。

【功用】清熱散結，通絡下乳。適用於乳癰，產後缺乳等。

6. 瓜蔞仁酒

【組方】瓜蔞仁15克。

【製法】將瓜蔞仁擇淨，加黃酒適量，浸泡片刻，煮沸飲服，每日1劑。

【功用】清熱散結，通絡下乳。適用於乳癰，產後缺乳等。

7. 鯉魚頭散

【組方】鯉魚頭適量。

【製法】將鯉魚頭擇淨，燒研細備用。每次9克，每日3次，溫黃酒適量送服。

【功用】通絡下乳。適用於產後缺乳，或乳汁分泌不足。

8. 鯽魚湯

【組方】鯽魚1尾，豬油30克，漏蘆、石鐘乳各24克。

【製法】將諸藥擇淨，同放鍋中，加黃酒適量，浸泡片刻，煮沸飲服，每日1劑。

【功用】益氣養血，通絡下乳。適用於產後缺乳，或乳汁分泌不足等。

二、中藥治療方

1. 鐘乳湯

【組方】石鐘乳、硝石、白石脂各1克，通草、桔梗各12克。

【製法】將諸藥擇淨，研細，加清水適量，浸泡片刻，水煎取汁，納入硝石調勻飲服，每日1劑。

【功用】通絡下乳。適用於產後缺乳，或乳汁分泌不

足。

2. 石鐘乳甘草湯

【組方】石鐘乳12克，甘草6克，漏蘆9克，通草、天花粉各15克。

【製法】將諸藥擇淨，研細，加清水適量，浸泡片刻，水煎取汁飲服，每日1劑。

【功用】通絡下乳。適用於產後缺乳，或乳汁分泌不足。

3. 鐘乳草蘆散

【組方】石鐘乳、通草各3克，漏蘆2克，肉桂、甘草、天花粉各1克。

【製法】將諸藥擇淨，研細備用。每次9克，每日3次，溫黃酒適量送服。

【功用】通絡下乳。適用於產後缺乳，或乳汁分泌不足。

4. 鐘乳漏蘆散

【組方】石鐘乳、漏蘆各等量。

【製法】將二藥擇淨，研細備用。每次9克，每日3次，溫開水適量送服。

【功用】通絡下乳。適用於產後缺乳，或乳汁分泌不足。

5. 漏蘆湯

【組方】漏蘆、通草各6克，石鐘乳3克，小米30克。

【製法】將諸藥擇淨，研細，加清水適量，浸泡片刻，水煎取汁飲服，每日1劑。

【功用】通絡下乳。適用於產後缺乳，或乳汁分泌不足。

6. 漏蘆散

【組方】漏蘆12克，石鐘乳、天花粉各24克，螵蛸30克。

【製法】將諸藥擇淨，研細備用。每次9克，每日3次，白糖水適量送服。

【功用】通絡下乳。適用於產後缺乳，或乳汁分泌不足。

7. 單行石膏湯

【組方】石膏12克。

【製法】將石膏擇淨，研細，加清水適量，浸泡片刻，水煎取汁飲服，每日1劑。

【功用】清熱通絡。適用於乳癰，產後缺乳等。

8. 天花粉漏蘆散

【組方】天花粉、漏蘆各9克，石鐘乳12克，白頭翁3克，滑石、通草各6克。

【製法】將諸藥擇淨，研細備用。每次9克，每日3次，溫黃酒適量送服。

【功用】清熱通絡。適用於乳癰，產後缺乳等。

9. 土瓜根散

【組方】土瓜根適量。

【製法】將土瓜根擇淨，研細備用。每次6克，每日3次，溫開水適量送服。

【功用】通絡下乳。適用於產後缺乳，或乳汁分泌不足。

產後汗出異常

產後氣血虧虛，腠理不密，故每在飲食或睡眠時出汗，常在數日內好轉。若汗出較多而持續時間較長，稱為「產後自汗」。若睡中汗出，醒來即止者，稱為「產後盜汗」。統稱「產後汗出異常」。

中醫認為，本病多為產後氣血兩虛，衛陽不固，或陰血不足，虛熱內生，迫汗外出所為，當以補益脾肺，養陰清熱為治，可選用下列《千金方》養生調補方。

一、飲食治療方

1. 乳蜜湯

【組方】牛（羊）乳700毫升，白蜜150毫升，當歸、人參、獨活各9克，大棗20枚。

【製法】將諸藥擇淨，研細，放入乳蜜中煮沸飲服，每日1劑。

【功用】益氣養血。適用於產後七傷，虛損，少氣不足，腰腎冷痛等。

2. 吳茱萸湯

【組方】吳茱萸9克。

【製法】將吳茱萸擇淨，研細，以黃酒適量漬1宿，翌日煮沸飲服，每日1劑。

【功用】溫中健脾。適用於產後虛羸，盜汗，惡寒，腹中疼痛等。

3. 豬油煎

【組方】豬油、生薑汁、白蜜各100毫升，黃酒50毫升。

【製法】將諸藥擇淨，調勻，煮沸飲服，每日1劑。

【功用】補肺益氣。適用於產後體虛，寒熱自汗出等。

4. 鯉魚湯

【組方】鯉魚1尾，豆豉、蔥白各30克，乾薑、肉桂各6克。

【製法】將諸藥擇淨，鯉魚切塊，同入鍋中，加清水適量，煮至鯉魚肉熟後，調味服食，每日1劑。

【功用】補肺益氣。適用於婦人產後體虛，流汗不止，或時盜汗等。

二、中藥內服方

1. 杏仁湯

【組方】杏仁、橘皮、白前、人參各9克，蘇葉、半夏各6克，肉桂12克，生薑30克，麥門冬3克。

【製法】將諸藥擇淨，研細，加清水適量，浸泡片刻，水煎取汁飲服，每日1劑。

【功用】補肺益氣。適用於產後汗出異常。

2. 厚朴肉桂湯

【組方】厚朴、肉桂、當歸、細辛、白芍藥、石膏、桔梗各9克，甘草、黃芩、澤瀉各6克，吳茱萸15克，乾地黃12克，乾薑3克。

【製法】將諸藥擇淨，研細，加清水適量，浸泡片刻，水煎取汁飲服，每日1劑。

【功用】宣肺理氣。適用於產後汗出異常，產後上氣，奔豚，胸中煩躁等。

3. 五石湯

【組方】紫石英、鐘乳、白石英、赤石脂、石膏、茯苓、白朮、肉桂、川芎、甘草各6克，薤白18克，人參、當歸各9克，生薑24克，大棗20枚。

【製法】將諸藥擇淨，研細，加清水適量，浸泡片刻，水煎取汁飲服，每日1劑。

【功用】補腎益氣。適用於產後虛冷七傷，時作寒熱，體痛乏力等。

4. 三石湯

【組方】紫石英、生薑、當歸、人參、甘草各6克，白石英、鐘乳各8克，茯苓、乾地黃、肉桂各9克，法半夏12克，大棗12克。

【製法】將諸藥擇淨，研細，加清水適量，浸泡片刻，水煎取汁飲服，每日1劑。

【功用】補腎益氣。適用於產後汗出異常。

5. 內補黃蓍湯

【組方】黃蓍、當歸、白芍藥、乾地黃、半夏各9克，茯苓、人參、肉桂、遠志、麥門冬、甘草、五味子、白朮、澤瀉各6克，乾薑12克，大棗30枚。

【製法】將諸藥擇淨，研細，加清水適量，浸泡片刻，水煎取汁飲服，每日1劑。

【功用】補益肺氣。適用於婦人七傷，身體疼痛，小腹急滿，面目黃黑，不能飲食並諸虛乏不足，少氣，心悸不安等。

6. 桂枝加製附片湯

【組方】桂枝、白芍藥、生薑各9克，甘草5克，製

附片6克，大棗12枚。

【製法】將諸藥擇淨，研細，加清水適量，浸泡片刻，水煎取汁飲服，每日1劑。

【功用】補益肺氣。適用於產後風虛，汗出不止，小便難，四肢微急，難以屈伸者。

子宮脫垂

子宮脫垂是指子宮從正常位置沿陰道下降，子宮頸外口脫垂至坐骨棘水平以下，甚至子宮全部脫垂至陰道口外的一種疾病。

此病中醫稱為「陰挺下脫」，民間俗稱「掉茄子」，因其多發生於產後，又稱「產後子腸不收」。根據其脫垂程度，在臨床上常分為Ⅲ度：

Ⅰ度：子宮頸下垂至坐骨棘水平以下，但不脫出陰道口外者；

Ⅱ度：子宮頸及部分子宮體脫出陰道口外者；

Ⅲ度：整個子宮體脫垂於陰道口外者。

本病多見於勞動婦女和多生育婦女，而慢性咳嗽、便秘、年老體衰等，也容易誘發。

中醫認為，本病多為中氣不足，氣虛下陷，或腎氣虧損，衝任不固，帶脈失約所為，當以健脾益氣，固衝益腎為治，可選用下列《千金方》養生調補方。

一、中藥內服方

1. 黃芩散

【組方】黃芩、刺蝟皮、當歸各2克，白芍藥3克，牡蠣、竹茹各8克，狐莖1具。

【製法】將諸藥擇淨，研細備用。每次9克，每日3次，溫開水適量送服。

【功用】補腎益氣。適用於婦人陰脫等。

2. 當歸散

【組方】當歸、黃芩各6克，刺蝟皮2克，牡蠣5克，白芍藥4克。

【製法】將諸藥擇淨，研細備用。每次9克，每日3次，溫黃酒適量送服。

【功用】補腎益氣。適用於婦人陰脫等。

3. 鱉頭散

【組方】鱉頭適量。

【製法】將鱉頭擇淨，燒研細備用。每次9克，每日3次，溫開水適量送服。

【功用】補腎益氣。適用於婦人陰脫等。

二、中醫外治方

1. 皂莢散

【組方】皂莢2克，半夏、大黃、細辛各2克，蛇床子4克。

【製法】將諸藥擇淨，研細備用。每次用薄絹囊盛，大如指頭大小，納入陰道中，每日換2次。

【功用】補腎益氣，解毒升提。適用於婦人陰脫等。

2. 吳茱萸蜀椒散

【組方】吳茱萸、蜀椒、戎鹽各30克。

【製法】將諸藥擇淨，研細備用。每次用薄絹囊盛，大如指頭大小，納入陰道中，每日換1次。

【功用】益氣升提。適用於婦人陰脫等。

3. 蜀椒散

【組方】蜀椒、製烏頭、白及各等量。

【製法】將諸藥擇淨，研細備用。每次用薄絹囊盛，大如指頭大小，納入陰道中，每日換1次。

【功用】益氣升提。適用於婦人陰脫等。

4. 羊脂鐵精糊

【組方】羊脂、鐵精各適量。

【製法】將羊脂熔化，以鐵精適量調勻，布包，熱熨肛門上，每日2次。

【功用】溫陽升提。適用於婦人陰脫等。

5. 蛇床子熨

【組方】蛇床子適量。

【製法】將蛇床子擇淨，炒熱布包，熱熨會陰部，每日2次。

【功用】溫陽升提。適用於婦人陰脫，陰中痛等。

6. 硫黃散

【組方】硫黃、烏賊骨各12克，五味子3克。

【製法】將諸藥擇淨，研細備用。每次取藥末適量，外撲患處，每日3次。

【功用】溫陽升提。適用於婦人陰脫等。

癥　瘕

癥瘕是指腹內結塊，並伴有或滿、或脹、或痛的一種病症，多見於下腹部。

中醫認為，本病多為臟腑失調，氣血不和，因新產、經行不慎，傷於風冷，或情志內傷所致，當以疏肝行氣，

活血化瘀為治，可選用下列《千金方》養生調補方。

1. 乾薑丸

【組方】乾薑、川芎、茯苓、硝石、杏仁、水蛭、虻蟲、桃仁、蟅蟲、柴胡、全蠍各3克，白芍藥、人參、大黃、川椒、當歸各6克。

【製法】將諸藥擇淨，研細備用。每次9克，每日3次，溫開水適量送服。

【功用】活血化瘀。適用於婦人寒熱羸瘦，酸消怠惰，胸中支滿，肩背脊重痛，腹裏堅滿積聚，或痛不可忍，引腰小腹痛，四肢煩疼，手足厥逆，寒至肘膝，或煩滿，手足虛熱，意欲投水中，百節盡痛，心下常苦懸痛，時寒時熱，噁心，涎唾喜出，每愛鹹酸甜苦之物，身體或如雞皮，月經不通，大小便苦難，食不生肌。

2. 抵當丸

【組方】水蛭、虻蟲、桃仁各20枚，大黃9克。

【製法】將諸藥擇淨，研細，蜜丸即成。每次9克，每日3次，溫開水適量送服。

【功用】活血化瘀。適用於癥瘕。

3. 抵當湯

【組方】水蛭、虻蟲各30枚，桃仁23枚，大黃9克。

【製法】將諸藥擇淨，研細，加清水適量，浸泡片刻，水煎取汁飲服，每日1劑。

【功用】活血化瘀。適用於癥瘕。

4. 五京丸

【組方】乾薑、川椒各9克，製附片3克，吳茱萸30

克,當歸、野狼毒、黃芩、牡蠣各6克。

【製法】將諸藥擇淨,研細,蜜丸即成。每次9克,每日3次,溫開水適量送服。

【功用】活血化瘀。適用於婦人腹中積聚,腰中冷引小腹等。

臟　躁

婦人精神憂鬱,煩躁不寧,哭笑無常,頻作哈欠,稱為「臟躁」。《金匱要略》言:「婦人臟躁,喜悲傷欲哭,像如神靈所作,數欠伸,甘麥大棗湯主之。」

中醫認為,本病的發生,與患者體質因素有關,如素體虛弱,而多憂愁思慮,謾久傷心,勞倦傷脾,心脾受傷,則精血化源不足,或因病後傷陰,或因產後亡血,致使精血內虧,五臟失於濡養,五志之火內動,上擾心神所致。當以甘潤滋養為治,可選用下列《千金方》養生調補方。

1. 昆布丸

【組方】昆布、海藻、白芍藥、肉桂、白石英、款冬花、桑白皮、人參各6克,柏子仁、茯苓、鐘乳各8克,紫菀、甘草各3克,乾薑4克,吳茱萸、五味子、細辛各5克,杏仁15枚,橘皮、蘇子各15克。

【製法】將諸藥擇淨,研細,蜜丸即成。每次9克,每日3次,溫黃酒適量送服。

【功用】活血理氣。適用於臟躁,胸中伏氣等。

2. 白芍大黃丸

【組方】白芍藥、滑石、黃連、石膏、山茱萸、前胡

各4克，大黃、細辛、麥門冬、生薑各3克，半夏、肉桂各2克。

【製法】將諸藥擇淨，研細，蜜丸即成。每次9克，每日3次，溫黃酒適量送服。

【功用】活血理氣。適用於婦人無故憂恚，胸中迫塞，氣不下等。

口味異常

口味異常是指患者自覺口中的味覺異常，如口酸、口苦、口鹹等，這往往是臟腑功能失調的外在表現之一。若臟腑發生病變，在出現全身症狀的同時，還往往會出現口內味覺異常。因此，患者口味異常可以作為中醫診治疾病的依據之一。

當然，在診治口味異常時，還需要結合其他症狀進行辨證施治，才能取得滿意的效果。在常規治療時，可選用下列《千金方》養生調補方。

1. 五香丸

【組方】豆蔻、丁香、藿香、零陵香、青木香、白芷、肉桂各3克，香附子6克，甘松香、當歸各2克，檳榔12克。

【製法】將諸藥擇淨，研細，蜜丸即成。每次1丸，每日4次，日3夜1，含化。或每日含服。

【功用】芳香化濁。適用於口及身臭。

2. 含香丸

【組方】丁香2克，甘草12克，細辛、肉桂各6克，川芎4克。

【製法】將諸藥擇淨，研細，蜜丸即成。每次2丸，臨臥時含化。

【功用】芳香化濁。適用於口氣臭穢。

3. 肉桂甘草散

【組方】肉桂、甘草、細辛、橘皮各等量。

【製法】將諸藥擇淨，研細即成。每次9克，每日2次，溫黃酒適量送服。

【功用】芳香化濁。適用於口氣臭穢。

4. 川芎白芷丸

【組方】川芎、白芷、橘皮、肉桂各12克，棗肉24克。

【製法】將諸藥擇淨，研細，蜜丸即成。每次1丸，飯前飯後常含服。

【功用】芳香化濁。適用於口臭。

5. 肉桂細辛散

【組方】肉桂、細辛各等量。

【製法】將諸藥擇淨，研細即成。每次9克，臨臥時溫黃酒適量送服。

【功用】芳香化濁。適用於口氣臭穢。

6. 豆蔻細辛散

【組方】豆蔻、細辛各等量。

【製法】將諸藥擇淨，研細即成。每次9克，臨臥時溫黃酒適量送服。

【功用】芳香化濁。適用於口氣臭穢。

7. 蜀椒肉桂散

【組方】蜀椒、肉桂各等量。

【製法】將諸藥擇淨，研細即成。每次9克，臨臥時溫黃酒適量送服。

【功用】芳香化濁。適用於口氣臭穢。

8. 甘芎散

【組方】甘草30克，川芎24克，白芷18克。

【製法】將諸藥擇淨，研細即成。每次9克，每日3次，溫黃酒適量送服。

【功用】芳香化濁。適用於口氣臭穢。

9. 松根瓜棗散

【組方】松根白皮、瓜子仁、大棗各等量。

【製法】將諸藥擇淨，研細即成。每次9克，每日3次，溫黃酒適量送服。

【功用】芳香化濁。適用於口臭及身臭。

10. 瓜仁川芎散

【組方】瓜子仁、川芎、藁本、當歸、杜蘅各6克，細辛12克，防風48克。

【製法】將諸藥擇淨，研細即成。每次9克，每日3次，溫黃酒適量送服。

【功用】芳香化濁。適用於口臭及身臭。

11. 瓜子仁白防散

【組方】瓜子仁、川芎、藁本、當歸、杜蘅各6克，細辛12克，白芷18克，防風48克。

【製法】將諸藥擇淨，研細即成。每次9克，每日3次，溫開水適量送服。

【功用】芳香化濁。適用於口臭及身臭。

12. 橘皮肉桂散

【組方】橘皮20克，肉桂18克，辛夷樹皮24克，大棗20枚。

【製法】將諸藥擇淨，研細即成。每次9克，每日3次，溫開水適量送服。

【功用】芳香化濁。適用於口臭及身臭。

13. 橘皮芎桂散

【組方】橘皮20克，川芎、肉桂各18克，辛夷樹皮24克，大棗20枚。

【製法】將諸藥擇淨，研細即成。每次9克，每日3次，溫開水適量送服。

【功用】芳香化濁。適用於口臭及身臭。

14. 細辛含方

【組方】細辛適量。

【製法】將細辛擇淨，研細，水煎取汁，每次適量，取汁含漱，不拘時。

【功用】芳香化濁。適用於口臭及身臭。

15. 香薷含方

【組方】香薷適量。

【製法】將香薷擇淨，研細，水煎取汁，每次適量，取汁含漱，不拘時。

【功用】芳香化濁。適用於口臭及身臭。

16. 甜瓜子含方

【組方】甜瓜子適量。

【製法】將甜瓜子擇淨，研細，加蜂蜜適量調勻，每次適量含嗽，不拘時。

【功用】芳香化濁。適用於口臭及身臭。

17. 沉香藁本散

【組方】沉香15克，藁本9克，白瓜瓣18克，丁香15克，甘草、當歸、川芎、麝香各6克。

【製法】將諸藥擇淨，研細，蜜丸即成。每次3克，每日3次，食後含服。

【功用】芳香化濁。適用於七孔臭氣。

18. 白芷陳皮散

【組方】白芷、陳皮各5克，瓜子仁6克，藁本、當歸、細辛、肉桂各3克。

【製法】將諸藥擇淨，研細即成。每次9克，每日3次，溫黃酒適量送服。

【功用】芳香化濁。適用於口臭。

19. 甘松散

【組方】甘草、松根皮、甜瓜子、大棗各等量。

【製法】將諸藥擇淨，研細即成。每次9克，每日3次，溫開水適量送服。

【功用】芳香化濁。適用於口臭及身臭。

慢性唇炎

慢性唇炎，又稱剝脫性唇炎、慢性光化性唇炎，以唇黏膜紅腫、糜爛、皸裂、脫屑為主要特徵，其症時輕時重，日久不癒。一般認為其發病與寒冷、乾燥、日光照射、菸酒刺激以及舔唇、咬唇、樂器吹奏等因素有關。

本病屬中醫「唇風」範疇，多為風火毒邪搏結於唇，或因過食辛辣厚味，脾胃濕熱，薰灼唇部，或因血燥生風

所致，當以清熱利濕，養陰生津為治，可選用下列《千金方》養生調補方。

一、中藥內服方

潤脾膏

【組方】生地黃汁100毫升，生麥門冬12克，生天門冬30克，玉竹12克，細辛、甘草、川芎、白朮各6克，黃蓍、升麻各9克，豬油300毫升。

【製法】將諸藥擇淨，研細，用食醋浸1宿，下生地黃汁、豬油共煎沸即成。每次適量，細細含之。

【功用】養陰生津。適用於唇炎唇焦枯不潤等。

二、中醫外治方

1. 蜂蠟紫草膏

【組方】蜂蠟、紫草各等量。

【製法】將二藥擇淨，研細，同入鍋中煎沸即成。每次取藥膏適量敷口面，每日3次。

【功用】養陰清熱。適用於唇炎。

2. 蛇皮散

【組方】蛇皮適量。

【製法】將蛇皮擇淨，研細即成。每次適量外敷口面，每日3次。

【功用】養陰清熱。適用於唇炎。

牙 痛

牙痛，是多種牙齒疾病和牙周疾病常見症狀之一，如齲齒、牙齦炎、牙周炎等，均可引起牙痛。

中醫認為，本病多為風火外襲，胃熱熾盛，或腎陰虧

損，虛火上炎所為，當以疏風清熱，解毒消腫，益腎養陰為治，可選用下列《千金方》養生調補方。

1. 白附知母散

【組方】白附子、知母、細辛各6克，川芎、高良薑各12克。

【製法】將諸藥擇淨，研細即成。每次適量，以綿裹少許著齒上，有汁吐出，每日2次，含之。

【功用】養陰清熱。適用於齲齒，蟲痛，口臭等。

2. 地骨皮醋湯

【組方】地骨皮30克。

【製法】將地骨皮擇淨，研細，放入鍋中，加食醋適量，浸泡片刻，煎取汁即成，時時含漱。

【功用】養陰清熱。適用於齲齒，蟲痛等。

3. 黃芩甘草湯

【組方】黃芩、甘草、肉桂、當歸、細辛、蛇床子各3克。

【製法】將諸藥擇淨，研細，放入鍋中，加食醋適量，浸泡片刻，煎取汁即成，時時含漱。

【功用】養陰清熱。適用於齒齦腫痛，蟲痛等。

4. 莽草豬椒湯

【組方】莽草10片，豬椒附根皮15克。

【製法】將二藥擇淨，研細，放入鍋中，加食醋適量，浸泡片刻，煎取汁即成，時時含漱。

【功用】養陰清熱。適用於齒齦腫痛，面腫等。

5. 松葉湯

【組方】松葉30克，食鹽10克。

【製法】將二藥擇淨，研細，放入鍋中，加黃酒適量，浸泡片刻，煎取汁即成，時時含漱。

【功用】清熱解毒。適用於齒齦腫痛，面腫等。

6. 生地黃含方

【組方】生地黃適量。

【製法】將生地黃擇淨，搗爛，綿裹著齒上，時時含咽。

【功用】養陰清熱。適用於齒根動欲脫落等。

7. 生地獨活酒

【組方】生地黃、獨活各9克。

【製法】將二藥擇淨，研細，放入鍋中，加黃酒適量，浸泡片刻，煎取汁即成，時時含漱。

【功用】養陰補腎。適用於齒根動痛等。

8. 竹茹湯

【組方】竹茹6克。

【製法】將竹茹擇淨，研細，放入鍋中，加食醋適量，浸泡片刻，煎取汁即成，時時含漱。

【功用】宣肺清熱。適用於齒齦間津液、血出不止等。

9. 細辛甘草湯

【組方】細辛6克，甘草3克。

【製法】將二藥擇淨，研細，放入鍋中，加食醋適量，浸泡片刻，煎取汁即成，時時含漱。

【功用】芳香止痛。適用於牙痛。

10. 當歸肉桂醋方

【組方】當歸6克，肉桂、細辛、甘草各3克，礬石1

克。

【製法】將諸藥擇淨，研細，放入鍋中，加食醋適量，浸泡片刻，煎取汁即成，時時含漱。

【功用】活血止痛。適用於頭痛，口齒疼痛不可忍等。

11. 蜀椒莽草湯

【組方】蜀椒60克，莽草10片，李樹根、獨活各6克，細辛、川芎、防風各3克。

【製法】將諸藥擇淨，研細，放入鍋中，加白酒適量，浸泡片刻，煎取汁即成，時時含漱。

【功用】活血止痛。適用於牙痛，頭痛。

12. 枸杞子湯

【組方】枸杞子適量。

【製法】將枸杞子擇淨，研細，放入鍋中，加清水適量，浸泡片刻，水煎取汁即成，時時含漱。

【功用】補益肝腎。適用於牙痛，時時欲搖動等。

13. 生地大蒜含方

【組方】生地黃、大蒜各等量。

【製法】將二藥擇淨，搗爛，綿裹著齒上，時時含咽。

【功用】清熱解毒。適用於牙痛等。

14. 含漱湯

【組方】獨活9克，黃芩、川芎、細辛、蓽茇各6克，當歸9克，丁香3克。

【製法】將諸藥擇淨，研細，放入鍋中，加清水適量，浸泡片刻，水煎取汁即成，時時含漱。

【功用】活血祛風。適用於牙痛。

15. 川芎細辛散

【組方】川芎、細辛、防風、礬石、製附片、藜蘆、莽草各等量。

【製法】將諸藥擇淨，研細即成。每次適量，以綿裹少許著齒上，含之，每日3次。

【功用】活血祛風。適用於齲齒疼痛等。

16. 生地肉桂含方

【組方】生地黃、肉桂各等量。

【製法】將二藥擇淨，搗爛，綿裹著齒上，時時含咽。

【功用】清熱解毒。適用於牙痛等。

17. 馬齒莧含方

【組方】馬齒莧適量。

【製法】將馬齒莧擇淨，搗爛，綿裹著齒上，時時含咽。

【功用】清熱解毒。適用於牙痛等。

18. 附片黃連礬石散

【組方】製附片9克，黃連18克，礬石24克。

【製法】將諸藥擇淨，研細即成。每次適量，吹入咽喉處，每日3次。

【功用】清熱解毒，活血祛風。適用於牙痛，口噤不開等。

急性結膜炎

急性結膜炎，俗稱「紅眼病」，是由多種細菌或病毒

所引起的結膜急性炎性反應，是夏季常見的急性傳染性眼病。本病潛伏期短，傳染性強，常在學校、家庭、托兒所及其他單位造成流行。

本病發病急，多為雙側性，眼部有異物感或燒灼感，或伴有輕度畏光，流淚，分泌物多，晨起時上下瞼緣有分泌物黏著。本病結膜充血嚴重，可伴有球結膜下出血，嚴重時可發生角膜浸潤或潰瘍。

本病屬中醫「暴發火眼」範疇，多為濕熱邪毒侵襲，肝火上炎所為，當以清熱解毒，涼血泄肝為治。

在本病流行季節，不要到公共場所玩耍，也不要走親串友，更不要到游泳池游泳。家庭中不要共用毛巾、臉盆，也不要用手抓揉眼睛，接觸病人或觸摸病人的東西後要及時洗手，並用流動的清水沖洗乾淨。不要搞集體性預防點眼藥，也不要使用病人用過的眼藥水，患眼也不要包紮，不要熱敷，擦眼分泌物時不要用手巾，可用清潔紙巾或消毒棉籤。可選用下列《千金方》養生調補方。

一、中藥內服方

瀉肝湯方

【組方】柴胡、白芍藥、大黃各12克，決明子、澤瀉、黃芩、杏仁各9克，升麻、枳實、梔子仁、竹葉各6克。

【製法】將諸藥擇淨，研細，放入鍋中，加清水適量，浸泡片刻，水煎取汁飲服，每日1劑。

【功用】清肝泄熱。適用於紅眼病眼赤漠漠不見物，目痛如刺等。

二、中醫外治方

1. 梔子仁煎方

【組方】梔子仁、蕤仁、決明子各3克，車前葉、秦皮各4克，石膏6克，苦竹葉、細辛各2克，蜂蜜30毫升。

【製法】將諸藥擇淨，研細，放入鍋中，加清水適量，浸泡片刻，水煎取汁即成。每次取藥液適量滴眼，或濕敷，不拘時，每日1劑。

【功用】清肝泄熱。適用於紅眼病，目痛如刺等。

2. 大棗煎方

【組方】大棗7枚，黃連6克，淡竹葉30克。

【製法】將諸藥擇淨，研細，先將淡竹葉水煎取汁，納大棗肉、黃連再煎，取汁即成。每次取藥液適量滴眼，或濕敷，不拘時，每日1劑。

【功用】清肝泄熱。適用於紅眼病，目熱睛赤，疼痛等。

3. 洗眼湯

【組方】秦皮、黃柏、決明子、黃連、黃芩、蕤仁各18克，梔子7枚，大棗5枚。

【製法】將諸藥擇淨，研細，水煎取汁，納大棗肉、黃連再煎，取汁即成。每次取藥液適量滴眼，或濕敷，不拘時，每日1劑。

【功用】清肝泄熱。適用於紅眼病，肝熱上攻，目生障翳，目熱疼痛等。

4. 竹葉洗眼湯

【組方】甘竹葉9克，烏梅3枚，古錢3枚。

【製法】將諸藥擇淨，研細，先將甘竹葉水煎取汁，納烏梅、古錢再煎，取汁即成。每次取藥液適量滴眼，或濕敷，不拘時，每日1劑。

【功用】清肝泄熱。適用於紅眼病，目熱疼痛等。

夜盲症

夜盲症是由於缺乏維生素A引起的眼部病變，多在青少年時期發病，患者逐漸發生眼淚減少，入暮或黑暗處視物不清，行動困難，甚至不見，至天明或光亮處視力復常，部分病人同時出現皮膚乾燥、脫屑等。

本病屬中醫「雀目」、「雞蒙眼」範疇，多為肝腎虧虛所為，當以補益肝腎，益精明目為治，可選用下列《千金方》養生調補方。

一、飲食治療方

1. 蕪菁子酒

【組方】蕪菁子適量。

【製法】將蕪菁子擇淨，加黃酒適量煮沸飲服，每次30毫升，每日3次。

【功用】養肝明目。適用於雀目，眼暗不明等。

2. 胡麻仁散

【組方】胡麻仁適量。

【製法】將胡麻仁擇淨，研細即成。每次30克，每日3次，溫黃酒適量送服。

【功用】養肝明目。適用於雀目，眼暗不明等。

二、中藥內服方

1. 磁朱丸（中成藥）

【組方】神麴12克，磁石6克，朱砂3克。

【製法】將諸藥擇淨，研細，蜜丸即成。每次6克，每日3次，溫開水適量送服。

【功用】鎮心，安神，明目。適用於心腎陰虛，心陽偏亢，心悸失眠，耳鳴耳聾，視物昏花，雀目等。

2. 瓜子散

【組方】冬瓜子、青葙子、蕪蔚子、枸杞子、牡荊子、蒺藜子、菟絲子、蕪菁子、決明子、地膚子、柏子仁各18克，肉桂6克，蕤仁9克，細辛2克，木通6克，車前子3克。

【製法】將諸藥擇淨，研細即成。每次9克，每日2次，溫黃酒適量送服。

【功用】養肝明目。適用於雀目，眼漠漠不明等。

3. 補肝丸

【組方】青葙子、肉桂、葶藶子、杏仁、細辛、蕪蔚子、枸杞子、五味子各3克，茯苓、黃芩、防風、地膚子、澤瀉、決明子、麥門冬、蕤仁各4克，車前子、菟絲子各18克，乾地黃6克，兔肝1具。

【製法】將諸藥擇淨，研細，蜜丸即成。每次9克，每日2次，溫黃酒適量送服。

【功用】養肝明目。適用於雀目，視物不明等。

4. 兔肝補肝丸

【組方】兔肝2具，柏子仁、乾地黃、茯苓、細辛、蕤仁、枸杞子各4克，防風、川芎、山藥各3克，車前子

18克，五味子、甘草各2克，菟絲子9克。

【製法】將諸藥擇淨，研細，蜜丸即成。每次9克，每日2次，溫黃酒適量送服。

【功用】養肝明目。適用於雀目，眼暗不明等。

5. 羊肝補肝散

【組方】青羊肝1具，決明子18克，蓼子12克。

【製法】將諸藥擇淨，研細即成。每次9克，每日2次，米粥適量送服。

【功用】養肝明目。適用於雀目，眼暗不明等。

6. 補肝蕪菁子散

【組方】蕪菁子適量。

【製法】將蕪菁子擇淨，用黃酒適量煮沸，曝乾研細即成。每次9克，每日3次，溫開水適量送服。

【功用】養肝明目。適用於雀目，眼暗不明等。

7. 蕪菁花散

【組方】蕪菁花適量。

【製法】將三月三日採收的蕪菁花擇淨，陰乾研細即成。每次9克，每日3次，溫開水適量送服。

【功用】養肝明目。適用於雀目，眼暗不明等。

8. 地膚補肝散

【組方】地膚子、生地黃各適量。

【製法】將地膚子擇淨，研細，以生地黃汁和勻，曝乾，研末即成。每次9克，每日2次，溫黃酒適量送服。

【功用】養肝明目。適用於雀目，眼暗不明等。

9. 白瓜子散

【組方】白瓜子適量。

【製法】將白瓜子擇淨，用食醋適量浸一宿，曝乾研細即成。每次9克，每日3次，溫黃酒適量送服。

【功用】養肝明目。適用於雀目，眼暗不明等。

10. 地膚決明丸

【組方】地膚子15克，決明子30克。

【製法】將二藥擇淨，研細，米湯為丸即成。每次9克，每日3次，溫開水適量送服。

【功用】養肝明目。適用於雀目，眼暗不明等。

瞼緣炎

瞼緣炎是瞼緣表面、睫毛毛囊、皮脂腺的惡急性或慢性炎症。

本病屬中醫「瞼弦赤爛」、「風弦赤爛」、「爛弦風」範疇，多為脾胃濕熱，風邪外侵所致，當以清熱利濕，解毒消腫為治，可選用下列《千金方》養生調補方。

1. 竹葉黃連湯

【組方】竹葉、黃連各3克，柏白皮5克。

【製法】將諸藥擇淨，研細，水煎取汁即成。每次取藥液適量滴眼，或濕敷，不拘時，每日1劑。

【功用】清肝泄熱。適用於瞼緣炎。

2. 乳汁煎方

【組方】黃連18克，蕤仁12克，乾薑24克。

【製法】將諸藥擇淨，研細，以人乳汁浸藥一宿，翌日微火煎沸取汁即成。每次取藥液適量滴眼，或濕敷，不拘時，每日1劑。

【功用】清肝泄熱。適用於瞼緣炎，淚出，赤紅癢

等。

鼻　淵

　　鼻淵，又名腦漏、腦滲，指鼻竅時流濁涕，經年累月不癒，如滴泉水，甚則涕出腥臭的一種疾病，類似於現代醫學的鼻竇炎，慢性鼻炎之類。

　　中醫認為，本病多為六淫外襲，膽熱上犯，脾經濕熱所致，當以清肺泄熱，通行鼻竅為治，可選用下列《千金方》養生調補方。

一、中藥內服方

1. 羊肺散方

　　【組方】羊肺1具，白朮12克，肉蓯蓉、通草、乾薑、川芎各6克。

　　【製法】將諸藥擇淨，研細即成。每次9克，每日3次，米湯適量送服。

　　【功用】宣肺通竅。適用於鼻淵，鼻中息肉等。

2. 槐葉蔥白湯

　　【組方】槐葉15克，蔥白2莖，豆豉9克。

　　【製法】將諸藥擇淨，研細，放入鍋中，加清水適量，浸泡片刻，水煎取汁飲服，每日1劑。

　　【功用】宣肺通竅。適用於鼻淵。

3. 小薊湯

　　【組方】小薊適量。

　　【製法】將小薊擇淨，研細，放入鍋中，加清水適量，浸泡片刻，水煎取汁飲服，每日3次。

　　【功用】清熱宣肺。適用於鼻淵，鼻塞不利等。

二、中醫外治方

1. 通草散

【組方】通草13克,珍珠6克,礬石、細辛各24克。

【製法】將諸藥擇淨,研細即成。每次取藥末適量,捻如棗核大小,紗布包納鼻中,每日3次。

【功用】宣肺通竅。適用於鼻淵,鼻中息肉等。

2. 通草辛夷散

【組方】通草、辛夷各2克,細辛、甘草、肉桂、川芎、製附片各4克。

【製法】將諸藥擇淨,研細即成。每次取藥末適量,捻如棗核大小,紗布包納鼻中,每日3次。

【功用】宣肺通竅。適用於鼻淵,鼻塞,頭中冷痛,清涕時出等。

3. 細辛蜀椒散

【組方】細辛、蜀椒、乾薑、川芎、吳茱萸、製附片各18克,肉桂24克,皂莢屑12克,豬油適量。

【製法】將諸藥擇淨,研細,布包用食醋浸一宿,翌日用豬油煎沸,再煎一二沸,去渣取汁即成。每次適量,以紗布蘸藥液適量納鼻孔中,每日3次。

【功用】宣肺通竅。適用於鼻淵,鼻塞,清涕時出等。

4. 鼻塞窒香膏

【組方】白芷、川芎、通草各18克,當歸、細辛、莽草、辛夷花各30克,豬油適量。

【製法】將諸藥擇淨,研細,布包用食醋浸一宿,翌日用豬油煎沸,再煎一二沸,去渣取汁即成。每次適量,

以紗布蘸藥液適量納鼻孔中，每日3次。

【功用】宣肺通竅。適用於鼻淵，鼻塞不通等。

5. 當歸薰衣草膏

【組方】當歸、薰衣草、通草、細辛、薏仁各18克，川芎、白芷各12克，羊髓適量。

【製法】將諸藥擇淨，研細，微火合煎，煮沸，煎至白芷色黃，去渣即成。每次適量，以紗布蘸藥液適量納鼻孔中，每日2次。

【功用】宣肺通竅。適用於鼻淵，鼻塞不通等。

6. 瓜蒂散

【組方】瓜蒂適量。

【製法】將瓜蒂擇淨，研細即成。每次取藥末適量，吹入鼻孔中，或以紗布包納藥末適量於鼻中，每日3次。

【功用】宣肺通竅。適用於鼻淵，鼻塞不通等。

7. 通草細辛附片散

【組方】通草、細辛、製附片各等量，蜂蜜適量。

【製法】將諸藥擇淨，研細即成。每次取藥末適量，蜂蜜適量調勻，紗布包納鼻孔中，每日3次。

【功用】宣肺通竅。適用於鼻淵，鼻塞不通等。

8. 乾薑散

【組方】乾薑適量。

【製法】將乾薑擇淨，研細即成。每次取藥末適量，吹入鼻孔中，或取蜂蜜適量調勻，紗布包納鼻孔中，每日3次。

【功用】宣肺通竅。適用於鼻淵，鼻塞不通等。

9. 瓜蒂散

【組方】瓜蒂、細辛各等量。

【製法】將二藥擇淨，研細即成。每次取藥末適量，吹入鼻孔中，或以紗布包納藥末適量於鼻中，每日3次。

【功用】宣肺通竅。適用於鼻淵，鼻有息肉，不聞香臭等。

10. 礬蘆瓜蒂散

【組方】礬石、藜蘆各6克，瓜蒂、製附片各12克。

【製法】將諸藥擇淨，研細即成。每次取藥末適量，吹入鼻孔中，或以紗布包納藥末適量於鼻中，每日2次。

【功用】宣肺通竅。適用於鼻淵，鼻有息肉，氣鼻不利等。

鼻出血

鼻出血，即鼻腔出血，又名鼻衄，是多種疾病的常見症狀，多由肺、胃、肝、腎病變所引起，因鼻為肺竅，故鼻衄多見於肺的病變，患者除鼻衄外，常有鼻腔氣熱，口乾咳嗽；或有鼻燥，口臭、口渴欲飲；或有頭痛眩暈，心煩易怒，或有頭暈耳鳴，腰膝酸軟等。

中醫認為，本病多為肺熱上蒸，胃熱上沖，肝火上擾，腎陰不足所為，當以清熱宣肺，清瀉胃熱，清肝瀉火，滋補腎陰，涼血止血為治，可選用下列《千金方》養生調補方。

1. 二黃骨皮湯

【組方】生地黃24克，蒲黃30克，地骨皮15克，黃芩、白芍藥、生竹茹各9克。

【製法】將諸藥擇淨，研細，放入鍋中，加清水適量，浸泡片刻，水煎取汁飲服，每日1劑。

【功用】清熱泄肺，涼血止血。適用於大便出血，口鼻出血，氣急，胸悶等。

2. 竹茹芍藥湯

【組方】竹茹30克，白芍藥6克，川芎、當歸、肉桂、甘草各3克，黃芩6克。

【製法】將諸藥擇淨，研細，先取竹茹煎汁，再納諸藥，水煎取汁飲服，每日1劑。

【功用】清熱泄肺，涼血止血。適用於吐血、衄血、溺血，心中驚悸等。

3. 伏龍肝湯

【組方】伏龍肝60克，生地黃18克，川芎3克，肉桂9克，細辛1克，白芷12克。

【製法】將諸藥擇淨，研細，放入鍋中，加清水3份，黃酒7份，浸泡片刻，水煎取汁飲服，每日1劑。

【功用】清熱泄肺，收斂止血。適用於鼻出血。

4. 生地黃湯

【組方】生地黃24克，黃芩3克，阿膠6克，柏葉30克，甘草6克。

【製法】將諸藥擇淨，研細，放入鍋中，加清水適量，浸泡片刻，水煎取汁，納入阿膠烊化飲服，每日1劑。

【功用】清熱泄肺，涼血止血。適用於鼻出血。

5. 地黃阿蒲湯

【組方】生地黃150克，阿膠6克，蒲黃9克。

【製法】將諸藥擇淨，研細，放入鍋中，加清水適

量，浸泡片刻，水煎取汁，納入阿膠烊化飲服，每日1劑。

【功用】清熱泄肺，涼血止血。適用於鼻出血。

6. 地黃梔子甘草散

【組方】乾地黃、梔子、甘草各等量。

【製法】將諸藥擇淨，研細即成。每次9克，每日3次，溫黃酒適量送服。

【功用】清肺泄熱。適用於鼻出血不止等。

7. 生地黃汁飲

【組方】鮮生地黃適量。

【製法】將鮮生地黃擇淨，搗爛取汁飲服。每次50毫升，每日3次。

【功用】清肺泄熱。適用於鼻出血等。

8. 小薊汁飲

【組方】鮮小薊適量。

【製法】將鮮小薊擇淨，搗爛取汁飲服。每次50毫升，每日3次。

【功用】清肺泄熱。適用於鼻出血等。

9. 楮葉汁飲

【組方】鮮楮葉適量。

【製法】將鮮楮葉擇淨，搗爛取汁飲服。每次50毫升，每日3次。

【功用】清肺泄熱。適用於鼻出血等。

三、中醫外治方

1. 血餘散

【組方】血餘炭適量。

【製法】將血餘炭擇淨，研細即成。每次取藥末適

量，吹入鼻孔中，不拘時。並取藥末9克，溫開水適量送服，每日3次。

【功用】收斂止血。適用於鼻出血等。

2. 韭根汁

【組方】韭根適量。

【製法】將韭根擇淨，搗爛取汁即成。每次取藥汁適量，滴入鼻孔中，不拘時。

【功用】涼血止血。適用於鼻出血等。

3. 蔥根汁

【組方】蔥根適量。

【製法】將蔥根擇淨，搗爛取汁即成。每次取藥汁適量，滴入鼻孔中，不拘時。

【功用】涼血止血。適用於鼻出血等。

4. 蔥白汁

【組方】蔥白適量。

【製法】將蔥白擇淨，搗爛取汁即成。每次取藥汁適量，滴入鼻孔中，不拘時。

【功用】涼血止血。適用於鼻出血等。

5. 伏龍肝糊

【組方】伏龍肝適量。

【製法】將伏龍肝擇淨，研細即成。每次取藥末適量，加食醋適量調勻，外塗陰囊，不拘時。

【功用】引熱下行。適用於鼻出血等。

6. 灸風府穴法

【組穴】風府穴（後髮際正中直上1寸，枕外隆凸直下凹陷中）。

【灸法】取風府穴,將艾炷點燃,灸4壯,每日1次。

【功用】宣肺清熱。適用於鼻出血。

7. 灸湧泉穴法

【組穴】湧泉穴(足前部凹陷處第2、3趾趾縫紋頭端與足跟連線的前1/3處)。

【灸法】取雙湧泉穴,將艾條點燃,灸200壯,每日1次。

【功用】引熱下行。適用於鼻出血。

急慢性咽炎

急慢性咽炎是咽部黏膜的急慢性炎症,常和急慢性鼻炎、鼻竇炎、扁桃體炎等同時存在。

中醫認為,本病多因外感風熱,侵襲咽喉,或因嗜食辛辣厚味,胃腸積熱,上薰咽喉所致。當以疏風散熱,清熱解毒為治,可選用下列《千金方》養生調補方。

一、飲食治療方

1. 黃酒人乳飲

【組方】黃酒2份,人乳汁1份。

【製法】將二者調勻飲服,每日2次。

【功用】潤肺利咽。適用於慢性咽炎。

2. 生薑蜜飲

【組方】生薑、蜂蜜各適量。

【製法】將生薑擇淨,切細,搗爛取汁,加等量蜂蜜調勻飲服,每日2次。

【功用】潤肺解毒,利咽消腫。適用於慢性咽炎。

3. 母薑酒

【組方】母薑（老生薑）汁200毫升，酥油、牛髓、香麻油各100毫升，肉桂、秦椒各3克，防風5克，川芎、獨活各4克。

【製法】將諸藥擇淨，研細，納薑汁中煎沸，再下酥油、牛髓、香麻油等，煮沸即成。每次取藥膏20毫升，加黃酒100毫升調勻飲服，每日4次，日3夜1。

【功用】潤肺解毒，利咽消腫。適用於慢性咽炎，聲音嘶啞等。

4. 乾薑散

【組方】乾薑、黃酒、酥油各適量。

【製法】將乾薑擇淨，研細即成。每次取藥末2克，加黃酒、酥油適量調勻飲服，每日3次。

【功用】解毒利咽。適用於慢性咽炎。

5. 薑　片

【組方】生薑適量。

【製法】將生薑擇淨，切片即成，時時含咽。

【功用】解毒利咽。適用於慢性咽炎，咽喉痛癢，吐之不出，咽之不入等。

二、中藥內服方

1. 半夏厚朴湯

【組方】半夏12克，厚朴9克，茯苓12克，生薑15克，蘇葉6克。

【製法】將諸藥擇淨，研細，放入鍋中，加清水適量，浸泡片刻，水煎取汁飲服，每日1劑。

【功用】行氣解鬱。適用於胸滿心下痞滿，咽中不

適，如有炙肉臠，吐之不出，咽之不下。

2. 烏扇膏

【組方】生烏扇（射干）30克，升麻9克，羚羊角6克，薔薇根30克，艾葉1克，白芍藥6克，通草6克，生地黃15克，豬油適量。

【製法】將諸藥擇淨，研細，用食醋適量浸1宿，納豬油，文火煎取，待醋盡為度，去渣取汁即成。每次取藥膏適量，納喉中，細細含服。

【功用】清熱解毒，利咽消腫。適用於急慢性咽炎，咽喉不利，時或疼痛等。

3. 豆豉二角湯

【組方】豆豉15克，犀角（代）、射干、杏仁、甘草各6克，羚羊角5克，白芍藥9克，梔子7枚，升麻12克。

【製法】將諸藥擇淨，研細，放入鍋中，加清水適量，浸泡片刻，水煎取汁飲服，每日1劑。

【功用】清熱解毒，利咽消腫。適用於急慢性咽炎，咽喉腫痛，心悸胸滿等。

4. 升麻芍藥湯

【組方】升麻、白芍藥各12克，射干、杏仁、楓香、葛根、麻黃各9克，甘草6克。

【製法】將諸藥擇淨，研細，放入鍋中，加清水適量，浸泡片刻，水煎取汁飲服，每日1劑。

【功用】清熱解毒，利咽消腫。適用於急慢性咽炎，咽喉腫痛，咽水不下及瘰癧等。

5. 桔梗湯

【組方】桔梗適量。

【製法】將桔梗擇淨，研細，放入鍋中，加清水適量，浸泡片刻，水煎取汁飲服，每日1劑。

【功用】宣肺祛痰，利咽排膿。適用於急慢性咽炎，咽喉不適等。

6. 丹參升麻丸

【組方】丹參、升麻、雄黃、杏仁、鬼臼、甘草、射干各3克，麝香（代）1克。

【製法】將諸藥擇淨，研細，蜜丸即成。每次9克，每日3次，溫開水或黃酒適量送服。

【功用】宣肺利咽。適用於急慢性咽炎，咽痛失聲不利等。

7. 乾薑通草散

【組方】黃酒、酥油各適量，乾薑8克，通草、肉桂、石菖蒲各6克。

【製法】將諸藥擇淨，研細即成。每次9克，用黃酒、酥油調勻飲服，每日2次。

【功用】宣肺利咽。適用於急慢性咽炎，咽痛，語聲不利等。

8. 肉桂杏仁

【組方】肉桂6克，杏仁18克。

【製法】將諸藥擇淨，研細，蜜丸即成。每次6克，時時含咽，不拘時。

【功用】宣肺利咽。適用於急慢性咽炎，語聲不利，咳嗽等。

9. 射干杏仁丸

【組方】射干、杏仁、人參、製附片、肉桂各3克。

【製法】將諸藥擇淨，研細，蜜丸即成。每次6克，時時含咽，不拘時。

【功用】宣肺利咽。適用於急慢性咽炎，咽喉不利，咳嗽等。

10. 附片散

【組方】製附片適量。

【製法】將製附片擇淨，蜜塗，炙黃即成，時時含咽，不拘時。

【功用】宣肺利咽。適用於急慢性咽炎，咽喉不利等。

三、中醫外治方

1. 大蒜塞耳方

【組方】大蒜1枚。

【製法】將大蒜去皮，塞耳、鼻中，每日2次。

【功用】解毒利咽。適用於慢性咽炎。

2. 刺小指爪紋法

【組穴】小指爪紋穴（在手小指背側，爪甲根部中點處）。

【刺法】常規消毒後，取小指爪紋穴，針刺出血，擠出二三滴即可，每日2次，交替進行。

【功用】清熱解毒。適用於慢性咽炎。

耳　聾

耳聾是隨年齡增長而發生的漸進性感音神經性耳聾，病理表現為內耳神經組織的萎縮退化，如耳蝸螺旋器的毛細胞發生退化，以及聽神經、聽覺中樞的退化。

耳聾按聽力損失程度進行分級，純音聽力損失小於26分貝者為正常，聽力損失很小，基本不影響正常談話；聽力損失在27～40分貝稱為輕度耳聾，對小聲說話感到困難；損失41～55分貝稱為中度耳聾，聽普通聲音談話已有困難；損失56～70分貝稱為中重度耳聾，一般影響工作和生活；損失71～89分貝為重度耳聾，只能聽見大聲喊話；損失大於90分貝稱為極重度耳聾，大聲喊話也不易聽到。

中醫認為，腎開竅於耳，腎精充足，則聽力正常，腎精不足，則聽力下降，當以補腎益精為治。中醫辨證施治，可選用下列《千金方》養生調補方。

一、飲食治療方

1. 羊腎湯

【組方】羊腎1具，白朮15克，生薑18克，玄參12克，澤瀉6克，白芍藥、茯苓各9克，淡竹葉30克，生地黃18克。

【製法】將諸藥擇淨，研細即成。先取羊腎、淡竹葉，水煎取汁，納入諸藥再煎，取汁飲服，每日1劑。羊腎取出切片調味服食。

【功用】清熱利濕。適用於耳鳴吼鬧、短氣，四肢疼痛，腰背相引，小便黃赤等。

2. 牡荊子酒

【組方】牡荊子適量。

【製法】將牡荊子擇淨，放入黃酒中，浸泡1週飲服。每次50毫升，每日3次。

【功用】下氣通竅。適用於耳鳴。

3. 魯王酒

【組方】茵芋、製烏頭、羊躑躅各4克,製附片、防己、石斛各3克,細辛、牛膝、甘草、柏子仁、通草、肉桂、秦艽、茵陳、山茱萸、黃芩、白附子、瞿麥、乾地黃、王不留行、杜仲、澤瀉、石楠、防風、遠志各2克。

【製法】將諸藥擇淨,研細,放入白酒中,浸泡1週飲服。每次50毫升,每日2次。

【功用】補益肝腎,活血通竅。適用於眩暈,耳聾目暗,淚出,鼻不聞香臭,口爛生瘡,喉下生瘡,胸脅肩胛痛,手不能上頭,不能帶衣,腰脊不能俯仰,腳痹不仁,難以久立,半身不遂,四肢偏枯,筋攣不可屈伸等。

4. 天門冬酒

【組方】天門冬適量。

【製法】將天門冬擇淨,放入白酒中,浸泡3天即成。每次50毫升,每日3次飲服。

【功用】養陰清熱,潤肺滋腎。適用於耳鳴,咳嗽吐血,肺癰,咽喉腫痛,消渴,便秘等。

二、中藥內服方

1. 地黃天門冬散

【組方】生地黃汁200毫升,生天門冬汁、白蜜各300毫升,羊腎1具,白朮、麥麴各48克,甘草、乾薑、地骨皮各24克,肉桂、杜仲、黃耆各12克,當歸、五味子各9克。

【製法】將諸藥擇淨,研細,取生地黃汁、生天門冬汁、白蜜調勻,曝乾研細即成。每次9克,每日2次,溫黃酒適量送服。

【功用】補益肝腎。適用於腰痛，耳鳴等。

2. 肉桂大黃膏

【組方】肉桂、大黃、白术、細辛、川芎各3克，乾薑6克，丹參15克，蜀椒18克，巴豆10枚，製附片12克，豬油適量。

【製法】將諸藥擇淨，研細，以食醋適量浸1宿，再加豬油適量，文火上煎，煮至豬油溶後，去渣取汁即成，可服可摩。

【功用】疏肝活血。適用於耳聾，牙齒疼痛等。耳聾者綿裹適量納耳中。牙齒冷痛，則放於齒間。痺痛等取藥膏適量摩患處。若腹中有病，則以黃酒適量調勻飲服如棗許大。咽喉疼痛，取棗核大小吞服。

3. 羊腎茱萸丸

【組方】山茱萸、乾薑、巴戟天、白芍藥、澤瀉、肉桂、菟絲子、黃蓍、乾地黃、遠志、蛇床子、石斛、當歸、細辛、肉蓯蓉、牡丹皮、人參、甘草、製附片各6克，石菖蒲3克，羊腎2具。

【製法】將諸藥擇淨，研細，蜜丸即成。每次9克，每日3次，溫開水適量送服。

【功用】補益肝腎。適用於久聾耳鳴等。

4. 磁石天門冬湯

【組方】磁石12克，天門冬、地骨皮、生薑各9克，山茱萸、茯苓、石菖蒲、川芎、枳實、白芷、橘皮、甘草、土瓜根、牡荊子各6克，竹瀝200毫升。

【製法】將諸藥擇淨，研細，放入鍋中，加清水適量，浸泡片刻，水煎取汁，納入竹瀝汁調勻飲服，每日1

劑。

【功用】清熱疏肝。適用於耳鳴，耳聾等。

5. 瀉腎湯

【組方】芒硝、茯苓、黃芩各9克，生地汁50毫升，石菖蒲15克，磁石24克，大黃18克，玄參、細辛各12克，甘草6克。

【製法】將諸藥擇淨，研細，水煎取汁，再納大黃煎煮，二三沸即可，去渣取汁，納生地黃汁煮沸，加芒硝調勻飲服，每日1劑。

【功用】瀉腎清熱。適用於小腹脹滿，耳聾，多夢，腰痛，氣急等。

6. 柴胡茯神湯

【組方】柴胡、茯神、黃芩、澤瀉、升麻、杏仁、大青葉、芒硝各6克，磁石12克，羚羊角3克，生地黃、淡竹葉各30克。

【製法】將諸藥擇淨，研細，放入鍋中，加清水適量，浸泡片刻，水煎取汁，納入芒硝調勻飲服，每日1劑。

【功用】清熱疏肝。適用於易怒心煩，易忘，耳聽無聞，四肢滿急，腰背轉動強直等。

7. 補腎湯

【組方】磁石、生薑、五味子、防風、牡丹皮、玄參、肉桂、炙甘草各6克，製附片3克，大豆24枚。

【製法】將諸藥擇淨，研細，放入鍋中，加清水適量，浸泡片刻，水煎取汁飲服，每日1劑。

【功用】補益肝腎。適用於腎氣不足，胸悶，目視不

明，耳聾，消渴，一身悉癢，骨中疼痛等。

8. 肉桂地黃丸

【組方】肉桂12克，生地黃48克，澤瀉、山藥、茯苓各24克，丹皮18克，半夏6克。

【製法】將諸藥擇淨，研細，蜜丸即成。每次9克，每日3次，溫黃酒適量送服。

【功用】補益肝腎。適用於腎氣不足，羸瘦日劇，吸吸少氣，耳聾，目暗等。

三、中醫外治方

1. 磁石散

【組方】石菖蒲、白薇、牡丹皮、山茱萸、牛膝、土瓜根各6克，磁石12克。

【製法】將諸藥擇淨，研細即成。每次取藥末適量，綿裹塞耳中，每日換1次。

【功用】補益肝腎。適用於腎氣不足，耳鳴，耳聾等。

2. 蓖麻仁丸

【組方】蓖麻仁12克，杏仁、石菖蒲、磁石、桃仁各2克，巴豆1克，食鹽2克，製附片1克，薰陸香、松脂各8克，蜂蠟6克，通草2克。

【製法】將諸藥擇淨，研細，合搗，令可丸即成。每次取如棗核大小綿裹塞耳中，每日4～5次。

【功用】補益肝腎。適用於腎氣不足，耳鳴，耳聾等。

3. 硫黃雄黃散

【組方】硫黃、雄黃各等量。

【製法】將二藥擇淨，研細即成。每次取藥末適量，綿裹塞耳中，每日換1次。

【功用】補益肝腎。適用於腎氣不足，耳鳴，耳聾等。

面神經炎

面神經炎，俗稱面癱，是指莖乳突孔內急性非化膿性面神經炎，引起周圍面神經麻痺者，又稱貝爾氏麻痺，為常見的腦神經疾患。

本病屬中醫「中風」範疇，多為風邪侵襲，經脈不利所為，當以疏風散邪，疏通經絡，活血化瘀為治，可選用下列《千金方》養生調補方。

一、飲食治療方

1. 松針酒

【組方】松葉適量。

【製法】將松葉擇淨，搗汁，納黃酒適量漬2宿，煎沸飲服，每日1劑。

【功用】疏風通絡。適用於中風口面喎斜等。

2. 豆淋酒

【組方】大豆適量。

【製法】將大豆擇淨，炒熟，以黃酒適量淋漬即成。每次50毫升，每日3次飲服。

【功用】活血疏風。適用於中風口面喎斜等。

3. 枳茹酒

【組方】枳茹適量。

【製法】將枳茹擇淨，加黃酒適量浸泡片刻，煎沸飲

服，每日1劑。

【功用】活血疏風。適用於中風口面喎斜等。

二、中藥內服方

1. 製附片散

【組方】製附片、肉桂各15克，細辛、防風、人參、乾薑各18克。

【製法】將諸藥擇淨，研細即成。每次9克，每日3次，溫黃酒適量送服。

【功用】疏風散寒。適用於中風手臂不仁，口面喎斜等。

2. 甘草湯

【組方】甘草、肉桂、川芎、麻黃、當歸、白芍藥各3克，人參6克，製附片、白附子、獨活、防己各9克，生薑、石膏、茯神各12克，白朮、黃芩、細辛各3克，秦艽、防風各5克，菊花18克，淡竹瀝400毫升。

【製法】將諸藥擇淨，研細，先取麻黃煮沸，取汁，納竹瀝及諸藥再煎取汁飲服，每日1劑。

【功用】疏風散寒，活血通絡。適用於中風偏癱，手腳枯細，面口喎僻，精神不定，言語倒錯等。

3. 獨活湯

【組方】獨活9克，生地黃汁、竹瀝各100毫升。

【製法】將獨活擇淨，研細，水煎取汁，納入生地黃汁、竹瀝調勻飲服，每日1劑。

【功用】疏風散寒，化痰通絡。適用於中風面口喎僻，舌不得轉等。

4. 竹瀝二防湯

【組方】竹瀝300毫升，防風、防己、升麻、肉桂、川芎各6克，麻黃12克，羚羊角9克。

【製法】將諸藥擇淨，研細，水煎取汁，納入竹瀝調勻飲服，每日1劑。

【功用】疏風散寒，化痰通絡。適用於中風面口喎僻。

5. 防風附片葛根湯

【組方】防風、製附片、葛根各6克，柏子仁、麻黃各9克，獨活、生薑各12克，杏仁10枚。

【製法】將諸藥擇淨，研細，加清水10份，黃酒2份，煎沸飲服，每日1劑。

【功用】疏風散寒，化痰通絡。適用於中風面口喎僻。

三、中醫外治方

1. 肉桂酒

【組方】肉桂、黃酒各適量。

【製法】將肉桂擇淨，加黃酒適量浸泡片刻，煎沸即成。以紗布漬藥液外敷患處，左側敷右，右側敷左，每日3次。

【功用】活血疏風。適用於中風口面喎斜等。

2. 桂枝酒

【組方】桂枝、黃酒各適量。

【製法】將桂枝擇淨，加黃酒適量浸泡片刻，煎沸即成。以紗布漬藥液外敷患處，左側敷右，右側敷左，每日3次。

【功用】活血疏風。適用於中風口面喎斜等。

口腔潰瘍

口腔潰瘍，俗稱「口瘡」，是發生在口腔黏膜上的表淺性潰瘍，大小可從米粒至黃豆大小、呈圓形或卵圓形，潰瘍面凹，周圍充血，可因刺激性食物引發疼痛，一般1～2個星期可以自癒。

口腔潰瘍呈週期性反覆發生，醫學上稱「復發性口腔潰瘍」。可一年發病數次，也可以一個月發病幾次，甚至新舊病變交替出現。

中醫認為，本病多為脾胃積熱，虛火上炎所為，當以清瀉脾胃，養陰清熱為治，可選用下列《千金方》養生調補方。

1. 梔子甘草丸

【組方】梔子、甘草各18克，細辛3克，肉桂12克，川芎24克。

【製法】將諸藥擇淨，研細，蜜丸即成。每次9克，每日2次，溫開水適量送服。

【功用】清熱活血。適用於口腔潰瘍。

2. 川芎白芷丸

【組方】川芎、白芷、橘皮、肉桂、大棗各5克。

【製法】將諸藥擇淨，研細，蜜丸即成。每次9克，每日2次，溫開水適量送服，而後取藥丸適量含服。

【功用】活血行氣。適用於口腔潰瘍。

3. 豬油白蜜煎

【組方】豬油、白蜜各48克，黃連3克。

【製法】將諸藥擇淨，研細，水煎取汁，文火熬膏即得。每次適量含服，每日4～5次，夜2次。

【功用】養陰清熱利咽。適用於口中瘡，咽喉不利，口燥等。

4. 當歸射干升麻膏

【組方】當歸、射干、升麻各3克，製附片2克，白蜜、豬油各適量。

【製法】將諸藥擇淨，研細。先取豬油適量煎沸，納諸藥，微火煎至製附片色黃，去渣取汁，納入白蜜，文火熬膏即得。每次適量含服，不拘時。

【功用】清熱利咽。適用於熱病口爛咽喉生瘡等。

5. 甘草丸

【組方】甘草、人參、半夏、生薑、烏梅肉、大棗膏各等量。

【製法】將諸藥擇淨，研細，蜜丸即成。每次適量含服，不拘時。

【功用】清熱養陰。適用於口腔潰瘍，口乾等。

6. 羊脂醋

【組方】羊脂、食醋各適量。

【製法】將羊脂洗淨，切細，放入食醋中浸一宿，翌日取汁含服。

【功用】清熱養陰。適用於口腔潰瘍。

7. 石膏蜜方

【組方】石膏、蜂蜜各適量。

【製法】將石膏擇淨，研細，水煎取汁，加蜂蜜煮沸即成。每次適量，取藥液含服，不拘時。

【功用】清熱生津。適用於口腔潰瘍,口乾等。

8. 牛膝荷根酒

【組方】牛膝、生荷根各9克,黃柏3克。

【製法】將諸藥擇淨,研細,布包,放入黃酒中漬1宿,翌日微火煎沸即成。細細含之,不拘時。

【功用】清熱解毒。適用於口腔潰瘍。

9. 升麻煎

【組方】升麻、玄參、薔薇根白皮、射干各12克,大青葉、黃柏各9克,蜂蜜適量。

【製法】將諸藥擇淨,研細,水煎取汁,納蜂蜜煎沸即成。細細含之,不拘時。

【功用】清熱解毒。適用於口腔潰瘍,小便不利,口舌生瘡,咽腫等。

10. 薔薇黃芩散

【組方】薔薇根、黃芩、當歸、桔梗、黃蓍、白薇、鼠李根皮、大黃、白芍藥、續斷、黃柏、葛根各3克。

【製法】將諸藥擇淨,研細即成。每次9克,每日2次,溫黃酒適量送服。

【功用】清熱解毒。適用於口腔潰瘍。

11. 茯苓黃芩散

【組方】茯苓、黃芩、甘草、大黃、薔薇根各30克,枳實、杏仁、黃連各48克,肉桂12克,天花粉18克。

【製法】將諸藥擇淨,研細即成。每次9克,每日2次,溫開水適量送服。

【功用】清熱解毒。適用於口腔潰瘍,唇口乾燥等。

12. 升麻黃連散

【組方】升麻30克，黃連18克。

【製法】將諸藥擇淨，研細即成。每次適量含咽，不拘時。

【功用】清熱解毒。適用於口腔潰瘍等。

13. 薔薇根湯

【組方】薔薇根皮12克，黃柏9克，升麻9克，生地黃15克。

【製法】將諸藥擇淨，研細，水煎取汁即成。細細含之，不拘時。

【功用】清熱解毒。適用於口腔潰瘍，疼痛等。

14. 杏仁甘草散

【組方】杏仁20枚，甘草3克，黃連1克。

【製法】將諸藥擇淨，研細即成。每次適量含咽，不拘時。

【功用】清熱解毒。適用於口腔潰瘍，痛不得食等。

15. 柴胡澤瀉湯

【組方】柴胡、澤瀉、橘皮、黃芩、枳實、旋覆花、升麻、芒硝各6克，生地黃30克。

【製法】將諸藥擇淨，研細，水煎取汁，加芒硝調勻飲服，每日1劑。

【功用】清熱解毒。適用於口腔潰瘍，小便黃矩等。

16. 生薑泄腸湯

【組方】生薑、橘皮、竹茹、白朮、黃芩、梔子仁各9克，肉桂3克，茯苓、芒硝各6克，地黃30克，大棗14枚。

【製法】將諸藥擇淨，研細，水煎取汁，加芒硝調勻飲服，每日1劑。

【功用】清熱解毒。適用於口腔潰瘍，便秘，腹脹不通等。

眩 暈

眩暈是一種自身或外物的運動幻覺，呈旋轉感、搖擺感和飄浮感，主要由迷路、前庭神經，腦幹及小腦病變引起。

周圍性眩暈，常為發作性，多呈旋轉型或上下左右晃動，程度較劇，持續時間短，從數秒、數分鐘至數日，很少超過數週（但鏈黴素中毒及聽神經瘤者往往時間較長），常伴耳鳴、耳聾（聽力減退），水平或略帶旋轉的眼球震顫，其程度與眩暈一致。

中樞性眩暈，常見的有搖擺感、地動感、傾斜感，或者是頭昏腦漲，頭重腳輕，腳步虛浮感。眩暈程度較輕，持續時間可達數週以上，較少伴耳鳴、耳聾。

中醫認為，本病多為肝陽上亢，氣血虧虛，腎精不足，痰濁中阻所為，當以平肝潛陽，益氣養血，補益肝腎，燥濕化痰為治，可選用下列《千金方》養生調補方。

一、飲食治療方

1. 菊花浸酒

【組方】菊花適量。

【製法】將菊花擇淨，放入白酒中，浸泡1週即成。每次30毫升，每日3次飲服。

【功用】疏風清熱。適用於眩暈。

2. 菊花釀酒

【組方】菊花適量。

【製法】將菊花擇淨，水煎取汁，同大米、酒麴如常法釀酒。每次30毫升，每日3次溫飲。

【功用】疏風清熱。適用於眩暈。

3. 鴟頭酒

【組方】飛鴟頭5枚，防風、川芎、山藥、茯神各12克，葛根、肉桂、細辛、人參、製附片、乾薑、枳實、貫眾、蜀椒各6克，麥門冬、石楠各15克，山茱萸30克，獨活6克。

【製法】將諸藥擇淨，研細，加白酒適量，浸泡3天即成。每次30毫升，每日3次飲服。

【功用】溫陽除濕。適用於眩暈。

4. 獨活酒

【組方】獨活18克，石膏、接骨木各12克，枳實9克。

【製法】將諸藥擇淨，研細，加黃酒適量，煮沸頓服。藥渣布包熨頭部，覆眠取汗，冷後炒熱再熨，每日2次。

【功用】祛風除濕。適用於眩暈。

二、中藥內服方

1. 茯苓湯

【組方】茯苓12克，白朮、肉桂各9克，甘草6克。

【製法】將諸藥擇淨，研細，放入鍋中，加清水適量，浸泡片刻，水煎取汁飲服，每日1劑。

【功用】健脾利濕。適用於眩暈，心下逆滿，氣上沖

胸，脈沉緊等。

2. 人參湯

【組方】人參、當歸、防風、黃蓍、白芍藥、麥門冬各3克，獨活、白朮、肉桂各9克。

【製法】將諸藥擇淨，研細，放入鍋中，加清水適量，浸泡片刻，水煎取汁飲服，每日1劑。

【功用】健脾利濕。適用於眩暈，頭眩屋轉，眼不得開等。

3. 防風湯

【組方】防風、防己、製附片、乾薑、甘草各3克，蜀椒、肉桂各6克。

【製法】將諸藥擇淨，研細，放入鍋中，加清水適量，浸泡片刻，水煎取汁飲服，每日1劑。

【功用】溫陽除濕。適用於眩暈，水漿不下，食則嘔吐，手足厥冷等。

4. 防風枳實湯

【組方】防風、枳實、杏仁、川芎各9克，茯神、麻黃、前胡、半夏、生薑各12克，細辛6克，竹瀝300毫升。

【製法】將諸藥擇淨，研細，放入鍋中，加清水適量，浸泡片刻，水煎取汁，納入竹瀝調勻飲服，每日1劑。

【功用】健脾利濕。適用於眩暈欲倒，眼旋屋轉，頭痛等。

5. 茵芋湯

【組方】茵芋1克，人參、甘草、肉蓯蓉、黃蓍、茯苓、秦艽、厚朴、烏喙各3克，防風30克，山茱萸、松仁各9克。

【製法】將諸藥擇淨，研細，放入鍋中，加清水適量，浸泡片刻，水煎取汁飲服，每日1劑。

【功用】溫陽除濕。適用於眩暈。

6. 大三五七散

【組方】製附片、細辛各9克，山茱萸、乾薑各15克，山藥、防風各21克。

【製法】將諸藥擇淨，研細即成。每次9克，每日2次，溫黃酒適量送服。

【功用】祛風散寒。適用於頭風眩暈，口喎目斜，耳聾等。

7. 小三五七散

【組方】製附片9克，山茱萸15克，山藥30克。

【製法】將諸藥擇淨，研細即成。每次9克，每日2次，溫黃酒適量送服。

【功用】祛風散寒。適用於頭風目眩耳聾等。

8. 茯神湯

【組方】茯神、獨活各12克，黃蓍、遠志、防風各15克，生薑9克，人參、白朮、甘草、製附片、肉蓯蓉、當歸、牡蠣各6克。

【製法】將諸藥擇淨，研細，放入鍋中，加清水適量，浸泡片刻，水煎取汁飲服，每日1劑。

【功用】健脾除濕。適用於眩暈吐逆，惡聞人聲等。

9. 防風散

【組方】防風15克，肉桂、製附片、細辛、人參、白附子、製烏頭、乾薑、朱砂各6克，莽草、茯苓、當歸各6克。

【製法】將諸藥擇淨，研細即成。每次9克，每日3次，溫黃酒適量送服。

【功用】祛風散寒。適用於頭目眩暈等。

10. 防風肉桂散

【組方】防風6克，肉桂5克，製附片、細辛、製白附子、山藥、澤瀉、茯苓各3克，乾薑2克，白朮5克。

【製法】將諸藥擇淨，研細即成。每次9克，每日3次，溫黃酒適量送服。

【功用】祛風散寒。適用於頭眩，惡風，吐冷水，胸悶等。

11. 山藥丸

【組方】山藥28克，肉桂、大豆黃捲、鹿角膠各7克，當歸、神麴、人參、乾地黃各10克，防風、黃芩、麥門冬、白芍藥、白朮各6克，甘草20克，柴胡、桔梗、茯苓、杏仁、川芎5克，白薇、乾薑各3克，大棗100枚。

【製法】將諸藥擇淨，研細，棗膏和白蜜為丸。每次9克，每日3次，溫開水適量送服。

【功用】益氣養血。適用於頭目眩暈，心中煩鬱，驚悸，狂癲等。

12. 製附片散

【組方】製附片、防風、川芎、人參、獨活、肉桂、葛根各3克，莽草4克，白朮、遠志、山藥、茯神、山茱萸各6克。

【製法】將諸藥擇淨，研細即成。每次9克，每日3次，菊花酒適量送服。

【功用】疏風散寒。適用於頭目眩暈，屋轉旋倒等。

流行性感冒

流行性感冒，簡稱「流感」，是由流感病毒引起的急性呼吸道傳染病，此病毒常存在於病人的口、鼻分泌物中，通過飛沫傳播，傳染性極強。

流感和普通感冒有些人常分辨不清，應予以注意。普通感冒起病較緩，發熱不超過 39 ℃，上呼吸道症狀如咳嗽，咽癢，胸悶等較明顯，而全身中毒症狀，如頭痛、全身酸痛畏寒、發熱等較輕，且傳播也慢；而流感則起病急，體溫常超過 39 ℃，全身中毒症狀較重，頭痛劇烈，兩眼脹痛，全身酸痛，而上呼吸道症狀較輕，傳染快，往往會在短時期內使許多人患病。

本病屬中醫「時行熱病」、「疫病」、「時疫」、「時病」範疇，當以清熱解毒，疏風散寒為治，在常規治療的同時，可選用下列《千金方》養生調補方。

一、中藥內服方

1. 五苓散

【組方】豬苓、白朮、茯苓各 18 克，肉桂 12 克，澤瀉 30 克。

【製法】將諸藥擇淨，研細即成。每次 9 克，每日 3 次，溫黃酒適量送服。

【功用】利濕除煩。適用於時行熱病，狂言煩躁，不安，胡言亂語等。

2. 崔文行解散

【組方】桔梗、細辛各 12 克，白朮 24 克，製烏頭 12 克。

【製法】將諸藥擇淨，研細即成。每次9克，每日3次，溫黃酒適量送服。

【功用】溫陽散寒。適用於時行熱病，畏寒發熱等。

3. 烏頭赤散

【組方】製烏頭5克，皂莢1克，雄黃、細辛、桔梗、大黃各3克。

【製法】將諸藥擇淨，研細即成。每次9克，每日3次，溫黃酒適量送服。疾病初起時取兩大豆許，吹注兩鼻孔中。

【功用】溫陽散寒。適用於時行熱病，畏寒發熱等。

4. 漏蘆連翹湯

【組方】漏蘆、連翹、黃芩、升麻、麻黃、白薇、甘草各6克，枳實、大黃各9克。

【製法】將諸藥擇淨，研細，放入鍋中，加清水適量，浸泡片刻，水煎取汁飲服，每日1劑。

【功用】清熱解毒。適用於時行熱毒，癰疽丹疹，熱毒赤腫及眼赤痛生障翳等。

5. 水解散

【組方】肉桂、甘草、大黃各6克，麻黃12克。

【製法】將諸藥擇淨，研細即成。患者先洗浴，再以溫開水送服9克，每日3次，出汗為佳。

【功用】清熱解毒。適用於時病頭痛，壯熱等。

6. 黃麻二葛湯

【組方】大黃、寒水石、芒硝、石膏、升麻、麻黃、葛根、紫葛各等量。

【製法】將諸藥擇淨，研細即成。每次9克，每日3

次，溫開水適量送服。

【功用】清熱解毒，解肌出汗。適用於時行熱病，發熱，生瘡疼痛等。

7. 解肌升麻湯

【組方】升麻、白芍藥、石膏、麻黃、甘草各3克，杏仁30枚，貝母2克。

【製法】將諸藥擇淨，研細，放入鍋中，加清水適量，浸泡片刻，水煎取汁飲服，每日1劑。

【功用】清熱解毒。適用於時病發熱，口苦便秘等。

8. 苦參湯

【組方】苦參9克，黃芩6克，生地黃24克。

【製法】將諸藥擇淨，研細，放入鍋中，加清水適量，浸泡片刻，水煎取汁飲服，每日1劑。

【功用】清熱解毒。適用於時病發熱，口苦便秘等。

二、中醫外治方

凝雪湯

【組方】芫花30克。

【製法】將芫花擇淨，研細，放入鍋中，加清水適量，浸泡片刻，水煎取汁，放入浴盆中，以紗布蘸取藥液外敷胸腹部，每日3次，每日1劑。

【功用】散寒清熱。適用於時行毒病，熱聚胸中，煩躁不安等。

三、中藥防疫方

1. 屠蘇酒

【組方】大黃15克，白朮、肉桂各18克，菝葜12克，桔梗、蜀椒各15克，製烏頭6克。

【製法】將諸藥擇淨，以布包裹包後，除夕夜懸井底，初一取出置酒中，煎沸後，從少至長，次第飲之，藥渣還投井中，歲飲此水，一世無病。

【功用】辟瘟防癘。用於防止瘟疫。

2. 太乙流金散

【組方】雄黃9克，雌黃6克，礬石5克，鬼箭羽5克，山羊角6克。

【製法】將諸藥擇淨，研細，布袋包緊，佩戴於胸前，並掛門戶上。若逢時疫來襲，以青布包裹適量，煙燒薰蒸。

【功用】辟瘟防癘。用於防止瘟疫。

3. 雄黃散

【組方】雄黃15克，朱砂、石菖蒲、鬼臼各6克。

【製法】將諸藥擇淨，研細即成。時疫來襲時，取藥末適量塗五心（雙手心、雙足心、心口窩）、額上、鼻人中及耳門，每日2次。

【功用】辟瘟防癘。用於防止瘟疫。

4. 蒼耳葉散

【組方】蒼耳葉。

【製法】以五月五日午時乾地割取蒼耳葉，曬乾，研細即成。每次9克，每日3次，溫黃酒適量送服。

【功用】祛風解毒。用於防止瘟疫。若時氣不和，舉家服之，連續3天。

黃 疸

黃疸是由肝炎病毒引起的消化道傳染病。從病原學上

可分為甲、乙、丙、丁、戊、己等型,從臨床上則分為急性、慢性、重型和瘀阻等型。

本病主要由接觸經口傳染。乙、丙型則更多因輸入帶有病毒的血液或血製品而傳染。本病以食慾不振,噁心,上腹部不適,肝區疼痛,乏力等為主要臨床表現,部分病人可有黃疸和發熱,多數肝臟腫大,有壓痛,伴有不同程度的肝功能損害。

中醫認為,本病多為濕熱蘊結,肝脾失調,氣滯血瘀所為,當以清熱利濕,疏肝健脾,活血行氣為治,可選用下列《千金方》養生調補方。

一、飲食治療方

1. 麻黃醇酒湯

【組方】麻黃9克。

【製法】將麻黃擇淨,研細,放入鍋中,加黃酒適量,浸泡片刻,煎取汁飲服,每日1劑。

【功用】發汗解表。適用於黃疸,畏寒發熱等。

2. 滑石石膏散

【組方】滑石、石膏各等量。

【製法】將二藥擇淨,研細即成。每次9克,每日3次,大麥粥汁適量送服。

【功用】清熱利濕。適用於黃疸。

二、中藥內服方

1. 大黃丸

【組方】大黃、葶藶子各等量。

【製法】將二藥擇淨,研細,蜜丸即成。每次9克,每日3次,溫開水適量送服。

【功用】清熱利濕。適用於黃疸。

2. 四黃丸

【組方】大黃6克，黃連9克，黃柏、黃芩各3克，酒麴衣90克。

【製法】將諸藥擇淨，研細，蜜丸即成。每次9克，每日3次，溫開水適量送服。

【功用】清熱利濕。適用於黃疸。

3. 桂枝黃蓍湯

【組方】桂枝、白芍藥、生薑各9克，甘草6克，黃蓍15克，大棗12枚。

【製法】將諸藥擇淨，研細，放入鍋中，加清水適量，浸泡片刻，水煎取汁飲服，每日1劑。

【功用】健脾利濕。適用於黃疸，小便不利。

4. 茵陳湯

【組方】茵陳、黃連各9克，黃芩6克，大黃、甘草、人參各3克，梔子12克。

【製法】將諸藥擇淨，研細，放入鍋中，加清水適量，浸泡片刻，水煎取汁飲服，每日1劑。

【功用】清熱利濕。適用於黃疸身體面目盡黃等。

5. 三黃散

【組方】大黃、黃連、黃芩各12克。

【製法】將諸藥擇淨，研細即成。每次9克，每日3次，溫開水適量送服。

【功用】清熱利濕。適用於黃疸。

6. 五苓散

【組方】豬苓、茯苓、澤瀉、白朮、肉桂各等量。

【製法】將諸藥擇淨，研細即成。每次9克，每日3次，溫開水適量送服。

【功用】健脾利濕。適用於黃疸，小便不利等。

7. 秦椒散

【組方】秦椒5克，瓜蒂12克。

【製法】將二藥擇淨，研細即成。每次9克，每日3次，溫開水適量送服。

【功用】健脾利濕。適用於黃疸，飲少溺多等。

8. 小半夏湯

【組方】半夏、生薑各9克。

【製法】將二藥擇淨，研細，放入鍋中，加清水適量，浸泡片刻，水煎取汁飲服，每日1劑。

【功用】化痰除濕。適用於黃疸小便不利，腹滿而喘等。

9. 茵陳梔子湯

【組方】茵陳、梔子各6克，黃芩、大黃、柴胡、升麻各9克，龍膽草6克。

【製法】將諸藥擇淨，研細，放入鍋中，加清水適量，浸泡片刻，水煎取汁飲服，每日1劑。

【功用】清熱利濕。適用於黃疸身面目悉黃如金色，小便如濃煮柏汁等。

10. 大茵陳湯

【組方】茵陳、黃柏各5克，大黃、白朮各9克，黃芩、甘草、茯苓、天花粉、前胡、枳實各3克，梔子12克。

【製法】將諸藥擇淨，研細，放入鍋中，加清水適量，浸泡片刻，水煎取汁飲服，每日1劑。

【功用】清熱利濕。適用於黃疸，身面黃如金色，脈浮大滑實緊數等。

11. 苦參散

【組方】苦參、黃連、瓜蒂、黃柏、大黃各3克，葶藶子6克。

【製法】將諸藥擇淨，研細即成。每次9克，每日3次，溫開水適量送服。

【功用】清熱利濕。適用於黃疸，小便赤少，大便秘結等。

12. 茵梔三黃湯

【組方】茵陳、黃柏、梔子、大黃各9克，黃連6克。

【製法】將諸藥擇淨，研細即成。每次9克，每日3次，溫開水適量送服。

【功用】清熱利濕。適用於黃疸。

13. 茵梔三黃丸

【組方】大黃15克，茵陳、梔子各9克，黃芩、黃柏各6克。

【製法】將諸藥擇淨，研細，蜜丸即成。每次9克，每日3次，溫開水適量送服。

【功用】清熱利濕。適用於黃疸。

14. 麻黃連翹紅豆湯

【組方】麻黃、連翹、甘草各6克，生薑3片，大棗12枚，杏仁12克，紅豆30克，生梓白皮60克。

【製法】將諸藥擇淨，研細，先取麻黃煮沸，再納諸藥同煎，取汁飲服，每日1劑。

【功用】疏風解表，清熱利濕。適用於黃疸，小便不利等。

15. 茵陳湯

【組方】茵陳18克，大黃9克，梔子12克。

【製法】將諸藥擇淨，研細，先將茵陳水煎取汁，再納梔子、大黃同煎取汁飲服，每日1劑。

【功用】清熱利濕。適用於黃疸實瘀熱結，身黃如橘，小便不利，腹微脹滿等。

16. 大黃黃柏梔子芒硝湯

【組方】大黃9克，黃柏、芒硝各12克，梔子15克。

【製法】將諸藥擇淨，研細，放入鍋中，加清水適量，浸泡片刻，水煎取汁，納入芒硝調勻飲服，每日1劑。

【功用】清熱利濕。適用於黃疸發黃腹滿，小便不利而赤，時時汗出等。

17. 茵陳丸

【組方】茵陳、梔子、芒硝、杏仁各9克，巴豆2克，常山、鱉甲各6克，豆豉30克，大黃15克。

【製法】將諸藥擇淨，研細，水泛為丸即成。每次9克，每日3次，溫開水適量送服。

【功用】清熱利濕。適用於黃疸，瘧疾等。

18. 芒硝二黃湯

【組方】芒硝3克，大黃5克，生地黃汁80毫升。

【製法】將大黃擇淨，研細，與芒硝、生地黃汁等調勻飲服，每日2次。

【功用】清熱利濕。適用於黃疸，發熱骨蒸，兩目紅腫等。

19. 枳實大黃梔子豉湯

【組方】枳實12克，大黃9克，豆豉15克，梔子7枚。

【製法】將諸藥擇淨，研細，放入鍋中，加清水適量，浸泡片刻，水煎取汁飲服，每日1劑。

【功用】清熱利濕。適用於黃疸，心中熱疼，懊惱，或乾嘔等。

20. 茯苓丸

【組方】茯苓、茵陳、乾薑各3克，白朮、枳實各4克，半夏、杏仁各2克，甘草6克。

【製法】將諸藥擇淨，研細，蜜丸即成。每次9克，每日3次，溫開水適量送服。

【功用】清熱利濕。適用於黃疸，心下痞滿，小便短赤等。

21. 半夏湯

【組方】半夏12克，生薑、黃芩、當歸、茵陳各3克，前胡、枳實、甘草、大戟各6克，茯苓、白朮各9克。

【製法】將諸藥擇淨，研細，放入鍋中，加清水適量，浸泡片刻，水煎取汁飲服，每日1劑。

【功用】健脾利濕。適用於黃疸，胸心脹滿，骨肉沉重，小便赤黃，納差食少等。

22. 茵冬梔子丸

【組方】茵陳、天門冬、梔子各12克，大黃、肉桂各

9克，通草、石膏各6克，半夏9克。

【製法】將諸藥擇淨，研細，蜜丸即成。每次9克，每日3次，豆羹湯適量送服。

【功用】清熱利濕。適用於黃疸，腹脹滿，身體面目悉黃，短氣等。

23. 硝石礬石散

【組方】硝石、礬石各等量。

【製法】將二藥擇淨，研細即成。每次9克，每日3次，大麥粥汁適量送服。

【功用】清熱利濕。適用於黃疸，小便黃，大便黑。

24. 硝石滑石散

【組方】硝石、滑石各等量。

【製法】將二藥擇淨，研細即成。每次9克，每日3次，大麥粥汁適量送服。

【功用】清熱利濕。適用於黃疸，一身盡痛，發熱面色黑黃，腹滿小便不利等。

25. 茵陳丸

【組方】茯苓、茵陳、乾薑、黃連各3克，白朮、枳實各4克，大黃、半夏、杏仁各2克，甘草6克。

【製法】將諸藥擇淨，研細，蜜丸即成。每次9克，每日3次，溫開水適量送服。

【功用】清熱利濕。適用於黃疸，身體暗黑，小便澀等。

三、中醫外治方
瓜蒂秫米紅豆散

【組方】瓜蒂、秫米、紅豆各等量。

【製法】將上藥擇淨，研細即成。每次取適量，納注鼻孔中，或以筒吹入鼻孔中，須臾當出黃汁或從口中出汁，每日1～2次。

【功用】清熱利濕。適用於黃疸，喘息等。

痢 疾

細菌性痢疾，又稱菌痢、痢疾，是由痢疾桿菌引起的夏秋季常見消化道傳染病，以腹痛腹瀉、裏急後重、排赤白膿血便為主要臨床表現。

中醫認為，本病多因濕熱疫毒蘊結於腸腑，氣血壅滯，腸道傳化失司，脂膜血絡受損所致，當以清熱解毒，行氣導滯為治，在常規治療時，可選用下列《千金方》養生調補方。

一、飲食治療方

1. 桃皮湯

【組方】桃皮30克。

【製法】將桃皮擇淨，研細，放入鍋中，加清水適量，浸泡片刻，水煎取汁飲服，每日1劑。

【功用】清熱止痢。適用於赤白痢疾。

2. 酸石榴飲

【組方】酸石榴5枚。

【製法】將酸石榴擇淨，連皮切細，榨汁飲服，每次200毫升，每日3次。

【功用】收斂止瀉。適用於久瀉、久痢等。

二、中藥內服方

1. 赤石脂禹餘糧湯

【組方】禹餘糧、赤石脂各30克。

【製法】將二藥擇淨，研細，放入鍋中，加清水適量，浸泡片刻，水煎取汁飲服，每日1劑。

【功用】收斂止瀉。適用於痢疾腹瀉不止，心下痞堅等。

2. 阿膠二黃湯

【組方】阿膠3克，黃柏6克，黃連12克，梔子仁14枚。

【製法】將諸藥擇淨，研細，放入鍋中，加清水適量，浸泡片刻，水煎取汁，納入阿膠烊化飲服，每日1劑。

【功用】清熱利濕，解毒止瀉。適用於痢疾，膿血便等。

3. 烏梅丸

【組方】烏梅、黃連各等量。

【製法】將二藥擇淨，研細，蜜丸即成。每次9克，每日5次，日3夜2，溫開水適量送服。

【功用】清熱止瀉。適用於痢疾，發熱等。

4. 松皮散

【組方】赤松皮去上蒼皮適量。

【製法】將上藥擇淨，研細即成。每次9克，以稀粥適量調勻飲服，每日3次。

【功用】收斂止瀉。適用於久痢。

5. 苦參橘皮丸

【組方】苦參、橘皮、黃連、黃柏、鬼臼、大青葉、

獨活、阿膠、甘草各等量。

【製法】將諸藥擇淨，研細，蜜丸即成。每次9克，每日3次，溫開水適量送服。

【功用】清熱止痢。適用於濕熱毒痢等。

6. 藍青丸

【組方】大青葉汁300毫升，黃連24克，黃柏12克，烏梅肉6克，白朮6克，地榆6克，地膚子6克，阿膠15克。

【製法】將諸藥擇淨，研細，大青葉汁調勻為丸。每次9克，每日3次，溫開水適量送服。

【功用】清熱止痢。適用於久痢。

附錄：《千金方》常用養生食材

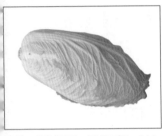

白菜　通利腸胃，消食下氣，利小便。

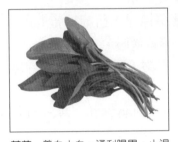

菠菜　養血止血，通利腸胃，止渴潤燥。

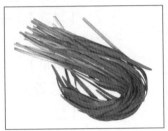

韮菜　溫陽補虛，行氣理血，活血化瘀。

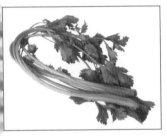

芹菜　清熱利水，解毒消腫。

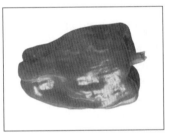

青椒　溫中散寒，開胃消食。

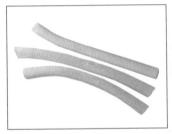

蔥　發汗解表，解毒消腫。

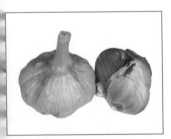

蒜　開胃健脾，解毒殺蟲。

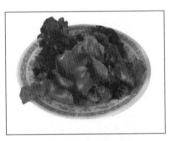

木耳　補血益氣，養肺潤腸。

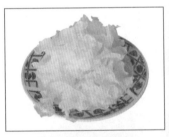

銀耳　潤肺降脂，抗衰補氣。

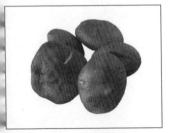

香菇　降脂益氣，開胃潤腸。

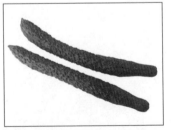

黃瓜　清熱利水，解毒。

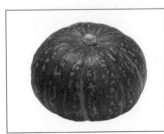

南瓜　補氣潤肺，解毒殺蟲。

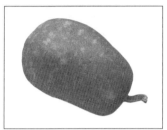

冬瓜　清熱利水，消暑解毒。

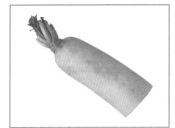

蘿蔔　消食理氣，化痰止咳。

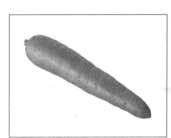

胡蘿蔔　行氣消食，降壓明目。

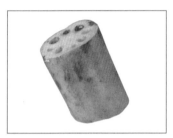

藕　清熱潤肺，健脾開胃。

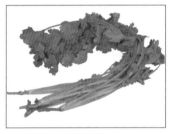

香菜　透疹解毒，驅風健胃。

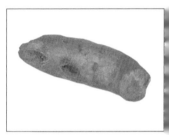

薑　開胃解毒，解表助陽。

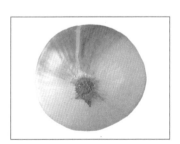

洋蔥　降脂防疫，開胃解毒。

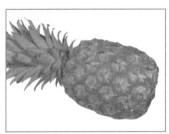

菠蘿　清熱生津，和胃醒酒。

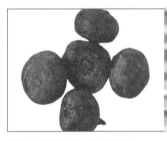

荸薺　清熱生津，化痰消積。

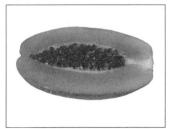

木瓜　祛風除濕，通乳，利小便。

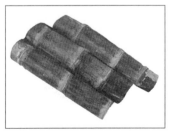

甘蔗　清熱生津，潤燥解毒。

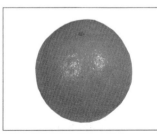

柑橘　生津止渴，潤肺化痰。

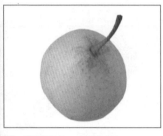

梨　清熱降火，止咳化痰。

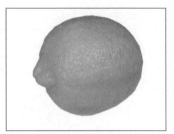

檸檬　清熱止渴，祛暑安胎。

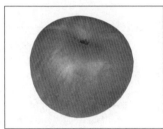

蘋果　健脾益胃，生津潤燥。

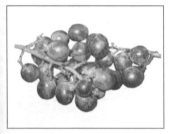

葡萄　補氣生津，滋陰強筋。

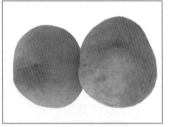

桃　生津潤腸，補益氣血。

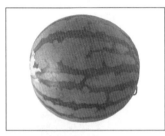

西瓜　清熱解暑，生津止渴。

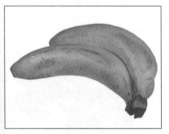

香蕉　潤腸通便，生津解毒。

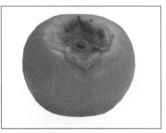

柿子　健脾潤腸，治嗽止血。

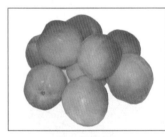

杏　潤肺止咳，潤腸通便。

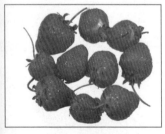

草莓　清熱解暑，生津止渴。

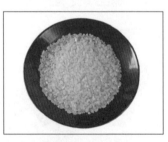

大米　補氣健胃，強肌健脾。

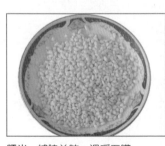

糯米　補脾益肺，溫暖五臟。

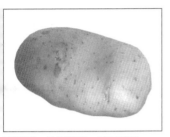

馬鈴薯　益氣健脾，消炎解毒。

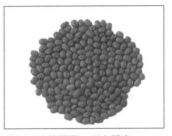

綠豆　消熱解暑，利水解毒。

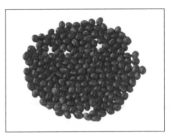

黑豆　活血解毒，利水袪風。

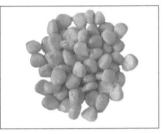

玉米　降脂抗衰，健胃利水。

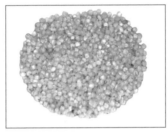

高粱米　和胃健脾，解毒止瀉。

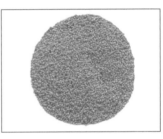

小米　補益脾胃，通利小便。

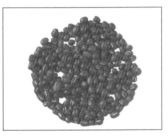

紅豆　利水除濕，和血解毒。

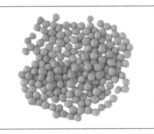

黃豆　健脾寬中，利腸潤燥。

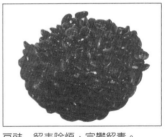

豆豉　解表除煩，宣鬱解毒。

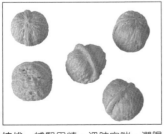

核桃　補腎固精，溫肺定喘，潤腸
通便。

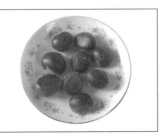

栗子　養胃健脾，補腎強筋。

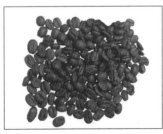

松子　潤肺通便，補腦驅風。

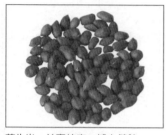

花生米　益壽抗衰，補血健脾。

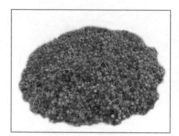

花椒　溫中除濕，殺蟲解腥。

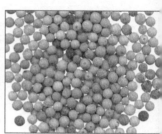

胡椒　溫中下氣，和胃止嘔，解毒

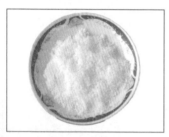

白糖　潤肺生津，補益中氣。

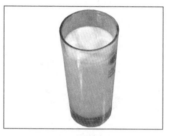

牛奶　補氣養血，補肺養胃。

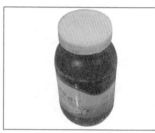

蜂蜜　溫胃和中，潤腸通便。

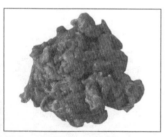

羊肉　益氣補虛，溫中暖下。

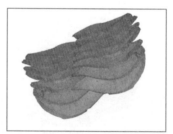

羊肝　補血，養肝，明目。

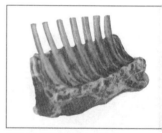

羊脊骨　益氣補鈣，補虛。

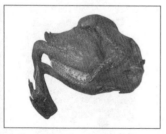

烏雞　補血和中，補腎益胃。

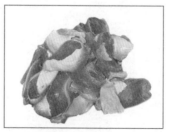

雞肫　健脾益胃，和中。

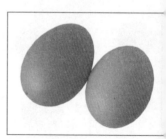

雞蛋　滋陰潤燥，養血補虛。

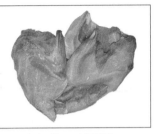

兔肉　補中益氣，止渴健脾。

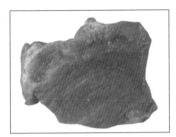

狗肉　補腎益氣。

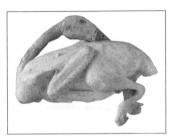

鴨肉　滋陰養胃，利水消腫。

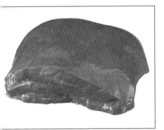

豬心　治失眠，止自汗。

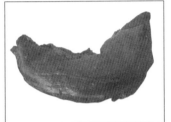

豬脊肉　滋陰潤燥。

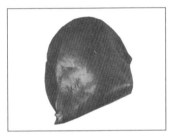

豬肝　補肝養血，明目。

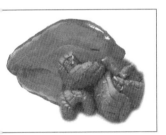

豬腎　補腎壯腰。

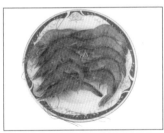

大蝦　補腎壯陽，益氣開胃。

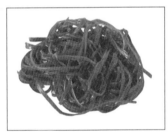

海帶　清熱利水，軟堅化痰。

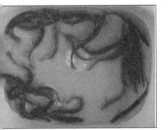

泥鰍　滋陰清熱，利濕解毒。

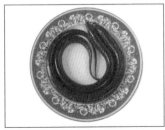

鱔魚　補虛益氣，強筋除濕。

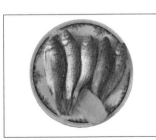

鯽魚　健脾利濕，通經下乳。

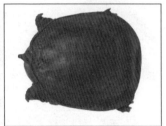

甲魚　益氣補虛，滋陰養血。

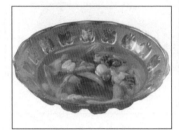

蛤蜊　滋腎益氣。

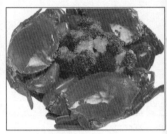

螃蟹　補腎益氣。

附錄：《千金方》常用養生療病藥材

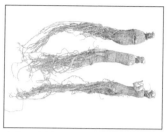

人參　大補元氣，補脾益氣，生津安神。服用人參時應忌食蘿蔔、茶葉。

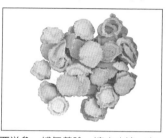

西洋參　補氣養陰，清火生津。有寒濕病人、感冒咳嗽病人慎用。

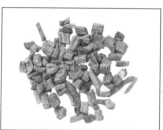

黨參　益氣生津，養血。

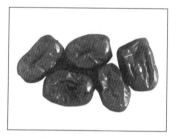

大棗　補中益氣，養血安神，緩和藥性。

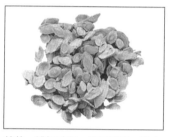

黃耆　補氣升陽，益氣固表，利水消腫，托毒生肌。

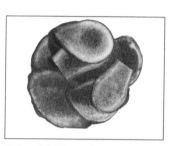

鹿茸　壯腎陽，益精血，強筋骨，調經。

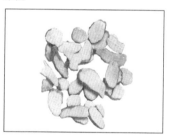

山藥　益氣養陰，補脾肺腎，固精止帶。補陰生津宜生用，健脾止瀉炒用。

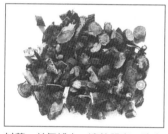

甘草　益氣補中，清熱解毒，祛痰止咳，調和藥性。濕盛、水腫者不宜用。

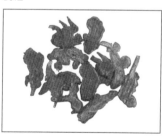

白朮　補氣健脾，燥濕利水，止汗安胎。燥濕利水宜生用，補氣健脾宜炒用，健脾止汗宜炒焦用。

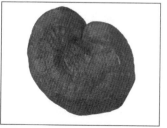

靈芝　補肺益氣，生津止咳。

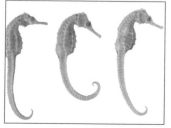

海馬　補腎壯陽，滋陰益肺。

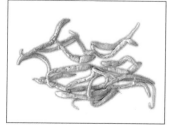

太子參　補氣生津。

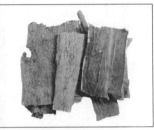

杜仲　補肝腎，強筋骨，安胎。有較可靠的降壓作用。

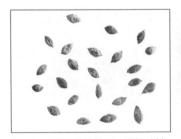

益智仁　暖腎固精縮尿，溫脾止瀉。

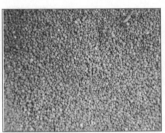

菟絲子　補腎固精，養肝明目，止瀉，安胎。

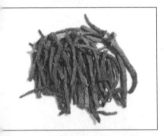

山茅　溫腎補陽，強筋骨，祛寒濕。是治療陽痿、遺尿的良藥。

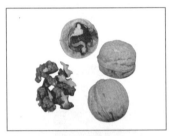

核桃仁　補腎，溫肺，潤腸。止咳喘宜連皮用，潤燥宜去皮用。

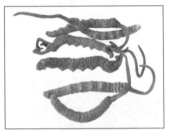

冬蟲夏草　益腎壯陽，補肺平喘，止血化痰。凡病後體虛者，均可用此。

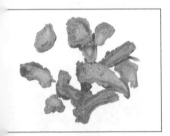

當歸　補血活血，調經止痛，潤腸。補血用當歸身，活血用當歸尾，補血活血用全當歸。

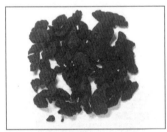

熟地黃　補血滋陰，益精填髓。是生地黃加黃酒蒸製而成。

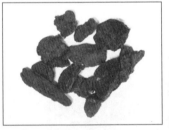

何首烏　生首烏截瘧解毒，潤腸通便。製首烏（生首烏以黑豆汁蒸製而成）補益精血，固腎烏鬚。

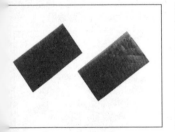

阿膠　補血止血，潤陰潤燥。是補血佳品。

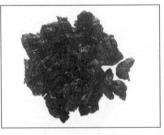

龍眼肉　補益心脾，養血安神。

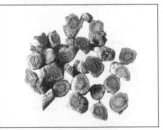

沙參　是一味養陰清肺藥，北沙參重在益胃生津，南沙參重在化痰益氣。

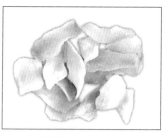

百合 養陰潤肺止咳，清心安神。為止咳良藥。

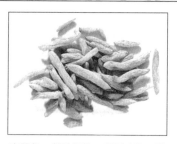

麥門冬 養陰潤肺，益胃生津，清心除煩。

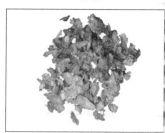

天門冬 健脾益肺，滋陰清熱。

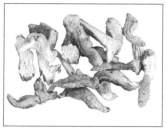

玉竹 養陰潤燥，生津止渴。

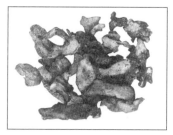

黃精 滋陰潤肺，補脾益氣。是一味抗衰老、增強免疫力的良藥。

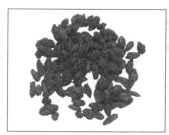

枸杞子 補肝腎，明目。是一味抗衰老、保肝、降血糖的常用補益中藥。

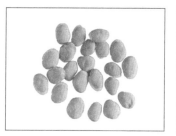

白扁豆 轉筋吐瀉，下氣和中，酒毒能化。

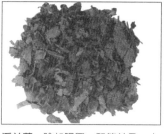

淫羊藿 陰起陽興，堅筋益骨，志強力增。

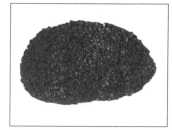

韭菜子 補腎益精，強筋固體。

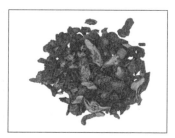

續斷 接骨續筋，跌撲折損，且固遺精。

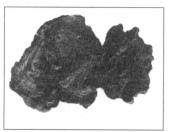

肉蓯蓉 峻補精血，滋腎壯陽。

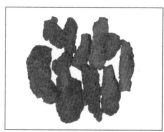

鎖陽 補腎壯陽，潤腸通便。

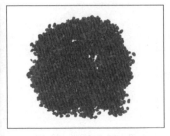

補骨脂　腰膝酸痛，興陽固精。

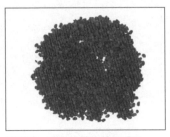

沙苑子　補腎固精，養肝明目。

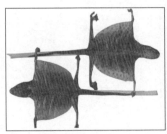

蛤蚧　滋補肺腎，肺痿血咯。

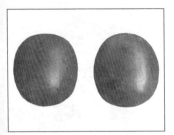

羅漢果　止咳生津，益心補肺。

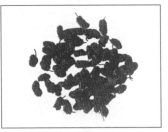

桑葚　滋陰補血，潤腸生肌。常吃可烏鬚髮。

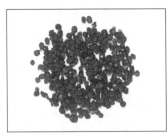

五味子　宜肺腎，澀精止瀉，寧心安神。

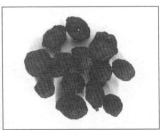

烏梅　止渴生津，止瀉安蛔。是解暑止渴的佳品。凡感冒、有實熱者不宜用。

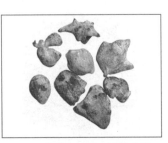

五倍子　斂肺，止瀉，固精止遺，斂汗止血。有濕熱瀉痢者忌用。

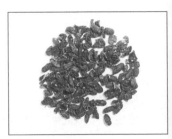

山茱萸　補益肝腎，收斂固澀。有濕熱、小便淋澀者不宜用。

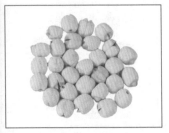

蓮子　益腎固精，補脾止瀉，止帶養心。

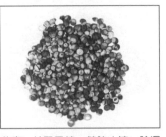

芡實　益腎固精，健脾止瀉，除濕止帶。

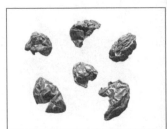

訶子　澀腸止瀉，斂肺止咳，利咽開音。

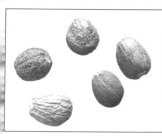

肉豆蔻 澀腸止瀉，溫中行氣。

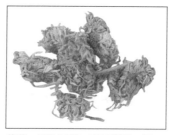

菊花 疏散風熱，明目解毒。是一味明目降壓的常用藥。

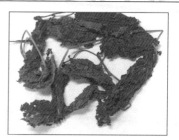

紫蘇 發汗解表，行氣寬中。是一味治療風寒感冒的常用藥。

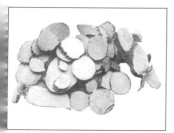

白芷 解表散風，通竅止痛，消腫排膿。是一味美容、治療皮膚病的特效藥。

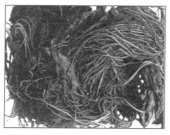

細辛 祛風散寒，止痛，溫肺化飲。是治療頭痛的要藥。有小毒，要在醫生的指導下應用。

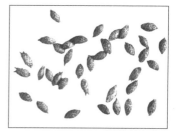

蒼耳子 散風除濕，通竅止痛。是治療鼻炎的良藥。血虛頭痛不宜用。

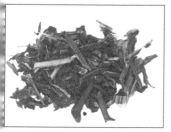

薄荷 疏散風熱，清利頭目，利咽解鬱。是用於風熱感冒的首選藥。體虛多汗者不宜用。

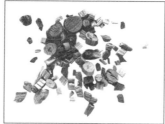

桂枝 發汗解表，溫通經脈，助陽化氣。凡外感熱病、陰虛火旺等病人忌用。

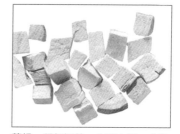

葛根 解肌退熱，生津止渴。含有黃酮類成分，能擴張冠狀動脈血管和腦血管，能降血糖。

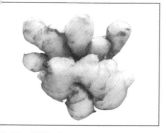

生薑 通暢神明，痰嗽嘔吐，開胃健脾。

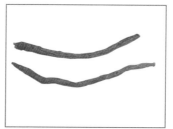

防風 除頭暈，骨節痺痛，諸風口噤。

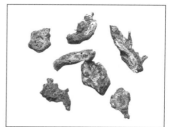

羌活 祛風除濕，疏筋活血。

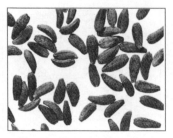

牛蒡子　除瘡毒、咽痛，癮疹風熱。

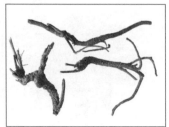

柴胡　瀉肝火，寒熱往來，瘧疾。

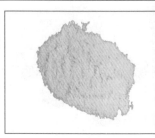

石膏　瀉胃火，髮渴頭痛，解肌立妥。

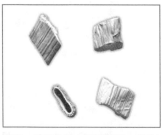

蘆根　清熱生津，煩渴嘔吐，肺痛尿頻。

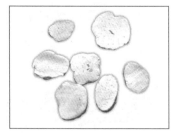

天花粉　止渴祛煩，排膿消毒，善除熱痰。

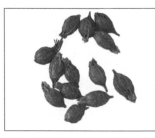

梔子　清熱瀉火，涼血解毒。生梔子瀉火，炒梔子止血。脾胃虛寒者不宜用。

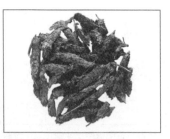

夏枯草　清肝火，散鬱結，降血壓。脾胃虛弱者慎用。

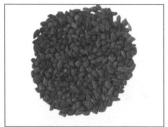

決明子　清肝明目，潤腸通便。與菊花一起泡水喝能降壓。脾胃虛弱者不宜用。

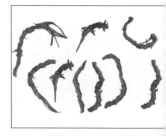

黃連　清熱燥濕，瀉火解毒。是治療腹瀉的首選藥物。

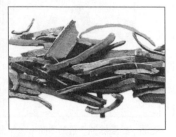

黃柏　清熱燥濕，瀉火解毒。易損傷胃氣，脾胃虛寒者忌用。

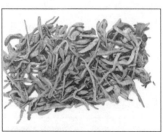

銀花　清熱解毒，疏散風熱。是一味抗病毒的良藥。

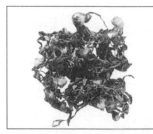

蒲公英　清熱解毒，消腫散結。用可治療乳腺炎。

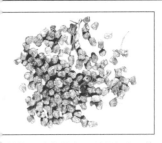

野菊花　清熱解毒，利咽止痛。煎湯外洗可治療濕疹和皮膚瘙癢。

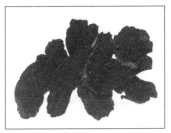

玄參　清熱涼血，滋陰解毒。脾胃虛寒者不宜服用。

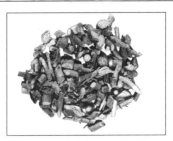

山豆根　青熱解毒，利咽消腫。是一味治療咽炎的良藥。

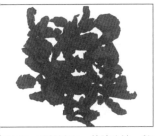

生地黃　清熱涼血，養陰生津。脾虛便溏者不宜使用。

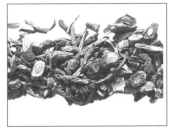

板藍根　清熱解毒，涼血利咽。是一味抗病毒的特效藥。脾胃虛寒者忌用。

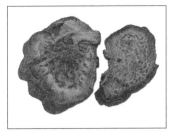

大黃　清熱瀉火，止血化痰，解毒攻積。生大黃瀉下力較強，酒製大黃活血作用較強，大黃炭則用於出血性疾病。

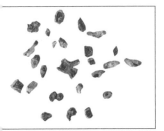

黃芩　瀉肺火，清大腸，濕熱皆可。

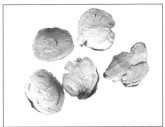

苦參　癰腫瘡疥，下血腸風，眉脫赤癩。

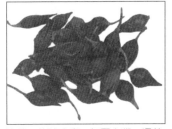

連翹　能消癰毒，氣聚血凝，濕熱堪逐。

青黛　能平肝木，驚癇疳痢，兼除熱毒。

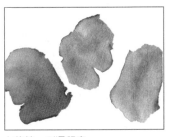

土茯苓　利濕解毒。

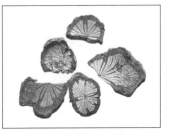

大血藤　消腫解毒，腸癰乳癰。

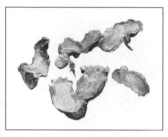

射干　逐瘀通經，喉痺口臭、癰毒。

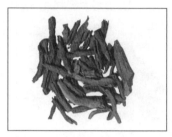

地骨皮　解肌退熱，有汗骨蒸，強陰涼血。

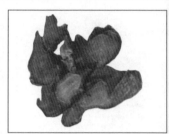

獨活　頸項難舒，兩足濕痺，諸風能除。

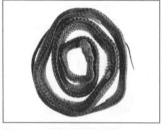

烏梢蛇　祛風，通絡，止痙。

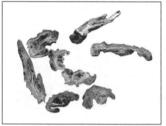

木瓜　濕腫腳氣，霍亂轉筋，足膝無力。

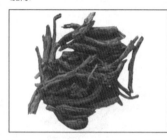

秦艽　除濕榮筋，肢節風痛，下血骨蒸。

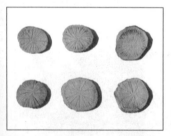

防已　風濕腳痛，熱積膀胱，消癰散腫。

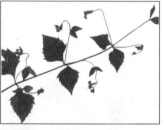

豨薟草　追風除濕，聰耳明目，烏鬚黑髮。

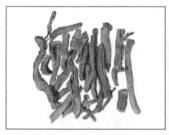

五加皮　祛痛風痺，健步堅筋，益精止瀝。

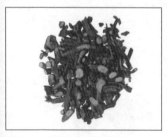

桑寄生　風濕腰痛，止漏安胎，瘡瘍亦用。

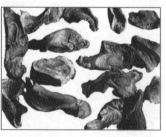

狗脊　腰背膝痛，風寒濕痺。

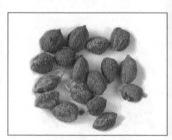

砂仁　化濕行氣，溫中止嘔。是一味助消化的良藥。

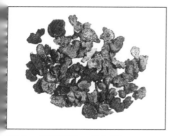

蒼朮　燥濕健脾，祛風濕。

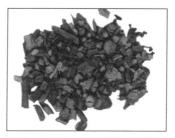

藿香　止嘔吐，發散風寒，霍亂為主。

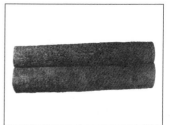

厚朴　消脹泄滿，痰氣瀉痢，其功不緩。

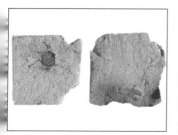

茯神　利水滲濕，健脾安神。

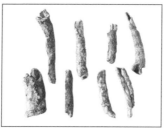

香加皮　利水消腫，祛風濕，強筋骨。

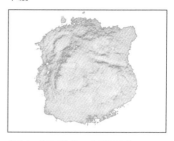

滑石　解渴除煩，濕熱可療。

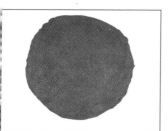

海金沙　利尿通淋，止痛。

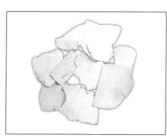

茯苓　利水滲濕，健脾安神。是一味作用平和的抗衰老良藥。

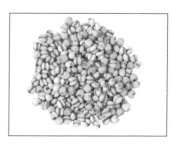

薏苡仁　利水滲濕，健脾除痹，清熱排膿。是一味利濕美容的良藥，具有較強的抗癌作用。

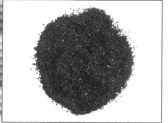

車前子　利尿通淋，止瀉，明目，清肺化痰，降壓。含有黏液質，煎煮時要用紗布包起來。

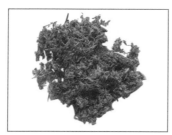

茵陳　清熱利濕，利膽退黃。血虛萎黃病人慎用。

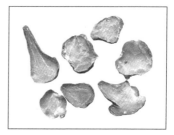

附子　四肢厥冷，回陽救逆。

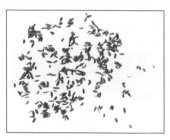

小茴香　除疝氣，腹痛腰疼，調中暖胃。

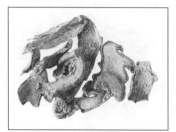

乾薑　溫中散寒，回陽通脈，溫肺化飲。

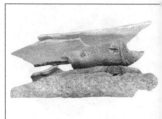

肉桂　補火助陽，散寒止痛，溫經通脈。是一味調味中藥。

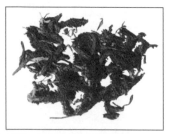

甘松　行氣止痛，開鬱醒脾。

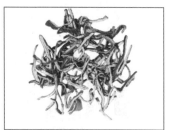

橘皮　理氣健脾，燥濕化痰。用於止咳溫胃。

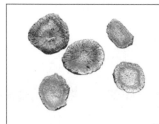

木香　散滯和胃，諸風能調，行肝瀉肺。

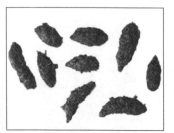

香附　開鬱，止痛調經，消宿食。

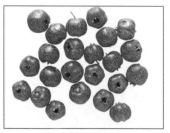

山楂　消食化積，行氣散瘀。是一味消食降脂降壓的常用中藥。

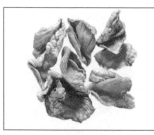

雞內金　消食健胃，澀精止遺。用於飲食積滯、小兒疳積等。

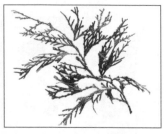

側柏葉　涼血止血，化痰止咳。止血多炒炭用，化痰止咳生用。外用可治燙傷或脫髮。

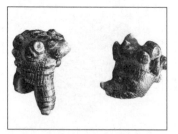

三七　活血止血，化瘀定痛。是一味止血化瘀的良藥。

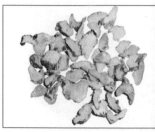

白及　收斂止血，消腫生肌。內服可止血，外用可消炎。是一味美容常用藥。

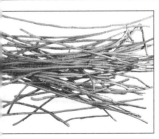

茅根　通關逐瘀，止吐衄血，客〔熱〕可去。

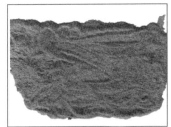

蒲黃　逐瘀止崩，止血須炒，破血用生。

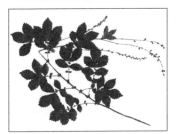

仙鶴草　收斂補虛，出血可止，勞傷能癒。

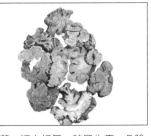

〔川〕芎　活血行氣，祛風失痛。凡陰〔虛〕火旺、多汗及月經過多者應慎〔用〕。

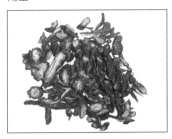

丹參　活血調經，涼血消腫。是一味治療動脈硬化、冠心病的要藥。

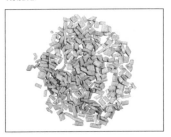

牛膝　活血通經，補肝腎，利水通淋。是一味補腎壯骨的良藥。活血通經宜生用；補腎宜酒製後用。

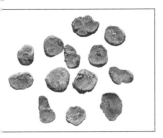

〔延〕胡索　通經活血，跌撲血崩。

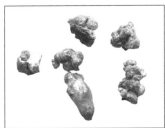

乳香　療諸惡瘡，生肌主痛。

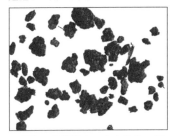

五靈脂　血滯腹痛，止血用炒，行血用生。

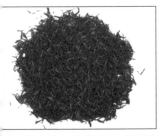

〔紅〕花　消瘀熱，多則通經，少則養〔血〕。

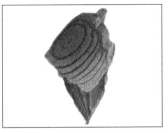

雞血藤　補血，月經不調，麻木酸痛。

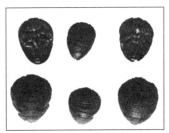

土鱉蟲　行瘀通絡，破癥消癥，接骨續筋。

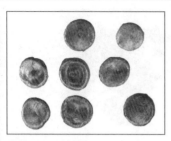

馬錢子 消腫通絡，喉痺癰瘍，癱瘓麻木。

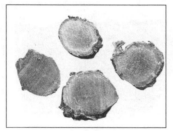

莪朮 善破痃癖，止渴消瘀，通經最宜。

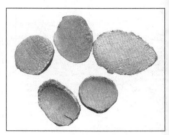

三棱 利血消癖，氣滯作痛，虛者當忌。

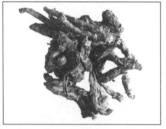

款冬花 潤肺止咳化痰。外感咳嗽用生品；肺虛久咳用蜜炙品。

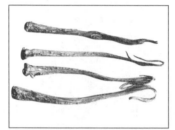

桔梗 宣肺化痰，利咽，排膿。用於咽痛、咳嗽痰多。

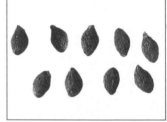

胖大海 清肺化痰，利咽開音，潤腸通便。

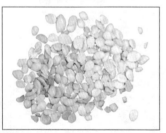

苦杏仁 止咳平喘，潤腸通便。用於咳嗽氣喘等。有小毒，用量不宜過大。

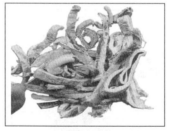

桑白皮 瀉肺平喘，利水消腫。瀉肺利水、平肝清火用生品；肺虛久咳用蜜炙品。

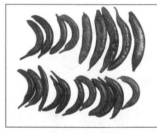

皂莢 通竅祛痰，祛風殺蟲。用於止痰喘、開竅等。外用可治皮癬、烏髮。內服劑量過大可引起嘔吐、腹瀉。

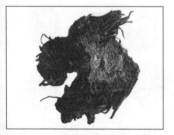

紫菀 潤肺化痰止咳。外感咳嗽用生品；肺虛久咳用蜜炙品。

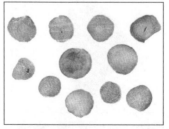

半夏 健脾燥濕，痰厥頭痛，嗽嘔堪入。

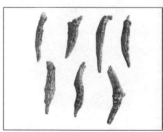

禹白附 治面百病，血痺風瘡，中風痰症。

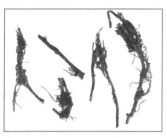

白前 降氣下痰，咳嗽喘滿，服之皆安。

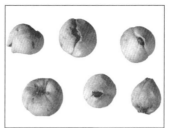

川貝母 止嗽化痰，肺癰肺痿，開鬱除煩。

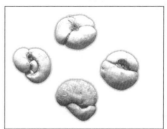

浙貝母 止嗽化痰，肺癰肺痿，開鬱除煩。

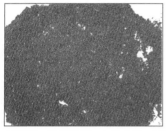

紫蘇子 驅痰降氣，止咳定喘，更潤心肺。

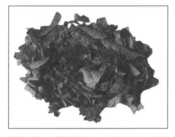

枇杷葉 調理肺臟，吐噦不止，解酒清上。

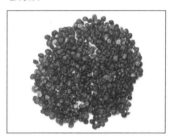

酸棗仁 養心益肝，安神，斂汗。是一味防治神經衰弱的良藥。

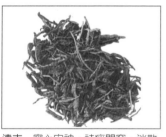

遠志 寧心安神，祛痰開竅，消散癰腫。有胃炎及胃潰者慎用。

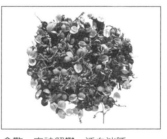

合歡 安神解鬱，活血消腫。

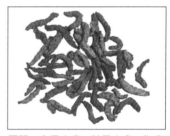

僵蠶 息風止痙，祛風止痛，化痰散結。散風熱宜生用；其他宜炮製後用。

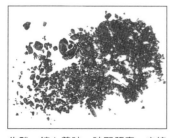

朱砂 鎮心養神，祛邪解毒，定魄安魂。

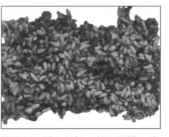

柏子仁 補心益氣，斂汗潤腸，療驚悸。

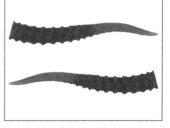

羚羊角 明目清肝，祛驚解毒，神志能安。

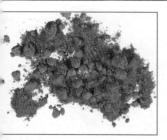

牛黃　治風痰，安魂定魄，驚癇靈丹。

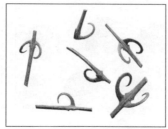

鈎藤　療兒驚癇，手足瘈瘲，口眼抽搐。

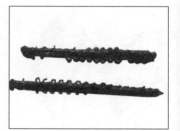

蜈蚣　蛇虺惡毒，鎮驚止痙，墜胎逐瘀。

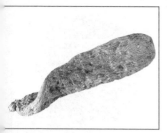

天麻　息風止痙，平肝通絡。一味法風濕，止痹痛的良藥。

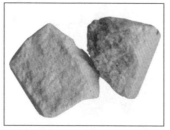

硫黃　掃除疥瘡，壯陽逐冷，寒邪敢當。

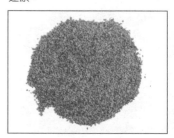

蛇床子　下氣溫中，惡瘡疥癩，逐瘀祛風。

歡迎至本公司購買書籍

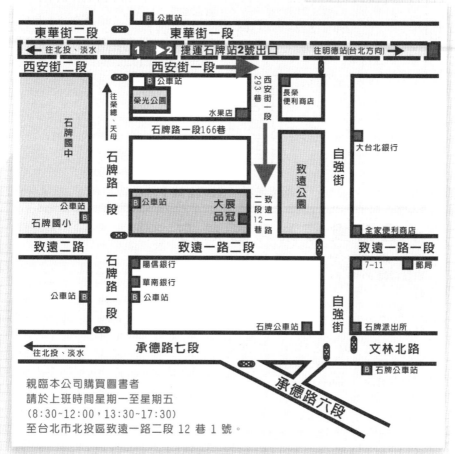

親臨本公司購買圖書者
請於上班時間星期一至星期五
(8：30~12：00，13：30~17：30)
至台北市北投區致遠一路二段 12 巷 1 號。

建議路線

1.搭乘捷運、公車

淡水線石牌站下車，由石牌捷運站2號出口出站(出站後靠右邊)，沿著捷運高架往台北方向走(往明德站方向)，其街名為西安街，約走100公尺(勿超過紅綠燈)，由西安街一段293巷進來(巷口有一公車站牌，站名為自強街口)，本公司位於致遠公園對面。搭公車者請於石牌站(石牌派出所)下車，走進自強街，遇致遠路口左轉，右手邊第一條巷子即為本社位置。

2.自行開車或騎車

由承德路接石牌路，看到陽信銀行右轉，此條即為致遠一路二段，在遇到自強街(紅綠燈)前的巷子(致遠公園)左轉，即可看到本公司招牌。

國家圖書館出版品預行編目資料

千金方食養療病智慧方／胡獻國　劉玉東　主編
——初版，——臺北市，大展，2013〔民102.12〕
面；21公分 ——（中醫保健站；51）
ISBN　978－957－468－989－7（平裝）
1. 藥方　2. 食療　3. 養生
414.65　　　　　　　　　　　　102020541

千金方食養療病智慧方

主　　編／胡獻國　劉玉東
責任編輯／壽亞荷
發 行 人／蔡森明
出 版 者／大展出版社有限公司
社　　址／台北市北投區（石牌）致遠一路2段12巷1號
電　　話／（02）28236031 · 28236033 · 28233123
傳　　眞／（02）28272069
郵政劃撥／01669551
網　　址／www.dah-jaan.com.tw
E－mail／service@dah-jaan.com.tw
登 記 證／局版臺業字第2171號
承 印 者／傳興印刷有限公司
裝　　訂／承安裝訂有限公司
排 版 者／弘益電腦排版有限公司
授 權 者／遼寧科學技術出版社
初版1刷／2013年（民102年）12月

售 價／450元

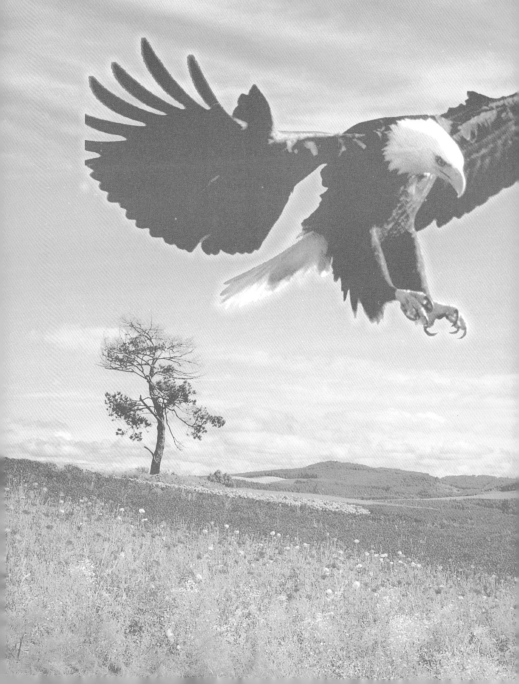

大展好書　好書大展
品嘗好書　冠群可期

大展好書　好書大展
品嘗好書　冠群可期